Infinite Science
Publishing
University Press Imprint of
Infinite Science GmbH
MFC 1 | Technikzentrum Lübeck
Maria-Goeppert-Straße 1
23562 Lübeck, Germany
book@infinite-science.de
https://books.infinite-science.de

Hendrik Spahr

Detektion von retinalen Mikrobewegungen

Anwendungen der phasensensitiven optischen Kohärenztomografie

FSC
www.fsc.org
MIX
Papier aus verantwortungsvollen Quellen
Paper from responsible sources
FSC® C105338

Imprint of Infinite Science GmbH,
Technikzentrum | MFC 1
Maria-Goeppert-Straße 1
23562 Lübeck, Germany

Cover Design and Illustration: Infinite Science Publishing
Editorial and Copy Editing: Universität zu Lübeck, Institut für Biomedizinische Technik

Publisher: Infinite Science GmbH, Lübeck, www.infinite-science.de
Printed in Germany

ISBN Hardcover: 978-3-945954-52-2

Bibliografische Information der Deutschen Nationalbibliothek:
Die Deutsche Nationalbibliothek verzeichnet diese Publikation in der Deutschen Nationalbibliografie; detaillierte bibliografische Daten sind im Internet über http://dnb.d-nb.de abrufbar.

Autor

Hendrik Spahr
E-mail: mail@hendrikspahr.de

Hendrik Spahr

Detektion von retinalen Mikrobewegungen

Anwendungen der phasensensitiven optischen Kohärenztomografie

Research Series of the Institute of Biomedical Optics University of Lübeck – Volume 2

Infinite Science Publishing

Zusammenfassung

Die optische Kohärenztomografie (OCT) ist eine besonders in der Ophthalmologie etablierte, auf Interferometrie basierende kohärente Bildgebungsmodalität. Die Aufzeichnung der Phasen des aus dem untersuchten Objekt zurückgestreuten Lichtwellenfeldes ermöglicht theoretisch die Korrektur von Aberrationen, die Einführung von neuartigen Kontrastmechanismen und die interferometrische Detektion von Mikrobewegungen. Bisher wurden diese Anwendungen durch Bewegungsartefakte verhindert, die während der Datenerfassung die Phasen des zurückgestreuten Lichtes scheinbar zufällig verändern. Mit der Entwicklung der Full-Field-Swept-Source-OCT (FF-SS-OCT) wurde vor wenigen Jahren jedoch die technologische Grundlage für eine phasenstarre Aufnahme von ganzen OCT-Volumen geschaffen. Sie ersetzt das konfokale Abrastern der Probe durch eine flächige Beleuchtung und eine vollständig parallelisierte Aufnahme sämtlicher A-Scans. Die dadurch erreichbaren Bildgebungsgeschwindigkeiten reduzieren den Einfluss von unvermeidbaren Probenbewegungen während der Datenerfassung so weit, dass die Phasen der komplexen OCT-Daten nicht mehr von diesen Bewegungen dominiert werden, sondern tatsächlich durch die Mikrostruktur der Probe und den genauen Weg des Lichtes durch die Abbildungsoptik gegeben sind.

Im Rahmen dieser Arbeit wurden zunächst auf phasenstarrer Bildgebung basierende Kontrastmechanismen entwickelt, die die Detektion und Quantifizierung von retinalen Mikrobewegungen ermöglichen. Anschließend wurden diese Methoden anhand von zwei potentiellen klinischen Anwendungen evaluiert.

Dazu wurde ein Laborsystem für FF-SS-OCT so weiterentwickelt, dass reproduzierbar und zuverlässig unter Einhaltung der entsprechenden Laserschutznormen Aufnahmen der Retina von Probanden angefertigt werden konnten. Es wurden Algorithmen für die Korrektur von unvermeidbaren Bewegungen der Retina entwickelt, die sowohl auf einer direkten Auswertung der Phasen als auch auf einer Phasenkorrelation der Intensitäten der OCT-Volumen basieren und die Abbildung auf wenige Mikrometer stabilisieren. Damit wird eine interferometrische Messung kleinster struktureller Änderungen möglich. Außerdem erlaubt das korrekte Aufzeichnen der vollständigen und nicht durch Bewegung kompromittierten Phaseninformationen eine nachträgliche Korrektur von Defokus und Aberration auf rein numerischem Wege.

Anhand der Phasenverschiebungen zwischen nacheinander aufgenommenen Datensätzen konnte bisher lediglich die axiale Komponente von Mikrobewegungen innerhalb der Probe mit interferometrischer Genauigkeit bestimmt werden. Mit der numerischen Synthetisierung von Subaperturen wurde im Rahmen dieser Arbeit eine Methode entwickelt, mit der alle drei Komponenten von beliebig im Raum orientierten Mikrobewegungen mit dieser hohen Präzision bestimmt werden können. Diese Methode wurde zunächst theoretisch beschrieben, um die optimale Konfiguration der Subaperturen zu ermitteln und den Einfluss einer defokussierten Abbildung zu analysieren. Voraussetzung für artefaktfreie Messungen ist nämlich eine exakte Fokussierung auf die Ebene, in der die Bewegungen bestimmt werden sollen. Experimentell kann die dabei erforderliche Genauigkeit kaum erreicht werden. Erst die numerische Aberrationskorrektur ermöglicht bei phasenstarren OCT-Daten ein nachträgliches Refokussieren mit ausreichend hoher Genauigkeit.

Für die Evaluation der entwickelten Algorithmen und Methoden wurden die mit scannenden OCT-Geräten an Phantomen und in-vivo gewonnenen Ergebnisse jeweils denen eines FF-SS-OCT-Systems gegenübergestellt. Mit einem schnell scannenden OCT-System wurden die thermische Ausdehnung und morphologische Veränderungen des retinalen Gewebes während der Photokoagulation vermessen. Durch

eine Korrektur der etwa hundertfach stärkeren Untergrundbewegungen und eine lokale Auswertung der Phasen der komplexen OCT-Daten wurden die axiale Bewegung der Nervenfaserschicht, die thermische Expansion des retinalen Pigmentepithels und Veränderungen der retinalen und choroidalen Perfusion in Patienten detektiert und mit dem therapeutischen Ergebnis der Behandlung verglichen. Die Qualität und Auswertbarkeit der aufgezeichneten Daten litt jedoch ganz erheblich unter lateralen Untergrundbewegungen, die senkrecht zur Schnittbildebene der OCT-Aufnahmen stattfanden und deshalb nachträglich nicht korrigierbar waren. Außerdem konnte nur die axiale Komponente der thermisch induzierten Mikrobewegungen anhand der aufgezeichneten Daten bestimmt werden.
An der Retina von enukleierten Schweineaugen wurde gezeigt, dass mit FF-SS-OCT auch die lateralen Bewegungen durch eine Auswertung der Phasendifferenzen in numerisch synthetisierten Subaperturen auswertbar sind. Dadurch konnte erstmalig das dreidimensionale Translationsfeld der während der Photokoagulation thermisch induzierten Mikrobewegungen in der Retina präzise quantifiziert werden.

Das zweite klinische Anwendungsfeld ist die retinale Hämodynamik, deren quantitative Messung die Diagnostik verschiedener systemischer Erkrankungen verspricht. Mit einem klinischen, scannenden OCT-System wurde zunächst die Druckausbreitung im retinalen Gefäßnetzwerk untersucht. Die mangelnde Messgeschwindigkeit und Bewegungen der Netzhaut beeinträchtigten die Messungen erheblich. Durch Einsatz der FF-SS-OCT konnten die Bewegungen korrigiert und der zeitliche Verlauf des Druckes und der Blutflussgeschwindigkeit in den retinalen Arterien und Venen in-vivo am Menschen beobachtet werden. Dazu wurde die Bildgebungsgeschwindigkeit auf Kosten der Tiefenauflösung so weit gesteigert, dass innerhalb einer halben Millisekunde ein vollständiges OCT-Volumen phasenstarr aufgezeichnet werden konnte. Die Bestimmung der Pulswellengeschwindigkeit gelang durch simultane Messung in zwei etwa 12 mm voneinander entfernten Bereichen der Retina. Mit 620 mm/s wurde erstmalig ein realistischer Wert für die retinale Pulswellengeschwindigkeit gemessen.

Die in dieser Arbeit gezeigten Ergebnisse demonstrieren anhand von ausgewählten Beispielen aus der OCT das große Potential von kohärenten Bildgebungsmodalitäten und die faszinierenden Möglichkeiten, die sich durch das vollständige Aufzeichnen von Amplitude und Phase eines Lichtwellenfeldes ergeben.

Inhaltsverzeichnis

Kapitel 1

Einleitung

Die optische Kohärenztomografie (OCT) wurde 1991 am Massachusetts Institute of Technology (MIT) in der Arbeitsgruppe von James Fujimoto erfunden [1] und hat sich schneller als fast alle anderen biomedizinischen Bildgebungsmodalitäten in klinischen Anwendungen etabliert. Bereits drei Jahre nach der Veröffentlichung der allerersten OCT-Aufnahmen von menschlicher Retina in-vivo wurde das erste kommerzielle OCT-System für die Ophthalmologie von der Firma Zeiss vermarktet. Innerhalb der folgenden acht Jahre wurden mehr als 10 Millionen OCT-Untersuchungen an Patienten durchgeführt [2]. Der große Erfolg der OCT in der Ophthalmologie ist darauf zurückzuführen, dass sie ihre Stärken bei der Retinabildgebung voll ausspielen kann: Die axiale Auflösung ist bei der OCT nicht wie bei anderen optischen Bildgebungsmodalitäten abhängig von der numerischen Apertur (NA), die im Auge durch die Pupille limitiert wird. Sie ist stattdessen durch die spektrale Breite der verwendeten Lichtquelle gegeben, weshalb auch bei der durch die Pupille eingeschränkten NA sehr gute axiale Auflösungen erzielt werden können, die ausreichen, um die Schichtstruktur der Retina darzustellen [3]. Zu den Schwächen der OCT zählt die geringe Eindringtiefe in streuendes Gewebe und die geringe axiale Ausdehnung des Messfensters. Das Auge ist jedoch aus naheliegenden Gründen dahingehend optimiert, dass Licht, nachdem es die Optik des vorderen Augenabschnitts passiert hat, die Retina möglichst ungestört erreichen kann. Auch die geringe Messtiefe stellt in den meisten Fällen kein

allzu großes Problem dar, da sie auch mit ihren wenigen Millimetern die axiale Ausdehnung einer gesunden menschlichen Retina um ein Vielfaches überschreitet [4].
Es gibt jedoch einen Effekt, der bis heute die Qualität von OCT-Aufnahmen dramatisch reduziert, nämlich das sogenannte Specklerauschen. Die OCT ist, genau wie ihr akustisches Analogon, die Sonografie, eine kohärente Bildgebungsmodalität, die nicht die Intensität, sondern stattdessen Betrag und Phase von aus der Probe zurückgestreuten Wellen detektiert. Werden nun Proben abgebildet, deren räumliche Strukturen feiner sind als die laterale oder axiale Auflösung des OCT-Systems, dann überlappen die Punktbildfunktionen nicht nur, sondern sie interferieren miteinander. Dadurch entstehen je nach lokaler Phasendifferenz Intensitäten, die scheinbar zufällig zwischen Null und der maximalen Intensität verteilt sind. Dieser Effekt wird als Specklerauschen bezeichnet und tritt in allen kohärenten Bildgebungsmodalitäten auf [5]. Neben diesem schwerwiegenden Nachteil weisen kohärente Bildgebungsmodalitäten allerdings auch große Vorteile auf, die auf der Aufzeichnung der Phasen basieren.
Die Detektion des vollständigen Wellenfeldes ermöglicht nämlich numerische Eingriffe in die Bildgebung [6]. Dadurch können Methoden, die experimentell nur mit großem Aufwand umsetzbar sind, nach der eigentlichen Messung durch entsprechende Algorithmen im Computer umgesetzt werden. Beispielsweise kann eine numerische Aberrationskorrektur erfolgen, die Wellenfrontsensoren und deformierbare Spiegel ersetzt. Außerdem lassen sich Phasenobjekte visualisieren, die aufgrund ihrer hohen Transparenz sonst nicht sichtbar wären [6]. Darüber hinaus enthalten die Phasen der zurückgestreuten Lichtwellen Informationen über die Struktur der Probe auf einer Sub-Wellenlängenskala im einstelligen Nanometerbereich [7].
Die OCT leidet unter den Nachteilen der kohärenten Bildgebung – insbesondere unter dem Specklerauschen, das die Bildqualität deutlich reduziert [8, 9] – ohne von den zahlreichen Vorteilen, die eine dreidimensionale kohärente Bildgebung theoretisch ermöglicht, profitieren zu können. Dies liegt in erster Linie an der Messgeschwindigkeit. Obwohl diese sich bisher praktisch jährlich verdoppelt hat und schnell durchstimmbare FDML-Laser mittlerweile eine Detektion von bis zu 6

Millionen Tiefenprofilen pro Sekunde ermöglichen [10, 11], reicht dies immer noch nicht aus, um ein OCT-Volumen vollständig phasenrichtig aufzuzeichnen. Die Phasen der OCT-Aufnahme reagieren nämlich sehr empfindlich selbst auf kleinste Bewegungen der Retina, die bei lebenden Probanden unvermeidbar sind. Durch diese Bewegungen verlieren die Phasen des OCT-Bildes ihre Bedeutung; sie werden deshalb für fast jede Anwendung unbrauchbar und von den prinzipiellen Vorteilen einer kohärenten Bildgebung kann kein Gebrauch gemacht werden.
Dieses Problem kann nur durch eine deutliche Steigerung der Messgeschwindigkeit gelöst werden. Bei einem weiteren Einsatz von bisher verwendeten scannenden OCT-Systemen wird man dabei zwangsläufig an technologische und physikalische Grenzen stoßen. Zunächst einmal wird die reproduzierbare Ablenkung des Messstrahls an mehrere hundert Millionen unterschiedliche Positionen pro Sekunde zu einer immer größeren technologischen Herausforderung. Auch die Entwicklung von entsprechend schnell durchstimmbaren Lasern ist sehr anspruchsvoll. Die ultimative Limitierung stellt jedoch das Photonenrauschen dar, das einen Zusammenhang zwischen der Anzahl der vom OCT-System detektierten Photonen und der damit erreichbaren Bildqualität herstellt [12–15]. Die maximal in das Auge einzustrahlende Beleuchtung ist wegen möglicher Photoschäden streng reguliert [16]. Das Photonenrauschen stellt somit kein möglicherweise technologisch lösbares Problem dar, sondern eine grundlegende physikalische Limitierung, die allein durch technischen Fortschritt nicht überwunden werden kann. Eine Erhöhung der Messgeschwindigkeit von scannenden OCT-Systemen ist daher ab einem gewissen Punkt nur noch auf Kosten der Bildqualität möglich.
Eine technische Lösung zur Erhöhung der Bildgebungsgeschwindigkeit ist die sogenannte Full Field Swept Source-OCT [17–21]. Sie umgeht die Limitierung der maximal zulässigen fokussierten Bestrahlung der Retina durch eine flächige Beleuchtung und erhöht die Messgeschwindigkeit durch eine entsprechend vollständig parallelisierte Datenaufnahme. Ganze OCT-Volumen können mit der entwickelten Technologie je nach geforderter Tiefenauflösung innerhalb von 0,5 bis 8 ms aufgezeichnet werden, was eine vollständig phasenstarre und damit tatsächlich kohärente 3D-Bildgebung der Retina ermöglicht [22].

Der Kontrast entsteht in der konventionellen OCT-Bildgebung durch unterschiedlich starke Rückstreuung von Licht aus den verschiedenen Komponenten und strukturellen Bestandteilen der Retina. Deshalb enthält eine klassische OCT-Aufnahme zunächst rein morphologische Informationen über das retinale Gewebe. Viele Erkrankungen lassen sich damit erst in einem Stadium diagnostizieren, in dem insbesondere die neuronale Retina bereits schwere Schäden davongetragen hat [7]. Oft geht dies mit einem irreversiblen Verlust des Sehvermögens einher, der durch eine frühere Diagnose und zu dem Zeitpunkt noch effektive Therapie vermeidbar gewesen wäre. Deshalb wird intensiv an funktionellen Erweiterungen der OCT geforscht, die beispielsweise über Spektroskopie [23–28] oder eine Analyse der Polarisation [29–38] beziehungsweise Dopplerverschiebungen [7, 39–42] zusätzliche Kontrastmechanismen einführen. Mit Ausnahme der Spektroskopie basieren diese funktionellen Erweiterungen immer auf einer Auswertung der Phasen des OCT-Signals. Eine phasenstarre Aufnahme von OCT-Volumen ermöglicht daher nicht nur die Korrektur von Aberrationen, sondern erhöht auch das Potential der funktionellen Erweiterungen zur klassischen OCT-Bildgebung.
Die Bildqualität der FF-SS-OCT ist der von modernen scannenden OCT-Systemen noch unterlegen. Die im Rahmen dieser Arbeit entwickelten Anwendungen der FF-SS-OCT zeigen jedoch die Überlegenheit der FF-SS-OCT in Bezug auf funktionelle Erweiterungen und neuartige Kontrastmechanismen. Es werden Methoden entwickelt, die ähnlich wie die numerische Aberrationskorrektur ganz wesentlich auf der vollständig phasenstarren 3D-Bildgebung der FF-SS-OCT basieren. Diese werden anschließend anhand von zwei klinischen Anwendungsbeispielen demonstriert:

- Die Photokoagulation der Retina wird schon seit Jahrzehnten [43] als Therapie für eine Reihe von Krankheitsbildern wie der diabetischen Retinopathie [44], altersbedingter Makuladegeneration [45–48] oder der Netzhautablösung [49, 50] eingesetzt. Mit dem Einsatz von scannenden OCT-Systemen konnten vor und während dieser Arbeit bereits erste Erfolge bei der Visualisierung der während der Therapie stattfindenden thermischen Gewebeveränderungen verzeichnet werden [51–55]. Sogar in einer klinischen

Studie an Patienten kam die Technik zum Einsatz [56]. Sie ist jedoch limitiert durch eine bedeutende Einschränkung: Von den Mikrobewegungen, die durch thermische Gewebeveränderungen induziert werden, kann stets nur die Komponente entlang der optischen Achse gemessen werden. Senkrecht dazu stattfindende Bewegungen haben keinen verwertbaren Einfluss auf die Phasen des OCT-Signals [7]. Im Rahmen dieser Arbeit wird deshalb eine Methode entwickelt, die bei phasenstarrer Bildgebung eine nachträgliche, rein numerische Limitierung der Bildgebung auf beliebige Subaperturen ermöglicht. Damit kann nach der eigentlichen Messung noch die Richtung, aus der die Probe beobachtet wird, variiert werden. So können nacheinander unterschiedlich orientierte Komponenten der Mikrobewegungen detektiert und zur 3D-Bewegung rekonstruiert werden.

- Die Visualisierung von retinaler Hämodynamik bietet eine einzigartige Möglichkeit, biomechanische Parameter des retinalen Gefäßnetzwerks mit rein optischen Methoden zu messen [57–61]. Die Geschwindigkeit, mit der sich die vom Herzen erzeugte Druckwelle durch die Gefäße ausbreitet, hängt nämlich von deren Elastizität ab [62, 63]. Es wurden daher schon unterschiedliche auf konventioneller Retinabildgebung beruhende Verfahren zur Bestimmung dieser Pulswellengeschwindigkeit herangezogen [64–68]. Wie sich im Laufe dieser Arbeit herausstellen wird, hat kein einziges davon realistische Ergebnisse produziert. Erst mit der FF-SS-OCT konnten die innerhalb von Millisekunden im Nano- und Mikrometerbereich stattfindenden Veränderungen der Gefäßstruktur mit ausreichender Präzision und Zeitauflösung visualisiert werden [69, 70]

Diese Arbeit ist wie folgt gegliedert: Nach dieser Einleitung und Motivation folgt im zweiten Kapitel ein Überblick über die zum Verständnis dieser Arbeit notwendige Theorie. Dabei werden zunächst die Anatomie und Physiologie des menschlichen Auges vorgestellt. Anschließend wird eine Einführung in die Fourieroptik und die optische Kohärenztomografie gegeben. In Kapitel 3 werden die FF-SS-OCT zur Aufnahme von phasenstarren Volumen und deren Anwendungen vorgestellt. Die

Prozessierung von numerisch erzeugten Subaperturen zur Detektion von Mikrobewegungen in drei Dimensionen wird zunächst theoretisch beschrieben und anschließend experimentell verifiziert. Im vierten Kapitel werden dann schließlich klinische Anwendungen der entwickelten Methoden evaluiert, indem die Ergebnisse einer klinischen Studie zur Visualisierung von thermischen Prozessen mittels scannender OCT mit entsprechenden FF-SS-OCT-Aufnahmen verglichen werden. Die Detektion der Mikrobewegungen in 3D liefert dabei völlig neue Erkenntnisse über den Ablauf der thermischen Prozesse in der Retina. Anschließend wird die FF-SS-OCT zur Visualisierung von retinaler Hämodynamik eingesetzt, wo sie eine Vielzahl an experimentellen Vorarbeiten widerlegen und endlich realistische Pulswellengeschwindigkeiten ermitteln kann. Die im Rahmen dieser Arbeit entwickelten Methoden und die damit gewonnenen Erkenntnisse werden im letzten Kapitel 5 zusammengefasst. Ein Ausblick stellt mögliche weitere Entwicklungen und Forschungsfelder der phasenstarren OCT-Bildgebung vor, zu denen beispielsweise die dreidimensionale Vermessung von Blutfluss in den retinalen Kapillaren oder die Visualisierung von Reaktionen der Photorezeptoren auf einfallendes Licht gehören.

Kapitel 2

Grundlagen und Theorie

2.1 Das Auge

Die Augen sind das wichtigste Sinnesorgan des Menschen und vieler Tierarten. Mit Hilfe erstaunlich komplexer physikalischer und biologischer Prozesse verschaffen sie uns Menschen anhand des einfallenden Lichtes eine farbige, dreidimensionale Repräsentation unserer Umgebung. Ohne uns über die genaue Entstehung dieser Bilder Gedanken zu machen, nutzen wir sie seit Jahrtausenden für überlebenswichtige Zwecke wie die Orientierung und Kommunikation, das Erkennen und Vermeiden von Gefahren oder die Beschaffung von Nahrung. Dazu muss das von anderen Personen, Lebewesen oder Objekten gestreute oder erzeugte Licht seinem Ursprungsort zugeordnet werden können. Dies erfolgt über eine Abbildungsoptik, mit deren Hilfe die Vorderkammer des Auges das Licht einer punktförmigen Quelle möglichst auf einen Punkt der Retina fokussiert. Dort wird das einfallende Licht von photosensitiven Nervenzellen in elektrische Signale umgewandelt, die über den Sehnerv an das Sehzentrum des Gehirns weitergeleitet und anschließend von diesem zu einer optischen Wahrnehmung interpretiert werden.

2.1.1 Die Anatomie des menschlichen Auges

Diese Arbeit befasst sich hauptsächlich mit Methoden zur Analyse von strukturellen, biomechanischen und optischen Eigenschaften der Retina; die dafür notwendige Bildgebung nutzt jedoch auch den vorderen Augenabschnitt. Sie wird durch einige seiner Eigenschaften erst ermöglicht und durch andere wiederum limitiert. Deshalb werden sowohl die Vorderkammer als auch die Retina im Folgenden kurz vorgestellt.

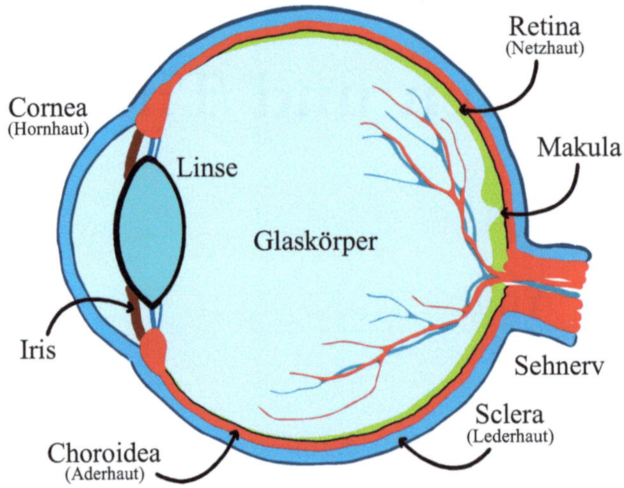

Abbildung 2.1: Skizze des menschlichen Auges.

2.1.1.1 Die Vorderkammer

Das menschliche Auge ist annähernd kugelförmig und durchmisst etwa 24 mm [71]. Es ist umgeben von der aus hartem Bindegewebe bestehenden Sclera, die das Auge schützt und den Augeninnendruck aufrecht erhält (siehe Abb. 2.1). An der zentralen Frontfläche ist die Sclera transparent und bildet die etwa 500 µm dicke Hornhaut, durch die Licht in das Auge einfallen kann [72]. Mit einem Krümmungsradius von 7,8 mm und einem Brechungsindex von 1,376 liefert die Cornea mit 42,4 dpt bereits den größten Anteil an der gesamten Brechkraft des Auges von insgesamt 58,8 dpt [73]. Die Brechkraft der Linse beträgt im entspannten Zustand 20,2 dpt, was insgesamt eine Fokuslänge von

17 mm ergibt. Die Brechkraft der Linse kann der Gegenstandsweite angepasst werden, was als Akkommodation bezeichnet wird. Im unakkommodierten Zustand der Augenlinse werden Objekte aus unendlich großer Entfernung scharf auf die Retina abgebildet. Die maximal mögliche Brechkraft der Linse nimmt mit dem Alter ab, sodass die minimale Gegenstandweite für eine scharfe Abbildung immer weiter zunimmt. Bei jungen Menschen liegt diese bei etwa 15 cm.
Die Iris, auch Regenbogenhaut genannt, dient als Blende. Im geschlossenen Zustand beträgt ihr Durchmesser etwa 2 mm; die größtmögliche Öffnung beträgt etwa 7 mm [71]. Damit kann die Iris die in das Auge einfallende Lichtleistung um einen Faktor 12 erhöhen, um auch in einer relativ dunklen Umgebung das Sehen zu ermöglichen. Dies geschieht allerdings auf Kosten der Abbildungsqualität, da mit zunehmendem Abstand von der optischen Achse immer stärkere Aberrationen auftreten. Zusätzlich zu der Regulierung der einfallenden Lichtmenge über das Öffnen und Schließen der Iris findet ein Großteil der Hell-Dunkel-Adaption erst in der Retina statt. Dadurch wird der nutzbare Dynamikumfang des menschlichen Auges auf 10^{15} erhöht [74]. Das heißt, dass die hellste Umgebung, in der die Retina noch ein visuell interpretierbares Bild erzeugt, eine Billiarde Mal heller ist als die dunkelste noch sichtbare Umgebung.

2.1.1.2 Die Retina

Nach der Brechung in der Vorderkammer durchläuft das Licht zunächst den transparenten Glaskörper und trifft anschließend auf die etwa 250 bis 400 µm dicke Retina [71]. Dort wird es absorbiert und löst schließlich in einer Kaskade von chemischen und elektrischen Vorgängen Nervenimpulse aus, die über Nervenfasern an das Gehirn übertragen werden [75]. Die Retina entsteht während der Entwicklung eines menschlichen Embryos aus einem vorgelagerten Teil des wachsenden Gehirns und wird deshalb als Teil des zentralen Nervensystems angesehen [76]. Dadurch erlangt die Retina neben ihrer ohnehin schon großen Bedeutung als elementarer Bestandteil unseres wichtigsten Sinnesorgans auf einer weiteren Ebene hohe Relevanz: Sie ist nämlich der einzige Teil des zentralen Nervensystems, der nicht-invasiv mit optischen Methoden

untersucht werden kann. Anhand von Veränderungen der Struktur oder Funktionalität der Retina lassen sich deshalb nicht nur ophthalmologische Erkrankungen, sondern auch neurologische Pathologien frühzeitig diagnostizieren [77–80].
Die Struktur der Retina ist ihrer Leistungsfähigkeit entsprechend komplex. Sie besteht aus zehn Schichten, die unterschiedliche Aufgaben erfüllen [72]. Beginnend bei der dem einfallenden Licht zugewandten Seite sind dies die innere Grenzmembran, die Nervenfaserschicht, die Ganglienzellschicht, die innere plexiforme Schicht, die innere Körnerschicht, die äußere plexiforme Schicht, die äußere Körnerschicht, die äußere Grenzmembran, das Innensegment, das Außensegment und schließlich das retinale Pigmentepithel (siehe Abb. 2.2).

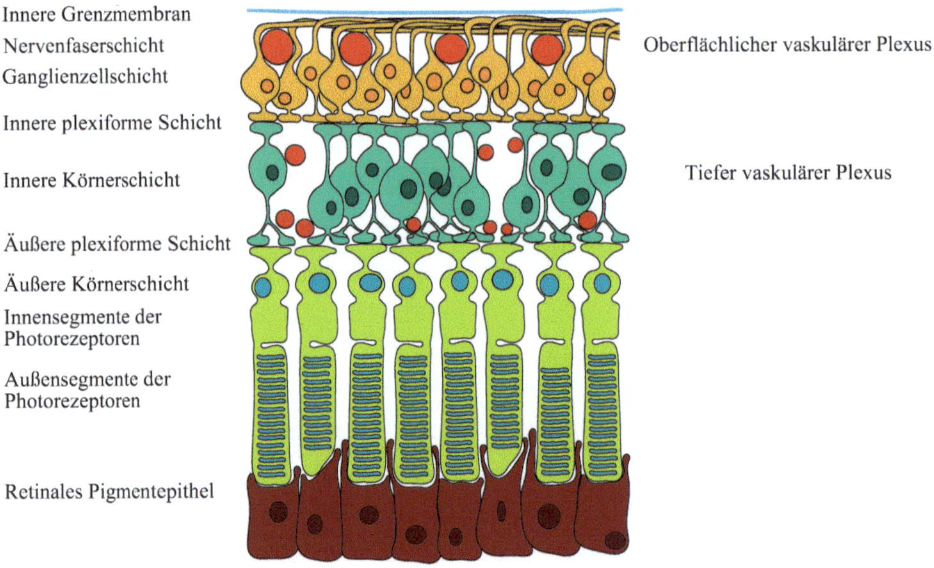

Abbildung 2.2: Aufbau der Retina des menschlichen Auges. Das Licht fällt von oben ein, durchläuft die vorderen Schichten der Retina und wird in den Außensegmenten der Photorezeptoren absorbiert. Dies löst in einer Kaskade von chemischen und elektrischen Vorgängen Nervenimpulse aus, die von den Ganglienzellen verschaltet und schließlich über Nervenfasern an das Gehirn übertragen werden. Zeichnung von Clara Pfäffle.

Das retinale Pigmentepithel enthält stark pigmentierte Zellen, die den von der neuronalen Netzhaut transmittierten Anteil des einfallenden Lichtes absorbieren und dadurch Streulicht im Auge unterdrücken. Außerdem übernimmt das retinale Pigmentepithel wesentliche Aufgaben des Stoffwechsels der darüber liegenden Photorezeptoren [72]. Die Retina enthält etwa 120 Millionen Stäbchen, die besonders lichtempfindlich sind aber keine Farben unterscheiden können, und 7 Millionen Zapfen, die in drei verschiedenen Varianten vorliegen und bei geeigneten Lichtverhältnissen das scharfe Sehen und die Unterscheidung von Farben ermöglichen. In der etwa 1200 µm durchmessenden Makula, dem Punkt des schärfsten Sehens, ist ihre Dichte am höchsten und die Abbildungsqualität der Augenoptik am besten. Um an dieser Stelle eine optimale Bildgebung zu ermöglichen, ist hier außerdem die Nervenfaserschicht am dünnsten. Im Zentrum der Makula befindet sich darüber hinaus eine 500 µm durchmessende avaskuläre Zone, die keine Blutgefäße enthält.
Die etwa 1 Million Nervenfasern laufen in der sogenannten Papille zusammen, dem Sehnervenkopf, der auch blinder Fleck genannt wird, weil er keine Photorezeptoren enthält. Er dient gleichzeitig als Eintrittsöffnung der retinalen Blutgefäße.

2.1.2 Blutfluss im retinalen Gefäßnetzwerk

Die Retina wird durch zwei getrennte Blutkreisläufe mit Sauerstoff und Nährstoffen versorgt [81, 82]. Die unteren Schichten der Retina werden über das retinale Pigmentepithel von der sehr stark durchbluteten Choroidea versorgt. Der zweite Kreislauf besteht aus Blutgefäßen, die durch die Papille in die neuronale Retina eintreten. Die Arteriolen und Venolen haben am Rand der Papille noch einen Durchmesser von 80 beziehungsweise 120 µm [83]. Sie verzweigen sich in etwa 50 bis 60 µm durchmessende Gefäße, die schließlich über ein dichtes Netz aus 5 bis 10 µm dicken Kapillaren miteinander verbunden sind. Sie durchdringen die neuronale Retina in zwei unterschiedlichen Tiefen, die als oberflächlicher beziehungsweise tiefer vaskulärer Plexus bezeichnet werden [83] (siehe Abb. 2.2). Der oberflächliche vaskuläre Plexus durchdringt die Retina in der Ganglienzell- und Nervenfaserschicht,

der tiefe teilt sich eigentlich in zwei Strukturen auf die Innenseite der inneren Körnerschicht und die Außenseite der äußeren Körnerschicht auf. Da eine Unterscheidung häufig schwierig ist, werden diese beiden Gefäßstrukturen jedoch meist zum tiefen vaskulären Plexus zusammengefasst [83]. Der oberflächliche vaskuläre Plexus besteht aus einem groben Gefäßnetzwerk, das sich ausgehend vom oberen und unteren Gefäßbogen radial in Richtung der Makula ausbreitet. Von diesen zweigt sich ein gleichmäßiges Netz aus kleineren Sekundärgefäßen ab. Der tiefe vaskuläre Plexus ist ein sehr feines und stark verknüpftes Netz aus kleineren Gefäßen. Es ist über senkrechte verlaufende Verbindungen mit dem oberflächlichen vaskulären Plexus verbunden [83].
Im Gegensatz zu der übrigen Mikrozirkulation des menschlichen Gefäßnetzwerks ist die der Retina mit nicht-invasiven Methoden untersuchbar [83–86]. Dies ist besonders deshalb von klinischer Relevanz, weil Veränderungen der retinalen Mikrozirkulation mit zerebrovaskulären, kardiovaskulären und metabolischen Pathologien assoziiert werden können [84]. Insbesondere biomechanische Veränderungen des Gefäßnetzwerks sind in diesem Fall von Interesse. Und tatsächlich gibt es zumindest theoretisch eine Möglichkeit, diese über optische Methoden zu bestimmen. Eine Beobachtung der Pulswellenausbreitung innerhalb der retinalen Arterien ermöglicht nämlich eine Quantifizierung der Elastizität der sie umschließenden Gefäßwände. Die zugrundeliegende Physik wird im folgenden Abschnitt erläutert.

2.1.2.1 Die Moens-Korteweg-Gleichung

Im Jahre 1877 entwickelten der niederländische Physiker Adriaan Isebree Moens [62] und der ebenfalls niederländische Mathematiker Diederik Johannes Korteweg [63] unabhängig voneinander eine Gleichung, mit deren Hilfe sich die Ausbreitungsgeschwindigkeit einer Druckwelle berechnen lässt, die durch eine in einer elastischen Röhre befindliche inkompressible Flüssigkeit propagiert. Sie basiert im Wesentlichen auf Newton'scher Mechanik und trägt den Namen *Moens-Korteweg-Gleichung*.
Die Herleitung geschieht hier analog zu Kortewegs Veröffentlichung seiner Erkenntnisse in den Annalen der Physik im Jahre 1878 [63].

Dazu wird eine elastische Röhre mit Radius R_0 und Wandstärke h betrachtet (siehe Abb. 2.3). Die Dichte der Röhrenwand sei ρ_w und ihr Elastizitätsmodul E. Die Dichte der in der Röhre enthaltenen Flüssigkeit sei ρ bei einem gegenüber der Umgebung um p_0 erhöhtem Druck und ihr Kompressionsmodul betrage K.

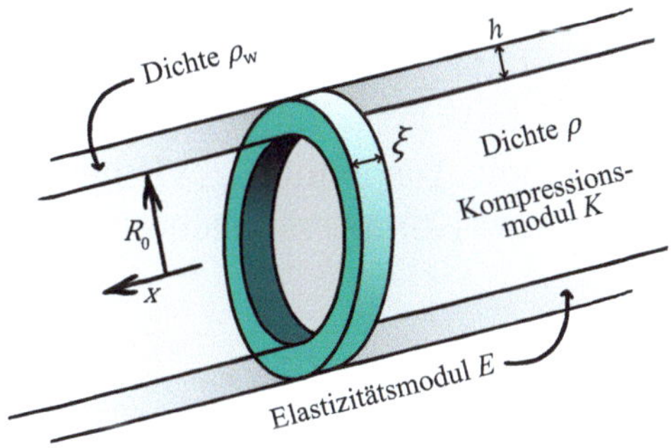

Abbildung 2.3: Skizze zur Herleitung der Ausbreitungsgeschwindigkeit von Druckwellen in elastischen Röhren

Ein gedachtes Flüssigkeitsscheibchen, das innerhalb der Röhre von zwei senkrecht zur Röhrenachse x stehenden Ebenen mit Abstand ξ zueinander begrenzt wird, wird beim Auftreffen der Druckwelle in longitudinale Richtung komprimiert und radial ausgedehnt. Es bleibt jedoch weiterhin von zwei Ebenen begrenzt. Im Gleichgewichtszustand, also bevor das Flüssigkeitsscheibchen von der Druckwelle durchlaufen wird, beträgt sein Volumen

$$V_0 = \pi R_0^2 \cdot \xi \ . \tag{2.1}$$

Während der Wellenbewegung tritt eine Auslenkung $u(x,t)$ entlang der Röhrenachse auf, die die vordere Begrenzungsebene des Flüssigkeitsscheibchens um u_1 und die hintere um $u_1 + \xi \cdot \frac{\partial u}{\partial x}$ verschiebt. Dabei ändere sich der Radius R der Röhre an der Stelle des Flüssigkeitsscheibchens zu $R_0 + \Delta R$. Das Volumen des Flüssigkeitsscheibchens wird damit

$$V_0 + \Delta V = \pi \left(R_0 + \Delta R\right)^2 \cdot \xi \left(1 + \frac{\partial u}{\partial x}\right) \ . \tag{2.2}$$

Die relative Volumenänderung lässt sich deshalb annähern als

$$\frac{\Delta V}{V_0} = \frac{2\Delta R}{R_0} + \frac{\partial u}{\partial x}\,, \tag{2.3}$$

wobei die relative Änderung des Radius $\frac{\Delta R}{R_0}$ sowie die Ableitung der longitudinalen Auslenkung $\frac{\partial u}{\partial x}$ als klein angenommen werden, so dass ihre Quadrate und Produkte vernachlässigt werden können. Um eine Beziehung zwischen der Druckerhöhung Δp, der longitudinalen Auslenkung u und der radialen Ausdehnung ΔR herzustellen, verwendet man nun die Definition des Kompressionsmoduls:

$$K := -\frac{\Delta p}{\Delta V/V_0} \tag{2.4}$$

Damit ergibt sich nämlich:

$$\frac{\Delta p}{K} + \frac{\partial u}{\partial x} + \frac{2\Delta R}{R_0} = 0 \tag{2.5}$$

Zusätzlich zu dieser Beziehung wird nun die Beschleunigung a berechnet, die das gedachte Flüssigkeitsscheibchen aufgrund der unterschiedlichen Drücke auf die vordere beziehungsweise hintere Begrenzungsebene erfährt:

$$a = \frac{F}{m} = \frac{-\left(\xi\frac{\partial p}{\partial x}\right)\cdot \pi R_0^2}{\rho\xi\pi R_0^2} \quad\Rightarrow\quad \frac{\partial^2 u}{\partial t^2} = -\frac{\partial p/\partial x}{\rho} \tag{2.6}$$

Abschließend wird nun die Gefäßwand anstelle der von ihr eingeschlossenen Flüssigkeit betrachtet. Die Gefäßwand wird durch die Zunahme des Radius gedehnt, wodurch eine Zugspannung σ der Größe $E\cdot\frac{\Delta R}{R_0}$ induziert wird. Der das Flüssigkeitsscheibchen umgebende Gefäßwandring lässt sich an beliebigen gegenüberliegenden Punkten in zwei Halbringe aufteilen, die gegen den in der Röhre vorherrschenden Druck von der Zugspannung σ an den beiden Querschnitten zusammengehalten werden. Die Summe F_{Zug} dieser Zugkräfte beträgt

$$F_{\text{Zug}} = \frac{2E\Delta R h\xi}{R_0}\,. \tag{2.7}$$

Zwei beliebige Hälften des Flüssigkeitsscheibchens werden durch den Druck $\tilde{p}$ im Inneren der Röhre mit der Kraft

$$F_{\text{Druck}} = 2R_0\xi \cdot \tilde{p} \tag{2.8}$$

auseinandergetrieben. Sind Zug- und Druckkräfte entgegengesetzt und gleich stark, dann befindet sich das System im Gleichgewicht und der Radius der Röhre ist konstant, also genau dann, wenn

$$\frac{2E\Delta Rh\xi}{R_0} = 2R_0\xi \cdot \tilde{p} \;\Rightarrow\; \tilde{p} = \frac{Eh\Delta R}{R_0^2} \;. \tag{2.9}$$

Überwiegt eine der beiden Kräfte die andere, ist also $p \neq \tilde{p}$, dann erfährt der betrachtete Gefäßwandring eine zu dieser Differenz proportionale Beschleunigung:

$$\frac{\partial^2 \Delta R}{\partial t^2} = \frac{p - \tilde{p}}{h\rho_{\text{w}}} = \frac{p - Eh\Delta R/R_0^2}{h\rho_{\text{w}}} \tag{2.10}$$

In vielen Fällen ist das Produkt aus Beschleunigung und Trägheit der Röhrenwand so gering, dass der Radius der Röhre ausschließlich durch das Gleichgewicht aus Innendruck und Zugspannung der Wand ergibt, also $p \approx \tilde{p}$ gilt. Aus der Gleichgewichtsbedingung in der zweiten Hälfte von Gleichungsfolge 2.9 folgt dann einfach

$$p = \frac{Eh\Delta R}{R_0^2} \;. \tag{2.11}$$

Mit Hilfe der Gleichungen 2.5, 2.6, 2.11 und 2.12 lassen sich jetzt zwei der drei Funktionen $u(x,t)$, $p(x,t)$ sowie $\Delta R(x,t)$ eliminieren. Dazu differenzieren wir zunächst Gleichung 2.5 partiell nach x und erhalten

$$\frac{1}{K} \cdot \frac{\partial p}{\partial x} + \frac{\partial^2 u}{\partial x^2} + \frac{2}{R_0}\frac{\partial \Delta R}{\partial x} = 0 \;. \tag{2.12}$$

Aus der rechten Seite von Gleichung 2.6 kennen wir bereits einen Zusammenhang zwischen dem Druckgradienten und der Beschleunigung:

$$\frac{\partial p}{\partial x} = -\rho_{\text{f}}\frac{\partial^2 u}{\partial t^2} \;. \tag{2.13}$$

Zuletzt muss nun der Gradient der radialen Ausdehnung $\partial\Delta R/\partial x$ in Gleichung 2.12 durch eine Funktion der longitudinalen Auslenkung $u(x,t)$ ausgedrückt werden. Dazu wird 2.11 nach ΔR aufgelöst und partiell nach x differenziert:

$$\frac{\partial\Delta R}{\partial x} = \frac{R_0^2}{Eh}\cdot\frac{\partial p}{\partial x} = -\frac{\rho R_0^2}{Eh}\cdot\frac{\partial^2 u}{\partial t^2} \tag{2.14}$$

Damit ergibt sich aus Gleichung 2.12 eine partielle Differentialgleichung zweiter Ordnung für $u(x,t)$:

$$\frac{\partial^2 u}{\partial x^2} - \left(\frac{\rho}{K} + \frac{2\rho R_0}{Eh}\right)\cdot\frac{\partial^2 u}{\partial t^2} = 0 \tag{2.15}$$

Es handelt sich um eine Wellengleichung, deren Lösungen sich darstellen lassen als

$$u(x,t) = \Re\int a(k)\exp i(kx-\omega t)dk, \tag{2.16}$$

also als Überlagerung von ebenen Wellen der Kreisfrequenz $f = \frac{\omega}{2\pi}$ und Wellenlänge $\lambda = \frac{2\pi}{k}$. Die Phase ist jeweils in der komplexen Amplitude $a(k)$ enthalten. Für die Ausbreitungsgeschwindigkeit $c_0 = \omega/k$ entlang der x-Richtung gilt:

$$\frac{1}{c_0^2} = \frac{k^2}{\omega^2} = \frac{\rho}{K} + \frac{2\rho R_0}{Eh} \tag{2.17}$$

Diese allgemeine Form der Lösung enthält zwei Spezialfälle:

1. Im Fall einer starren Röhre, d. h. für $E = \infty$, erhält man eine Ausbreitungsgeschwindigkeit von $c_1 = \sqrt{\frac{K}{\rho}}$. Dies ist die bekannte Ausbreitungsgeschwindigkeit einer gewöhnlichen Schallwelle in einem kompressiblen Medium.

2. Im Fall eines inkompressiblen Mediums, d. h. für $K = \infty$ erhält man eine Ausbreitungsgeschwindigkeit von $c_2 = \sqrt{\frac{Eh}{2R_0\rho}}$. Dies ist die Ausbreitungsgeschwindigkeit einer Druckwelle, die in einer

elastischen Röhre durch ein inkompressibles Medium propagiert. Dieser Zusammenhang ist als *Moens-Korteweg-Gleichung* bekannt. Die Ausbreitungsgeschwindigkeit hängt dann nur von zwei Parametern ab, nämlich vom Verhältnis der Wandstärke h zum Radius R_0 des Gefäßes sowie von der Elastizität der Gefäßwände.

Der allgemeine Fall berücksichtigt sowohl die Elastizität der Röhrenwand als auch die Kompressibilität des enthaltenen Mediums. Für die Ausbreitungsgeschwindigkeit c gilt dann:

$$\frac{1}{c_0^2} = \frac{1}{c_1^2} + \frac{1}{c_2^2} \tag{2.18}$$

Wird eine der beiden Geschwindigkeiten c_1 und c_2 sehr groß gegenüber der anderen, dann kann ihr Einfluss auf die tatsächliche Ausbreitungsgeschwindigkeit vernachlässigt werden. Für typische physiologische Parameter erhält man $c_1 \approx 1500\,\text{m/s}$ und $c_2 \approx 5\,\text{m/s}$, sodass die tatsächliche Pulswellengeschwindigkeit mit dem Grenzfall einer inkompressiblen Flüssigkeit nahezu übereinstimmt.

2.1.3 Photokoagulation der Retina

Die Photokoagulation der Retina wird schon seit Jahrzehnten [43] als Therapie für eine Reihe von Krankheitsbildern wie der diabetischen Retinopathie [44], altersbedingter Makuladegeneration [45–48] oder der Netzhautablösung [49, 50] eingesetzt. Dazu wird ein intensiver Laserstrahl auf die Netzhaut fokussiert, wo er überwiegend von den Melanosomen des retinalen Pigmentepithels absorbiert wird. Der dabei entstehende Temperaturanstieg hat thermische Zellnekrosen durch Denaturierung von Proteinen zur Folge, was den eigentlichen therapeutischen Effekt darstellt [87].

Aufgrund der inter- und intraindividuell stark schwankenden Absorption des retinalen Pigmentepithels beziehungsweise der unterschiedlichen Transparenz der optischen Medien im Auge variiert die dabei therapeutisch notwendige Laserleistung bei fester Bestrahlungsdauer um bis zu 100 Prozent [51]. Als alleinige Dosimetriekontrolle wurde bisher die Stärke der durch die Zerstörung der Photorezeptoren entstehenden Weißfärbung der Netzhaut herangezogen [87]. Die Problematik dieses

Verfahrens liegt auf der Hand: Die Dosimetrie findet erst nach der Behandlung statt. Auch eine Übertragung der gewonnen Erkenntnisse auf den nächsten Behandlungsort am Augenhintergrund ist nur eingeschränkt möglich. Daraus ergibt sich die Notwendigkeit eines Online-Dosimetrieverfahrens, das heißt einer Möglichkeit, den Fortschritt der Therapie noch während der jeweiligen Bestrahlung zu messen, um den Behandlungslaser bei Erreichen des gewünschten Schädigungsmaßes automatisch abzuschalten. Die kurze Bestrahlungsdauer von typischerweise einigen 10 oder 100 Millisekunden stellt dabei hohe Ansprüche an die Geschwindigkeit der Messtechnik dieses Dosimetrieverfahrens. Erste erfolgreiche Versuche gelangen mit einem optoakustischen Messverfahren [88–94]. Dabei wird zusätzlich zum Behandlungslaser ein gepulster Messlaser in den Strahlengang der Spaltlampe eingekoppelt, der am Behandlungsort Ultraschallpulse erzeugt, deren Verlauf und Amplitude von der Temperatur und anderen Indikatoren für den Fortschritt der Behandlung, beispielsweise der Bläschenbildung, abhängen. Diese Pulse werden über einen piezoelektrischen Ultraschalltransducer an der Augenoberfläche gemessen, um durch eine automatische Abschaltung des Behandlungslasers reproduzierbar Photokoagulationen der minimal erforderlichen Stärke zu erzeugen. Neben den optoakustischen Methoden bietet sich besonders die in der Ophthalmologie bereits verwendete optische Kohärenztomografie (OCT) als diagnostisches Verfahren an. Sie erreicht ebenfalls sehr hohe Messgeschwindigkeiten, ist eine nicht invasive, sogar vollkommen kontaktfreie Methode und verfügt im Gegensatz zu den bisherigen Verfahren über die Möglichkeit einer bildgebenden, das heißt räumlich aufgelösten Therapiekontrolle. Die phasensensitive Analyse der komplexen OCT-Daten ermöglicht eine Darstellung von thermischen Expansionen mit einer Präzision im Nano- bis Mikrometer-Bereich [51, 52, 56, 95]. Dadurch können erstmalig die bei der Photokoagulation in der Netzhaut stattfindenden Prozesse in ihrer Stärke und Ausdehnung mit hoher räumlicher und zeitlicher Auflösung visualisiert werden. Die theoretischen Grundlagen der OCT werden in Kapitel 2.3 vorgestellt. Zuvor werden im folgenden Kapitel die Grundlagen der Fourieroptik beschrieben.

2.2 Grundlagen der Fourieroptik

Die Fourieroptik ist ein Teilbereich der Wellenoptik, der die Ausbreitung von Licht mit Hilfe spezieller mathematischer Methoden beschreibt, zu denen ganz wesentlich die sogenannte Fouriertransformation gehört. Dazu wird das Vektorfeld der elektromagnetischen Feldstärke zunächst auf ein Skalarfeld reduziert. Dies hat den Nachteil, dass beispielsweise die Polarisation des Lichtes nicht mehr berücksichtigt werden kann. Dafür lassen sich andere Phänomene aber sehr elegant beschreiben und effizient berechnen. Eine vollständige Darstellung der Fourieroptik würde den Rahmen dieser Arbeit sprengen. Deshalb wird zunächst nur der Formalismus von zweidimensionalen Skalarfeldern zur Beschreibung von Lichtwellenfeldern eingeführt. Anschließend werden die Fouriertransformation, ihre Eigenschaften und häufig angewendete Theoreme vorgestellt. Nach einer Vorstellung der Fresnel- und Fraunhofer'schen Beugungsintegrale zur Berechnung des Nah- und Fernfelds beenden der Einfluss einer Linse auf ein Wellenfeld und der Zusammenhang zur Fouriertransformation diesen kleinen Auszug aus dem großen Gebiet der Fourieroptik. Für eine umfassendere Darstellung sei auf das Buch *Introduction to Fourier Optics* von Joseph W. Goodman [6] verwiesen, aus dem auch sämtliche in diesem Kapitel vorgestellte Theorie entnommen wurde.

2.2.1 Fouriertransformationen von zweidimensionalen Skalarfeldern

Die Fouriertransformation einer quadratintegrablen, im Allgemeinen komplexen Funktion U von zwei unabhängigen Variablen x und y ist definiert als

$$\mathscr{F}[U] = \frac{1}{2\pi} \iint\limits_{-\infty}^{+\infty} U(x,y) e^{-i(k_x x + k_y y)} dx\, dy.$$

Das Ergebnis dieser Transformation wird auch als Raumfrequenzspektrum bezeichnet. Es ist selbst eine komplexe Funktion von zwei unabhängigen Variablen, nämlich den Raumfrequenzen k_x und k_y.

Entsprechend wird als Rücktransformation die inverse Fouriertransformation definiert, die einem Raumfrequenzspektrum $\widehat{U}(k_x, k_y)$ die zugehörige Funktion $U(x, y)$ zuordnet.

$$\mathscr{F}^{-1}\left[\widehat{U}\right] = \frac{1}{2\pi}\iint\limits_{-\infty}^{+\infty} \widehat{U}(k_x, k_y)e^{i(k_x x + k_y y)}dk_x\, dk_y.$$

Beide Transformationen unterscheiden sich lediglich im Vorzeichen des Exponenten. Die Fouriertransformation verfügt über verschiedene Eigenschaften, die meist mit einem physikalischen Prinzip einhergehen, und mit deren Hilfe viele komplizierte Zusammenhänge erheblich vereinfacht werden können. Die wichtigsten werden hier kurz vorgestellt:

- **Linearität**: Die Fouriertransformation einer gewichteten Superposition von Funktionen ist die ebenso gewichtete Superposition der fouriertransformierten Funktionen.

$$\mathscr{F}\left[a \cdot U\left(x, y\right) + b \cdot V\left(x, y\right)\right] = a \cdot \mathscr{F}\left[U\left(x, y\right)\right] + b \cdot \mathscr{F}\left[V\left(x, y\right)\right]$$

- **Fourier-Shift-Theorem**: Eine Translation im Ortsraum fügt im Frequenzraum einen Phasengradienten hinzu, dessen Steigung der Translation entspricht:

$$\mathscr{F}\left[U\left(x - x_0, y - y_0\right)\right] = \mathrm{e}^{i(k_x x_0 + k_y y_0)} \cdot \mathscr{F}\left[U\left(x, y\right)\right]\left(k_x, k_y\right)$$

  Dieses Theorem wird sich für diese Arbeit als sehr nützlich erweisen. Es bildet die Grundlage für die Off-Axis-Filterung in der Full-Field-Swept-Source-OCT und die Phasenkorrelation zur Detektion von Bewegungsartefakten. Auch bei der Korrektur dieser Bewegungen und der theoretischen Beschreibung von Specklebewegungen kommt es zum Einsatz.

- **Ähnlichkeit**: Wird eine Funktion im Ortsraum gestaucht, so wird die Fouriertransformierte im Frequenzraum gestreckt und die Amplitude um denselben Faktor verringert:

$$\mathscr{F}\left[U\left(ax, by\right)\right] = \frac{1}{|ab|} \cdot \mathscr{F}\left[U\left(x, y\right)\right]\left(\frac{k_x}{a}, \frac{k_y}{b}\right)$$

- **Komplexe Konjugation**: Die Fouriertransformierte einer komplex konjugierten Funktion ist die gespiegelte, komplex konjugierte Fouriertransformierte der ursprünglichen Funktion:

$$\mathscr{F}\left[U^*(x,y)\right] = \left(\mathscr{F}\left[U(x,y)\right]\right)^*(-k)$$

- **Parsevals Theorem**: Die Betragsquadrat-Norm einer Funktion bleibt bei der Fouriertransformation erhalten:

$$\iint\limits_{-\infty}^{+\infty} |U(x,y)|^2\, dx\, dy = \iint\limits_{-\infty}^{+\infty} \left|\mathscr{F}\left[U(x,y)\right](k_x,k_y)\right|^2 dk_x\, dk_y$$

Dadurch ist die Energieerhaltung bei der Hin- und Rücktransformation gewährleistet.

- **Faltungssatz**: Die Faltung $U \otimes V$ zweier Funktionen U und V im Ortsraum entspricht einer Multiplikation der beiden Funktionen im Frequenzraum und umgekehrt:

$$\mathscr{F}\left[U \cdot V\right](k_x,k_y) = \mathscr{F}\left[U\right](k_x,k_y) \otimes \mathscr{F}\left[V\right](k_x,k_y)$$
$$\mathscr{F}\left[U \otimes V\right](k_x,k_y) = \mathscr{F}\left[U\right](k_x,k_y) \cdot \mathscr{F}\left[V\right](k_y,k_y)$$

Dieses Theorem ermöglicht eine effiziente und elegante Berechnung von Faltungen, indem diese durch eine Multiplikation der Raumfrequenzen ersetzt werden.

- **Kreuzkorrelation**: Eine Kreuzkorrelation $U * V$ zweier Funktionen U und V im Ortsraum entspricht einer Multiplikation der beiden Funktionen im Frequenzraum, nachdem eine von beiden komplex konjugiert wurde, und umgekehrt:

$$\mathscr{F}\left[U * V\right](k_x,k_y) = \mathscr{F}\left[U\right](k_x,k_y) \cdot \mathscr{F}\left[V\right]^*(k_x,k_y)$$
$$\mathscr{F}\left[U^* \cdot V\right](k_x,k_y) = \mathscr{F}\left[U\right](k_x,k_y) * \mathscr{F}\left[V\right](k_x,k_y)$$

2.2.2 Fresnel- und Fraunhoferbeugung

Das sogenannte Huygens-Fresnel-Prinzip beschreibt die Beugung und Propagation von Lichtwellen mit Hilfe von Sekundärwellen, die an

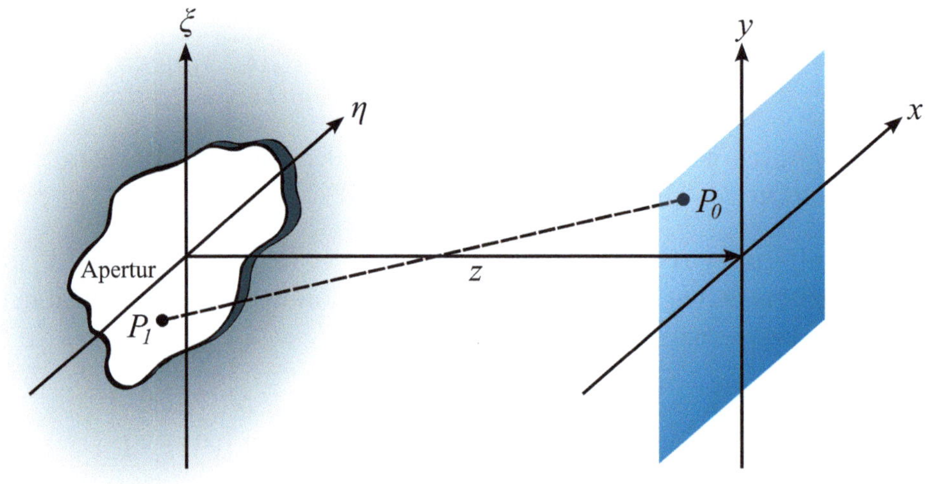

Abbildung 2.4: Geometrie zur mathematischen Beschreibung des Huygens-Fresnel-Prinzips. Eine von links parallel zur z-Achse einfallende ebene Welle wird an einer Apertur in der (ξ, η)-Ebene gebeugt. Das dabei in der (x, y)-Ebene entstehende Wellenfeld wird mit Hilfe des Fresnel'schen beziehungsweise Fraunhofer'schen Beugungsintegrals approximiert.

jedem von der Primärwelle erreichten Ort entstehen und sich zu einer neuen Primärwelle überlagern. Für eine mathematische Beschreibung dieses Prinzips wird die in Abb. 2.4 dargestellte Beugungsgeometrie betrachtet. Eine parallel zur z-Achse in positive Richtung einfallende ebene Welle wird von einer in der (ξ, η)-Ebene liegenden Apertur gebeugt. Berechnet wird das Wellenfeld in der (x, y)-Ebene, die sich in einer Entfernung z parallel zur (ξ, η)-Ebene befindet. Die mathematische Formulierung des Huygens-Fresnel-Prinzips lautet dann:

$$U(P_0) = \frac{1}{i\lambda} \iint\limits_{\text{Apertur}} U(P_1) \frac{e^{ikr_{01}}}{r_{01}} \cos\theta ds \tag{2.19}$$

Dabei ist θ der Winkel zwischen dem zur z-Achse parallelen Normalenvektor $\vec{n}$ und dem Verbindungsvektor $\vec{r}_{01}$ zwischen P_0 und P_1. Der Term $\cos\theta$ ist gegeben durch $\cos\theta = z/r_{01}$. Damit vereinfacht sich das Integral zu

$$U(x, y) = \frac{z}{i\lambda} \iint\limits_{\text{Apertur}} U(\xi, \eta) \frac{e^{ikr_{01}}}{r_{01}^2} d\xi\, d\eta, \tag{2.20}$$

mit

$$\begin{aligned} r_{01} &= \sqrt{z^2 + (x-\xi)^2 + (y-\eta)^2} \\ &= z\sqrt{1 + \left(\frac{x-\xi}{z}\right)^2 + \left(\frac{y-\eta}{z}\right)^2} \\ &\approx z\left[1 + \frac{1}{2}\left(\frac{x-\xi}{z}\right)^2 + \frac{1}{2}\left(\frac{y-\eta}{z}\right)^2\right] \end{aligned} \tag{2.21}$$

Mit dieser Näherung ergibt sich für das Feld in der (x, y)-Ebene

$$\begin{aligned} U(x, y) &\approx \frac{e^{ikz}}{i\lambda z} \iint\limits_{-\infty}^{+\infty} U(\xi, \eta) e^{\frac{ik}{2z}\left[(x-\xi)^2 + (y-\eta)^2\right]} d\xi\, d\eta \\ &\approx \frac{e^{ikz}}{i\lambda z} e^{\frac{ik}{2z}(x^2+y^2)} \iint\limits_{-\infty}^{+\infty} U(\xi, \eta) e^{\frac{ik}{2z}(\xi^2+\eta^2)} e^{-\frac{ik}{z}(x\xi + y\eta)} d\xi\, d\eta \end{aligned} \tag{2.22}$$

wobei r_{01} im Nenner bis zur nullten Ordnung ($r_{01} \approx z$) und im Exponenten Gleichung 2.21 entsprechend bis zur ersten Ordnung entwickelt wurde. Man erhält also die Fouriertransformation des Wellenfeldes aus der Aperturebene, nachdem es mit einem quadratischen Phasenfaktor multipliziert worden ist. Dieser Zusammenhang wird als *Fresnel'sches Beugungsintegral* bezeichnet. Es beschreibt die Entstehung des sogenannten Nahfeldes durch die Überlagerung von entlang der z-Achse propagierenden sphärischen Wellenfronten. Die Krümmung der Wellenfronten wird dabei durch die quadratischen Phasenfaktoren innerhalb des Integrals berücksichtigt. Wird das Wellenfeld in sehr großen Abständen von der beugenden Apertur, genauer für

$$z \gg \frac{k(\xi^2 + \eta^2)_{\max}}{2} \tag{2.23}$$

beobachtet, dann kann die Krümmung der Wellenfronten vernachlässigt werden. Diese im sogenannten Fernfeld gültige Näherung führt zum Fraunhofer'schen Beugungsintegral:

$$U(x, y) \approx \frac{e^{ikz} e^{\frac{ik}{2z}(x^2+y^2)}}{i\lambda z} \iint\limits_{-\infty}^{+\infty} U(\xi, \eta) e^{-\frac{2\pi i}{\lambda z}(x\xi + y\eta)} d\xi\, d\eta \tag{2.24}$$

Abgesehen von quadratischen Phasenfaktoren entspricht das Beugungsbild im Fernfeld also tatsächlich der exakten Fouriertransformation des Wellenfeldes in der Aperturebene. Die Raumfrequenzen sind

$$k_x = \frac{x}{\lambda z} \qquad \text{und} \qquad k_y = \frac{y}{\lambda z} \tag{2.25}$$

entsprechend skaliert.

2.2.3 Phasentransformation einer Linse

Eine Linse ist eines der elementarsten und gleichzeitig wichtigsten Bauteile der Optik. Sie besteht aus einem Material, meistens Glas, das einen gegenüber der Umgebung erhöhten Brechungsindex n aufweist. Dies hat zur Folge, dass ein einfallendes Lichtwellenfeld bei der Propagation durch die Linse ihrer Dicke entsprechend verzögert wird. Ist

die Linse nicht allzu dick, dann beschränkt sich ihr Einfluss auf das Lichtwellenfeld auf diesen Phasenversatz und jeder verzögerte Lichtstrahl verlässt die Linse näherungsweise an der derselben Stelle (x, y), an der er auch in sie eingetreten ist. Das heißt, der Effekt einer dünnen Linse auf ein einfallendes Wellenfeld lässt sich auf eine Multiplikation des Wellenfeldes mit einem positionsabhängigen Phasenfaktor $e^{i\phi(x,y)}$ reduzieren.
Das Profil einer Linse besteht aus fertigungstechnischen Gründen meist aus einer sphärischen Vorder- und Rückseite mit im Allgemeinen unterschiedlichen Krümmungsradien R_1 und R_2. In der paraxialen Näherung, das heißt für kleine x und y, lässt sich die Dicke $d(x, y)$ der Linse dann beschreiben als

$$d(x,y) = d_0 - \frac{x^2 + y^2}{2} \left(\frac{1}{R_1} - \frac{1}{R_2} \right). \tag{2.26}$$

Dabei ist d_0 die Dicke der Linse in ihrem Zentrum, also bei $x = y = 0$. Der Phasenfaktor t_L, mit dem ein einfallendes Wellenfeld multipliziert wird, ergibt sich deshalb zu

$$t_\text{L}(x,y) = e^{iknd_0} \cdot e^{-ik(n-1)\frac{x^2+y^2}{2}\left(\frac{1}{R_1}-\frac{1}{R_2}\right)}. \tag{2.27}$$

Die physikalischen Eigenschaften der Linse, d. h. n, R_1 und R_2 werden meist zu einer einzigen Größe, nämlich ihrer Fokuslänge f zusammengefasst:

$$\frac{1}{f} = (n-1) \left(\frac{1}{R_1} - \frac{1}{R_2} \right) \tag{2.28}$$

Dadurch vereinfacht sich die Darstellung des Phasenfaktors zu

$$t_\text{L}(x,y) = e^{-i\frac{k}{2f}\left(x^2+y^2\right)}, \tag{2.29}$$

wobei alle konstanten, d. h. von x und y unabhängigen Phasenfaktoren vernachlassigt wurden. Die Wirkung dieses Phasenfaktors verdeutlicht man sich am besten anhand einer senkrecht einfallenden ebenen Welle mit Einheitsamplitude, die direkt vor der Linse eine konstante Phase aufweist. Zum Beispiel die Phase Null:

$$U_0(x,y) = 1 \tag{2.30}$$

Direkt nach der Linse hingegen nimmt dieses Wellenfeld die Form

$$U_{\mathrm{L}} = e^{-i\frac{k}{2f}\left(x^2+y^2\right)} \tag{2.31}$$

an, was der quadratischen Näherung einer auf der optischen Achse im Fokusabstand f hinter der Linse konvergierenden Kugelwelle entspricht. Die Beschreibung der Linse über einen quadratischen Phasenfaktor liefert also tatsächlich dasselbe Ergebnis wie die Anwendung des Brechungsgesetztes an der Vorder- und Rückseite der Linse im Rahmen der geometrischen Optik.

2.2.4 Optische Fouriertransformation

Eine faszinierende Eigenschaft von Sammellinsen ist ihre Fähigkeit, zweidimensionale Fouriertransformationen optisch durchzuführen. Das Wellenfeld in der hinteren Brennebene einer Sammellinse stellt nämlich exakt die Fouriertransformation des von der Linse erfassten Anteils des Wellenfeldes in der vorderen Brennebene dar. Dieser wichtige Zusammenhang wird im Folgenden mathematisch hergeleitet und beschrieben. Dazu wird zunächst ein Objekt betrachtet, dass sich in der Ebene der Linse selbst befindet und von einer ebenen Welle der Amplitude A durchleuchtet wird. Durch lokal variierende Transparenz $t_A(x,y)$ wird die einfallende Welle in der Linsenebene modifiziert zu

$$U_{\mathrm{L}}(x,y) = A t_A(x,y). \tag{2.32}$$

Die Linse prägt diesem Wellenfeld einen ihrer Brennweite f entsprechenden quadratischen Phasenfaktor auf, sodass man direkt hinter der Linse das Wellenfeld

$$U'_{\mathrm{L}}(x,y) = U_{\mathrm{L}}(x,y) e^{-i\frac{k}{2f}\left(x^2+y^2\right)} \tag{2.33}$$

beobachtet. Um nun das in der hinteren Brennebene der Linse entstehende Wellenfeld zu berechnen wird das Fresnel'sche Beugungsintegral herangezogen. Nach einiger Umformung und der Vernachlässigung von konstanten Phasenfaktoren erhält man für $z = f$

$$U_f(u,v) = \frac{e^{i\frac{k}{2f}\left(u^2+v^2\right)}}{i\lambda f} \iint\limits_{-\infty}^{+\infty} U_{\mathrm{L}}(x,y) e^{-\frac{2\pi i}{\lambda f}(xu+yv)} dx\, dy, \tag{2.34}$$

was exakt dem Fraunhofer-Beugungsmuster entspricht. Das in der Brennebene entstehende Wellenfeld unterscheidet sich von der entsprechend $k_x = \frac{u}{\lambda f}$ beziehungsweise $k_y = \frac{v}{\lambda f}$ reskalierten Fouriertransformation des einfallenden Wellenfeldes also lediglich in einem einfachen quadratischen Phasenfaktor. Wäre man nur an der Intensität I_f, also am Betrag des Raumfrequenzspektrums interessiert, dann würde dieser Phasenfaktor keine Rolle spielen:

$$I_f(u,v) = \frac{A^2}{\lambda^2 f^2} \left| \iint\limits_{-\infty}^{+\infty} t_A e^{-\frac{2\pi i}{\lambda f}(xu+yv)} dx\, dy \right|^2 \tag{2.35}$$

In einigen Fällen sind jedoch gerade die Phasen des Raumfrequenzspektrums von Bedeutung. Um den quadratischen Phasenfaktor zu eliminieren, wird das Objekt aus der Linsenebene entfernt und stattdessen im Abstand d vor der Linse platziert. Das Raumfrequenzspektrum des vom Objekt transmittierten Anteils der einfallenden ebenen Welle sei $F_\mathrm{O}(k_x, k_y) = \mathscr{F}[At_a]$. Das Raumfrequenzspektrum des in die Linsenebene einfallenden Wellenfeldes wird mit $F_\mathrm{L}(k_x, k_y) = \mathscr{F}[U_\mathrm{L}]$ bezeichnet. In der paraxialen Näherung gilt dann folgender Zusammenhang zwischen den beiden Raumfrequenzspektren:

$$F_\mathrm{L}(k_x, k_y) = F_\mathrm{O}(k_x, k_y) e^{-i\pi\lambda d\left(k_x^2 + k_y^2\right)} \tag{2.36}$$

Das Feld in der hinteren Brennebene wird wiederum mit Gleichung 2.34 berechnet. Man erhält

$$U_f(u,v) = \frac{e^{i\frac{k}{2f}\left(u^2+v^2\right)}}{i\lambda f} F_\mathrm{L}\left(\frac{u}{\lambda f}, \frac{v}{\lambda f}\right) \tag{2.37}$$

$$= \frac{e^{i\frac{k}{2f}\left(1-\frac{d}{f}\right)\left(u^2+v^2\right)}}{i\lambda f} F_\mathrm{O}\left(\frac{u}{\lambda f}, \frac{v}{\lambda f}\right) \tag{2.38}$$

$$= \frac{e^{i\frac{k}{2f}\left(1-\frac{d}{f}\right)\left(u^2+v^2\right)}}{i\lambda f} \iint\limits_{-\infty}^{+\infty} t_A e^{-\frac{2\pi i}{\lambda f}(xu+yv)} dx\, dy. \tag{2.39}$$

Dies entspricht wiederum dem reskalierten Raumfrequenzspektrum multipliziert mit einem quadratischen Phasenfaktor, der für $d = f$

jedoch verschwindet. Platziert man das Objekt also in der vorderen Brennebene der Linse, dann entsteht in der hinteren Brennebene die Fouriertransformation mit korrekten Amplituden *und* Phasen.
Eine weitere Linse, die im Abstand ihrer Brennweite von der hinteren Brennebene der ersten Linse platziert wird, transformiert das Raumfrequenzspektrum des Objektes zurück und rekonstruiert so in ihrer hinteren Brennebene das Objektwellenfeld. Es unterscheidet sich im Idealfall lediglich durch eine Punktspiegelung, weil die zweite Linse natürlich keine inverse Rücktransformation, sondern eine weitere Fouriertransformation durchgeführt hat. Diese als $4f$-Aufbau bezeichnete Anordnung ermöglicht einige faszinierende Anwendungen, die darauf basieren, dass in der gemeinsamen Brennebene der beiden Linsen die Raumfrequenzen des Objektwellenfeldes experimentell zugänglich und manipulierbar sind. So lassen sich beispielsweise gezielt bestimmte Frequenzanteile abschwächen oder vollständig aus dem Spektrum entfernen. Auch die Phasen können gezielt manipuliert werden.

2.2.5 Kohärente und inkohärente Abbildungen

In der OCT wird ein Signal detektiert, das nicht proportional zur Intensität $I = |O|^2$ des zurückgestreuten Objektwellenfeldes ist, sondern zu dessen komplexer Amplitude $O(x, y)$ selbst. Die rekonstruierten Bilddaten sind deshalb ebenfalls komplex. Als klassisches OCT-Bild werden jedoch nur die Beträge, meist quadriert auf einer logarithmischen Skala, dargestellt. Die dazugehörigen Phasen zeigen keinen erkennbaren Zusammenhang mit der Probe und werden deshalb fast immer ignoriert. Ähnlich ist es in vielen anderen Anwendungen der Fouriertransformation in der Bildverarbeitung. Meist werden zur Bildanalyse oder -manipulation nur die Beträge der enthaltenen Raumfrequenzen betrachtet bzw. verändert. Man könnte den Beträgen also eine übergeordnete Rolle zusprechen und annehmen, dass die Phasen lediglich einen zweitrangigen oder sogar vernachlässigbaren Anteil an der Bildinformationen tragen. Wie falsch diese Annahme tatsächlich wäre, demonstriert Abb. 2.5. Gezeigt sind zwei Fotografien von Albert Einstein und einem Hund mit ihren jeweiligen Raumfrequenzspektren, dargestellt als Betrag und Phase. Würde man die Spektren unverändert

zurücktransformieren, dann erhielte man aufgrund der Invertierbarkeit der Fouriertransformation die Eingangsdaten unverändert zurück. Werden vor der Rücktransformation allerdings die Phasen vertauscht, d. h. die Beträge des Raumfrequenzspektrums von Albert Einstein werden mit den Phasen vom Spektrum des Hundes kombiniert und umgekehrt, dann erhält man eine fleckige Kopie des jeweils *anderen* Bildes. Aus dem Spektrum des Hundes wurde nur durch Manipulation der Phasen ein deutlich erkennbares Bild von Albert Einstein synthetisiert. Die völlig falschen Beträge haben lediglich ein fleckiges Rauschen hinzugefügt. Das heißt, dass die Phasen einen nicht nur nicht vernachlässigbaren, sondern sogar ganz wesentlichen Anteil der Bildinformation beitragen. Entsprechend wichtig ist die korrekte Aufzeichnung und Verarbeitung der Phasen in jeder kohärenten Bildgebung. Nur dann lassen sich Anwendungen realisieren, die weit über die Möglichkeiten einer inkohärenten Bildgebung hinausgehen.
Bei der OCT ist nicht nur das Raumfrequenzspektrum $\widehat{I}(k_x, k_y) = \mathscr{F}[I(x,y)]$ komplex, sondern bereits das OCT-Bild selbst. Die in den Phasen enthaltenen Zusatzinformationen gibt es allerdings nicht umsonst. Sie werden erkauft mit dem Specklerauschen, unter dem jede kohärente Bildgebung leidet. Speckle entstehen in der OCT genau dann, wenn Proben abgebildet werden, deren räumliche Strukturen feiner sind als die Auflösung der Abbildungsoptik. Während sich im Falle einer inkohärenten Bildgebung die Intensitäten $|PSF(\vec{x})|^2$ der einzelnen Punktbildfunktionen zu einer unscharfen Kopie des Originalbildes überlagern, entstehen in der kohärenten Bildgebung durch Interferenz der Punktbildfunktionen völlig neue Strukturen – sogenannte Speckle. Diese überlagern im Intensitätsbild die eigentliche Bildinformation mit einem multiplikativen Rauschen, das einen Kontrast von 1 aufweist. Dies hat eine erhebliche Verschlechterung des Bildeindrucks zur Folge, die numerisch nur sehr schwer kompensiert werden kann [8, 9, 96–99].
Der Unterschied zwischen kohärenter und inkohärenter Bildgebung ist in den Abbildungen 2.6 und 2.7 dargestellt. Dort wird als Objekt ein unter dem Namen *Lena* bekanntes Testbild aus der Bilder-Datenbank des Signal & Image Processing Institute der University of Southern California (USA) betrachtet. Es wird in diesem Beispiel mit einer Abbildungsoptik, die in der Fourierebene den in Abb. 2.7e

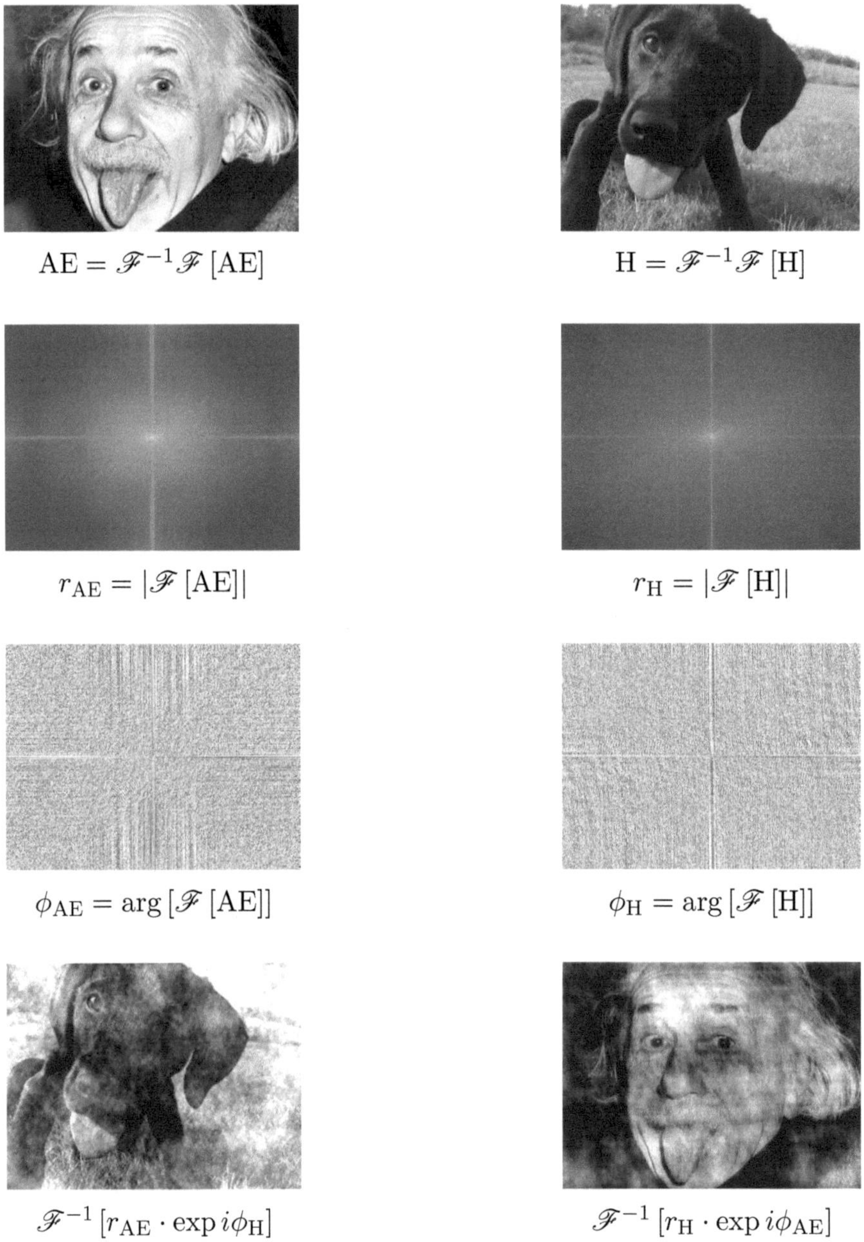

Abbildung 2.5: Fotografien von Albert Einstein (AE) und einem Hund (H) mit den dazugehörigen Raumfrequenzspektren $\mathscr{F}\,[\mathrm{AE}]$ und $\mathscr{F}\,[\mathrm{H}]$. Unten sind die Rücktransformationen der Raumfrequenzspektren mit den Phasen des jeweils anderen Bildes dargestellt. Offensichtlich ist der wesentliche Teil der Bildinformation in den Phasen enthalten.

dargestellten Phasenfehler hinzufügt, in die Bildebene abgebildet. Bei einer inkohärenten Abbildung dieses Objektes wird gemäß

$$|U_{\mathrm{obj}}(\vec{x})|^2 * |PSF(\vec{x})|^2 = |U_{\mathrm{img}}(\vec{x})|^2 \tag{2.40}$$

die Intensität des Bildes $I_{\mathrm{img}} = |U_{\mathrm{img}}(\vec{x})|^2$ als Faltung der Intensität des Objektfeldes $I_{\mathrm{obj}} = |U_{\mathrm{obj}}(\vec{x})|^2$ mit der Intensitätsverteilung der Punktbildfunktion $|PSF(\vec{x})|^2$ generiert. Die in der Bildebene detektierte Intensitätsverteilung ist eine unscharfe Kopie der Intensitätsverteilung in der Objektebene. Wird das Objektwellenfeld hingegen kohärent in die Bildebene abgebildet und detektiert, dann wird gemäß

$$U_{\mathrm{obj}}(\vec{x}) * PSF(\vec{x}) = U_{\mathrm{img}}(\vec{x}) \tag{2.41}$$

das komplexe Wellenfeld in der Objektebene mit der komplexen PSF gefaltet. Durch Interferenz entsteht ein komplexes Wellenfeld in der Bildebene, dessen Beträge nicht mehr der ursprünglichen Amplitude des Objektwellenfeldes entsprechen. Als Überlagerung von zufälligen Phasoren mit normalverteilter Amplitude $|U|$ und zufälliger, gleichverteilter Phase ϕ folgen sie stattdessen einer Rayleighverteilung, deren Erwartungswert proportional zum mittleren Amplitudenquadrat $\left\langle |U|^2 \right\rangle$ ist [5]:

$$p(|U|) = \frac{2|U|}{\left\langle |U|^2 \right\rangle} \cdot \exp\left[-\frac{|U|^2}{\left\langle |U|^2 \right\rangle}\right] \tag{2.42}$$

Die Phasen des Specklemusters hingegen sind wie die der zugrundeliegenden Phasoren gleichverteilt zwischen $-\pi$ und $+\pi$. Der Bildeindruck wird durch das Specklerauschen stark beeinträchtigt.

Während die OCT seit ihrer Entwicklung unter dem Specklerauschen leidet, hat sie von den zahlreichen Vorteilen, die eine kohärente Bildgebung theoretisch ermöglicht, bisher kaum profitiert. Dies liegt in erster Linie daran, dass die Phasen sehr empfindlich auf Bewegungen während der Aufnahme eines Schnittbildes oder Volumens reagieren, selbst wenn diese im Sub-Wellenlängenbereich stattfinden. Die Phaseninformationen von in-vivo aufgezeichneten Daten sind deshalb praktisch immer dominiert durch Bewegungseffekte und nicht

Inkohärente Bildgebung

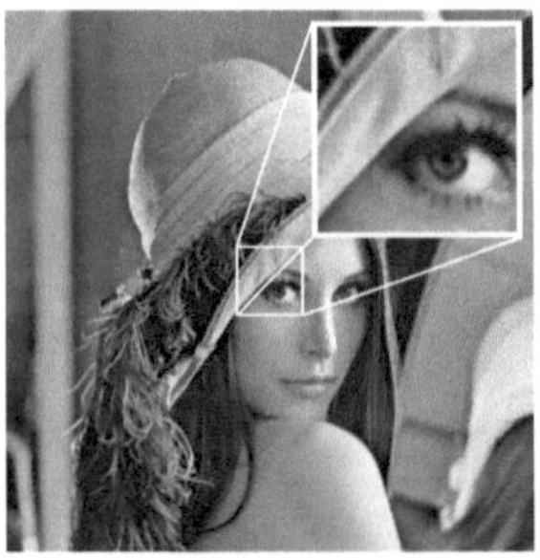

(a) $|U_{\mathrm{obj}}(\vec{x})|^2$

$*$

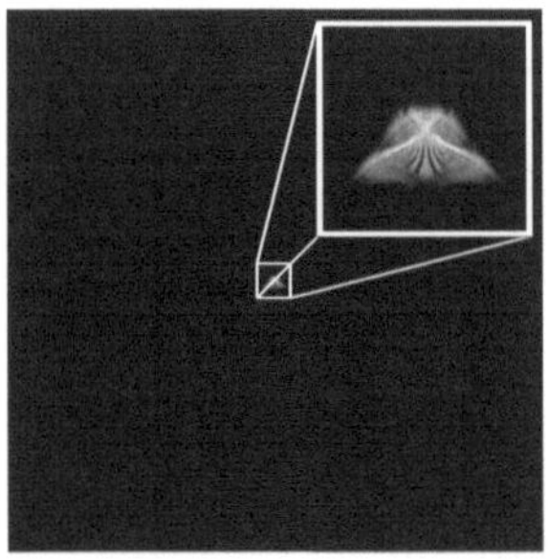

(b) $|PSF(\vec{x})|^2$

$=$

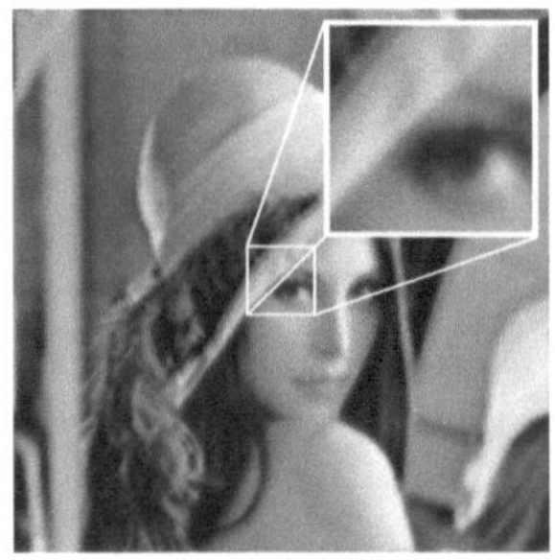

(c) $|U_{\mathrm{img}}(\vec{x})|^2$

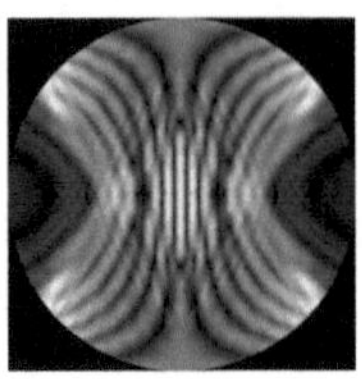

(d) abs(MTF)

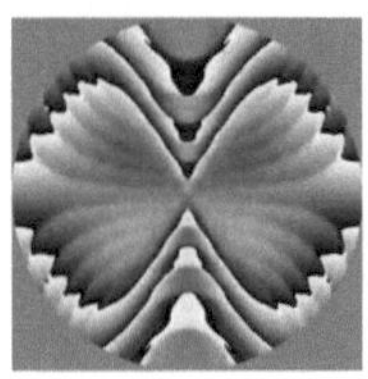

(e) arg(MTF)

Abbildung 2.6: Inkohärente Bildgebung. Die Modulationstransferfunktion (MTF), mit der die Raumfrequenzen multipliziert werden, ist komplex. Sie enthält aber auch innerhalb der Apertur Nullstellen, sodass die entsprechenden Raumfrequenzen bei der Multiplikation verloren gehen. Im Gegensatz zur kohärenten Abbildung ist die inkohärente Abbildung deshalb nicht invertierbar.

Kohärente Bildgebung

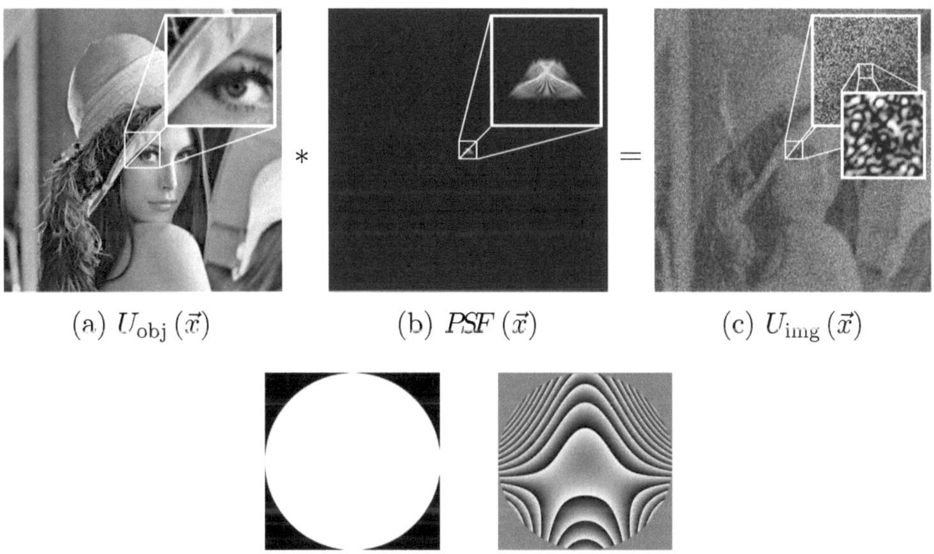

(a) $U_{\mathrm{obj}}(\vec{x})$ (b) $PSF(\vec{x})$ (c) $U_{\mathrm{img}}(\vec{x})$

(d) abs(MTF) (e) arg(MTF)

Abbildung 2.7: Kohärente Bildgebung. Die Modulationstransferfunktion (MTF), mit der die Raumfrequenzen multipliziert werden, ist komplex. Ihr Betrag ist aber innerhalb der Apertur überall ungleich Null, sodass keine Raumfrequenzen bei der Multiplikation verloren gehen. Im Gegensatz zur inkohärenten Abbildung ist die kohärente Abbildung deshalb invertierbar.

durch die Mikrostruktur der Probe. Man bezeichnet die Bildgebung in so einem Fall als *nicht phasenstarr*. Die Phasen haben lediglich innerhalb eines A-Scans einen festen Zusammenhang mit der Mikrostruktur der Probe, nicht jedoch über diesen hinaus. Dies beeinträchtigt die konventionelle OCT-Bildgebung zwar nicht, verhindert aber eine über die rein morphologische Bildgebung hinausgehende funktionelle Auswertung der komplexen Bilddaten oder eine numerische Manipulation des von der Probe zurückgestreuten Lichtwellenfeldes. Anwendungen von phasenstarrer OCT werden nach einem kurzen Überblick über die Entwicklung der OCT-Technologie vorgestellt.

2.3 Optische Kohärenztomografie

Die Optische Kohärenztomografie (OCT) ist eine dreidimensionale Bildgebungsmodalität, mit deren Hilfe oberflächennahe Strukturen in streuenden Proben abgebildet werden können [3]. Das mit Abstand größte Anwendungsfeld dieser Technologie bietet die Ophthalmologie, die OCT wird aber auch außerhalb der biomedizinischen Optik eingesetzt [100–104]. Von anderen Mikroskopieverfahren wie der Konfokalmikroskopie oder der Multiphotonenmikroskopie unterscheidet sich die OCT durch ihre Fähigkeit, unabhängig von der Numerischen Apertur sehr gute axiale Auflösungen zu erreichen, was ihren großen Erfolg in der Retinabildgebung begründet. Das Prinzip der OCT ähnelt dem der Sonografie: Eine Lichtwelle wird in streuendes Gewebe eingestrahlt, wo sie von in unterschiedlichen Tiefen vorhandenen Strukturen reflektiert oder gestreut wird. Das aus der Probe zurückkehrende Licht wird detektiert und die Laufzeiten werden bestimmt, um das axiale Profil der Rückstreustärke zu ermitteln. Statt die Laufzeit des Lichtes direkt zu messen, greift die OCT auf eine viel genauere interferometrische Messung zurück. Dafür wird ein Teil des eingestrahlten Lichtes zuvor als sogenannte Referenzwelle abgespalten, die an einem Referenzspiegel reflektiert wird und deshalb eine genau bekannte Weglänge zurücklegt. Die Laufzeit des aus der Probe zurückgekehrten Lichts wird dann interferometrisch mit der Laufzeit der Referenzwelle verglichen. Dieses Prinzip lässt sich technisch sehr unterschiedlich umsetzen. Die verschiedenen Realisierungen unterscheiden sich hauptsächlich in der verwendeten Lichtquelle und im Grad der Parallelisierung [3]. Die wichtigsten Meilensteine in der OCT-Entwicklung, nämlich die Time-Domain-OCT, die beiden technischen Ausführungen der Fourier-Domain-OCT und die Full-Field-Swept-Source-OCT werden in den folgenden Unterkapiteln kurz vorgestellt.

2.3.1 Time-Domain-OCT

In der Time-Domain-OCT wird eine breitbandige Lichtquelle verwendet, um die Interferenz zwischen Proben- und Referenzlicht auf den Anteil des Probenlichts einzuschränken, dessen Laufzeit innerhalb der Kohärenzlänge mit der Laufzeit des Referenzlichts übereinstimmt [1]. Durch mechanisches Verfahren des Referenzspiegels kann dann sequenziell die Rückstreuung aus unterschiedlichen Tiefen aufgenommen werden, was man in der OCT als A-Scan bezeichnet. Durch konfokales Abrastern der Probe werden viele benachbarte A-Scans aufgenommen, die zu Schnittbildern (B-Scans) oder Volumen zusammengesetzt werden können. Aus Volumendaten können Schnitte parallel zur Probenoberfläche extrahiert werden, die als En-Face-Bilder oder C-Scans bezeichnet werden. Der Aufbau und eine Beispielaufnahme aus der ersten Veröffentlichung zur Time-Domain-OCT sind in Abb.2.8 gezeigt.

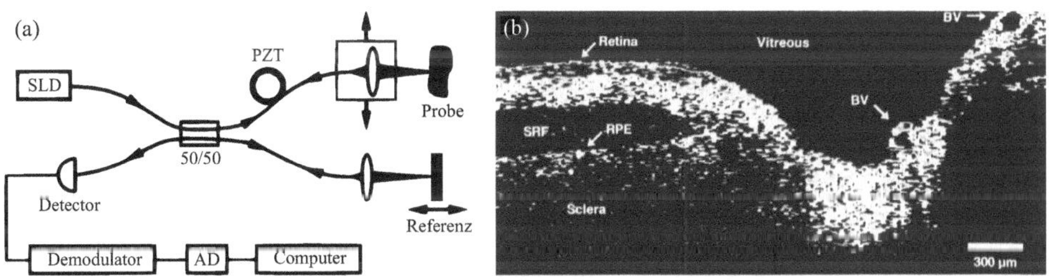

Abbildung 2.8: Skizze des ersten veröffentlichten Time-Domain-OCT-Systems (a) und damit erzeugte Aufnahme einer Retina (b).

From D. Huang et al., *Optical coherence tomography*, Science, vol. 254, no. 5035, pp. 1178-1181, 1991 [1]. Reprinted with permission from AAAS.

2.3.2 Fourier-Domain-OCT

Die Fourier-Domain-OCT (FD-OCT) parallelisiert die Datenaufnahme entlang der optischen Achse. Bei fester Position des Referenzspiegels werden sämtliche Tiefenpixel über einen Bereich von typischerweise einigen Millimetern gleichzeitig aufgenommen. Dazu wird die Interferenz von Proben- und Referenzlicht wellenlängenabhängig aufgezeichnet. Durch eine Fouriertransformation entlang der Wellenzahl-Achse wird dann der A-Scan berechnet. Für die Datenaufnahme wurden zwei unterschiedliche Techniken realisiert:

1. In spektrometerbasierten FD-OCT-Systemen wird eine breitbandige Lichtquelle verwendet, die alle Wellenlängen gleichzeitig in das Interferometer einstrahlt. Am Detektionsausgang des Interferometers wird das Licht spektral zerlegt und die Interferenzintensität wird wellenlängenabhängig aufgezeichnet. Dieses Verfahren bezeichnet man auch als *Spektral-Radar* [105]. Der 2002 erstmalig vorgestellte Aufbau ist in Abb. 2.9 gezeigt.

2. In sogenannten Swept-Source-basierten OCT-Systemen wird eine durchstimmbare Lichtquelle verwendet, um die einzelnen Wellenlängen nacheinander in das Interferometer einzustrahlen. Am Detektionsausgang wird die Interferenz von Proben- und Referenzlicht mit einer Photodiode aufgezeichnet [106]. Der 2003 erstmalig vorgestellte Aufbau ist in Abb. 2.10 gezeigt.

In beiden Fällen erhält man die Interferenzintensität zwischen Objektwelle $O(k)$ und Referenzwelle $R(k)$ in Abhängigkeit der Wellenzahl k:

$$\begin{aligned} I(k) &= \gamma\,|R(k)+O(k)|^2 \\ &= \gamma\left(|R(k)|^2+|O(k)|^2+(R^*O)(k)+(RO^*)(k)\right) \\ &= \gamma\left(|R(k)|^2+|O(k)|^2+2\Re(R^*O)(k)\right) \end{aligned} \tag{2.43}$$

Der Faktor γ entspricht der Sensitivität des Detektors. Der erste Term $|R(k)|^2$ ist die Intensität der Referenzwelle und wird als DC-Anteil bezeichnet. Die Interferenz von unterschiedlichen Anteilen des Probenlichts mit sich selbst ist im zweiten Term $|O(k)|^2$ zu finden und ist als

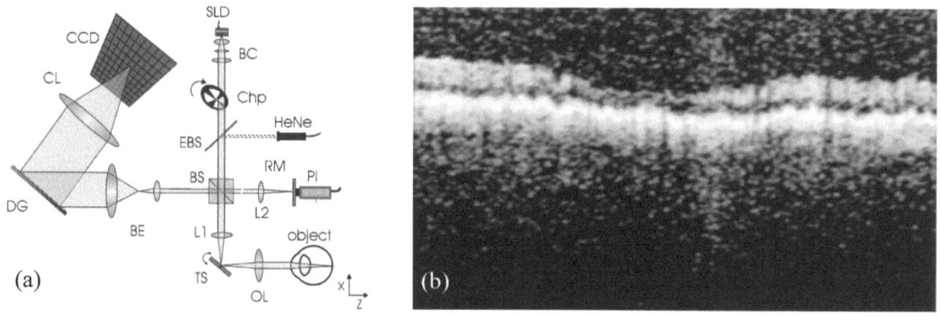

Abbildung 2.9: Skizze des ersten veröffentlichten spektrometerbasierten OCT-Systems (a) und damit erzeugte Aufnahme einer Retina (b).

Adapted from M. Wojtkowski, R. Leitgeb, A. Kowalczyk, T. Bajraszewski, and A. F. Fercher, *In vivo human retinal imaging by Fourier domain optical coherence tomography*, J. Biomed. Opt., vol. 7, no. 3, pp. 457-463, 2002 [105].

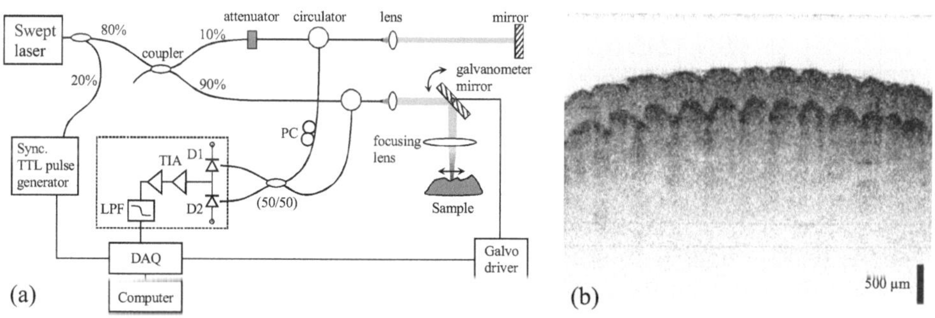

Abbildung 2.10: Skizze des ersten veröffentlichten Swept-Source-basierten OCT-Systems (a) und damit erzeugte Aufnahme einer Fingerkuppe (b).

Adapted with permission from Ref. [106], Optics Express, The Optical Society

Autokorrelationsterm bekannt. Die sogenannten Kreuzkorrelationsterme $(R^*O)(k)$ und $(O^*R)(k)$ tragen die eigentlichen Tiefeninformationen. Nachdem die Referenzwelle $R(k)$ im Interferometer eine optische Weglänge von z_0 zurückgelegt hat, hat sie die Form

$$R(k) = A_\mathrm{R} A_\mathrm{C}(k) \mathrm{e}^{ikz_0}. \tag{2.44}$$

Dabei ist A_R ein wellenzahlunabhängiger Faktor, der die Transmission des Referenzarms und die Reflektivität des Referenzspiegels enthält. $A_\mathrm{C}(k)$ beschreibt die spektrale Form der Lichtquelle.
Die Objektwelle ist eine Überlagerung der aus unterschiedlichen Tiefen der Probe zurückkehrenden Anteile der Probenbeleuchtung:

$$O(k) = A_\mathrm{O} A_\mathrm{C}(k) \int \eta(z') \mathrm{e}^{ik(z_0+2z')} \,\mathrm{d}z' \tag{2.45}$$

A_O beschreibt analog zu A_R die Transmission des Probenarms, z' ist die zurückgelegte optische Weglänge relativ zu z_0 und $\eta(z')$ ist der tiefenabhängige Streukoeffizient. Daraus ergibt sich für die detektierte Interferenzintensität aus Gleichung 2.43:

$$\begin{aligned} I(k) = \;& \gamma S(k) A_\mathrm{R}^2 && \text{(DC)} \\ & + \gamma S(k) A_\mathrm{O}^2 \iint \eta(z)\eta(z') \mathrm{e}^{ik2(z'-z)} \,\mathrm{d}z \,\mathrm{d}z' && \text{(Autokorrelation)} \\ & + \gamma S(k) 2\Re A_\mathrm{R} A_\mathrm{O} \int \eta(z') \mathrm{e}^{ik2z'} \,\mathrm{d}z' && \text{(Kreuzkorrelation)} \end{aligned} \tag{2.46}$$

Hierbei entspricht $S(k) = |A_\mathrm{C}|^2$ der spektralen Intensitätsverteilung der verwendeten Lichtquelle.
Um die im Kreuzkorrelationsterm als Frequenz kodierte tiefenabhängige Streustärke $\eta(z')$ zu extrahieren, wird das detektierte Signal mit allen drei Termen fouriertransformiert. Der DC-Term enthält als einzigen wellenzahlabhängigen Anteil die spektrale Form der Lichtquelle. Seine Fouriertransformation lautet deshalb

$$\mathscr{F}^{-1}\left[\gamma S(k) A_\mathrm{R}^2\right] = \gamma A_\mathrm{R}^2 \widehat{S}(z'), \tag{2.47}$$

wobei $\widehat{S}(z')$ die Fouriertransformation der spektralen Form der Lichtquelle ist. Das Signal der Referenzwelle ist also sehr stark bei kleinen

Weglängen lokalisiert. Für die Fouriertransformation des Autokorrelationsterms erhält man mit

$$\mathscr{F}^{-1}\left[\gamma S(k)A_{\mathrm{O}}^{2}\iint\eta(z)\eta(z')\mathrm{e}^{ik2(z'-z)}\,\mathrm{d}z\,\mathrm{d}z'\right] \tag{2.48}$$

$$=\tilde{S}(z')A_{\mathrm{O}}^{2}*\mathscr{F}^{-1}\left[\iint\eta(z)\eta(z')\mathrm{e}^{ik2(z'-z)}\,\mathrm{d}z\,\mathrm{d}z'\right] \tag{2.49}$$

das sogenannte kohärente Rauschen, das den Signaluntergrund erhöht und unter Umständen sogar in der Probe nicht vorhandene Strukturen erscheinen lässt. Für den entscheidenden Kreuzkorrelationsterm ergibt sich

$$\mathscr{F}^{-1}\left[S(k)A_{\mathrm{R}}A_{\mathrm{O}}2\Re\left(\int\eta(z')\mathrm{e}^{ik2z'}\,\mathrm{d}z'\right)\right] \tag{2.50}$$

$$=\mathscr{F}^{-1}\left[S(k)A_{\mathrm{R}}A_{\mathrm{O}}\left(\int\eta(z')\mathrm{e}^{-ik2z'}\,\mathrm{d}z'+\int\eta(z')\mathrm{e}^{ik2z'}\,\mathrm{d}z'\right)\right] \tag{2.51}$$

$$=\tilde{S}(z')A_{\mathrm{R}}A_{\mathrm{O}}*\left(\eta\left(\frac{z'}{2}\right)+\eta\left(-\frac{z'}{2}\right)\right). \tag{2.52}$$

Man erhält also den tiefenabhängigen Verlauf des Streukoeffizienten $\eta(z'/2)$ und $\eta(-z'/2)$ gefaltet mit der Fouriertransformierten der spektralen Form der Lichtquelle $\widehat{S}(z')$ und skaliert mit den Amplituden der Referenz- und Objektwelle. Positive und negative Laufzeitdifferenzen zwischen Proben- und Referenzlicht können auf Grund der Symmetrie der Fouriertransformation eines reellen Signals nicht unterschieden werden. In der Praxis wird deshalb die Probe so positioniert, dass alle Weglängendifferenzen dasselbe Vorzeichen aufweisen. Überlagert wird das Signal mit dem Autokorrelationsanteil, dessen Amplitude im Verhältnis zum Kreuzkorrelationsanteil aber offensichtlich reduziert werden kann, indem die Intensität der Referenzwelle relativ zur Probenbeleuchtung sehr hoch gewählt wird.

Mit der Entwicklung der FD-OCT konnte die Messgeschwindigkeit und Sensitivität von OCT-Systemen dramatisch gesteigert werden, was zu einer beeindruckenden Bildqualität geführt hat [12, 14, 15]. In Abb. 2.11 wird die Qualität von aktuell in der Klinik eingesetzten OCT-Systemen anhand einer beispielhaften Aufnahme einer gesunden Retina demonstriert. Wie in Abb. 2.12 dargestellt, hat sich die Messgeschwindigkeit seit der Erfindung der OCT im Jahre 1992 ziemlich

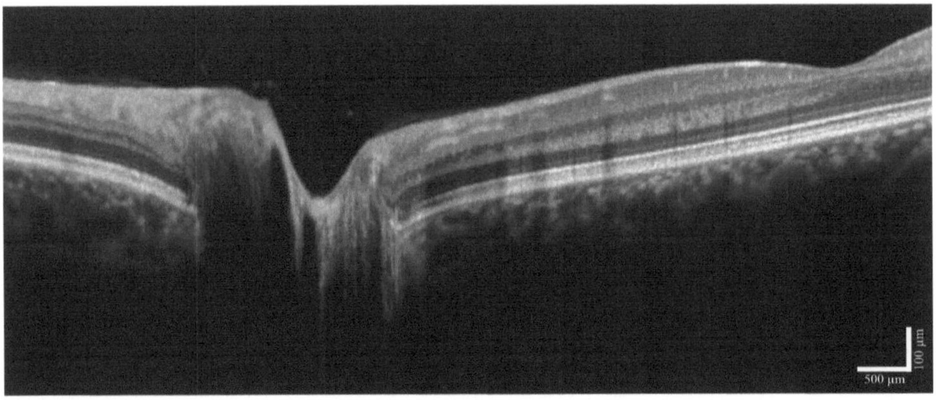

Abbildung 2.11: Gesunde Retina aufgenommen mit einem modifizierten Spectralis-OCT der Firma Heidelberg Engineering GmbH.

genau einmal pro Jahr verdoppelt [13], so dass die schnellsten Systeme heute A-Scan-Raten im Megahertzbereich erreichen [10, 11]. Bei einer weiteren Steigerung der Messgeschwindigkeit stößt man mittlerweile jedoch nicht mehr nur auf technische Schwierigkeiten wie die Entwicklung von immer schneller durchstimmbaren Lichtquellen und mechanischen Scannern, die den Fokus immer schneller über die Probe rastern müssen. Zunehmend wird ein physikalisches Limit, nämlich das Photonenrauschen, zum Hindernis.
Das in der OCT detektierte Signal ist proportional zu $\sqrt{N_\mathrm{R}N_\mathrm{O}}$, während das Quantenrauschen durch $\sqrt{N_\mathrm{R}+N_\mathrm{O}}$ gegeben ist, wobei N_R und N_O die Anzahl der detektierten Photoelektronen des Referenz- beziehungsweise Probenlichts ist. Für das Signal-zu-Rausch-Verhältnis (SNR) erhält man deshalb

$$SNR = \frac{\sqrt{N_\mathrm{R}N_\mathrm{O}}}{\sqrt{N_\mathrm{R}+N_\mathrm{O}+N_\mathrm{e}^2}}, \tag{2.53}$$

wobei mit N_e alle übrigen Rauschquellen zusammengefasst werden, die wie beispielsweise das Elektronikrauschen nicht von der detektierten Intensität abhängig sind. Im Grenzfall einer sehr hohen Referenzintensität nimmt das SNR unabhängig vom Elektronikrauschen N_e den physikalisch maximal möglichen Wert von $\sqrt{N_\mathrm{O}}$ an, man spricht in diesem Fall von einer quantenrauschen-limitierten Messung. Das SNR

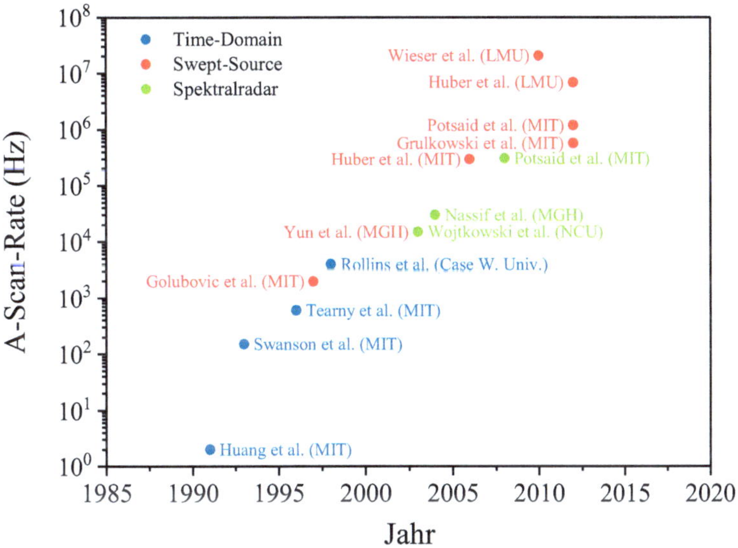

Abbildung 2.12: Publizierte Messgeschwindigkeit von OCT-Systemen. Seit der Erfindung der OCT im Jahr 1992 hat sich die Messgeschwindigkeit jedes Jahr etwa verdoppelt.

Daten für diese Abbildung wurden entnommen aus [13].

bei gegebener Probenintensität weiter zu erhöhen, ist physikalisch nicht möglich. Die in das menschliche Auge einzustrahlende Lichtmenge ist streng limitiert [16], sodass die Anzahl der detektierbaren Photonen mit den immer kürzeren Belichtungszeiten pro A-Scan proportional abnimmt. Dies hat zur Folge, dass eine weitere Steigerung der Messgeschwindigkeit nur noch auf Kosten der Bildqualität möglich ist, beziehungsweise eine Erhöhung der Bildqualität nur über eine Reduzierung der Messgeschwindigkeit erreicht werden kann.

2.3.3 Full-Field-Swept-Source-OCT

Als Lösung für diese technischen und physikalischen Limitierungen bietet sich eine Parallelisierung in den beiden übrigen Raumrichtungen an, was in der Full-Field-Swept-Source-OCT technisch umgesetzt wird [17–20]. Dazu wird die Probe nicht fokussiert, sondern flächig beleuchtet und das zurückgestreute Licht wird auf eine Kamera abgebildet, wo es es mit dem Referenzlicht überlagert wird (siehe Abb. 2.13). Während des Durchstimmens der Lichtquelle werden Interferogramme bei unterschiedlichen Wellenlängen aufgezeichnet, aus denen ein OCT-Volumen rekonstruiert wird. Dabei nimmt jedes Pixel der Kamera einen A-Scan auf, d. h. mit einer Megapixel-Kamera können beispielsweise eine Million A-Scans simultan aufgezeichnet werden. Bei flächiger Beleuchtung darf nach DIN EN 60825-1 außerdem eine wesentlich höhere Leistung in das Auge eingestrahlt werden [16], weshalb neben der gesteigerten Messgeschwindigkeit auch eine höhere Sensitivität erwartet wird. Es hat sich jedoch herausgestellt, dass eine Verzehnfachung der Probenbeleuchtung das Signal-zu-Rausch-Verhältnis (SNR) von Full-Field-Swept-Source-OCT-Aufnahmen um lediglich 1,5 dB erhöht – statt der theoretisch erwarteten und an einer Spiegeloberfläche experimentell verifizierten Erhöhung um 10 dB [21]. Dies konnte darauf zurückgeführt werden, dass das kohärente Rauschen bei einer Erhöhung der Beleuchtungsstärke schneller ansteigt als das Signal selbst [21, 107]. Unter Umständen kann so durch eine Erhöhung der Probenbeleuchtung das SNR sogar verringert werden. Es wäre deshalb insbesondere bei hohen Beleuchtungsintensitäten und einer begrenzten Full-Well-Kapazität des Detektors von Vorteil, wenn das kohärente Rauschen durch autokorrelierte Probenlichtanteile vom kreuzkorrelierten Signalterm getrennt werden könnte. Glücklicherweise ist aus der digitalen Holografie bereits ein Verfahren bekannt, das genau dies leisten kann. Mit der Off-Axis-Aufnahmegeometrie werden sogar alle drei störenden Signalanteile, d. h. der DC-Term $|R(k)|^2$, der Autokorrelationsterm $|O(k)|^2$ und der komplex konjugierte Kreuzkorrelationsterm $(O^*R)(k)$ vom kreuzkorrelierten Signalterm $(R^*O)(k)$ getrennt [20, 108].

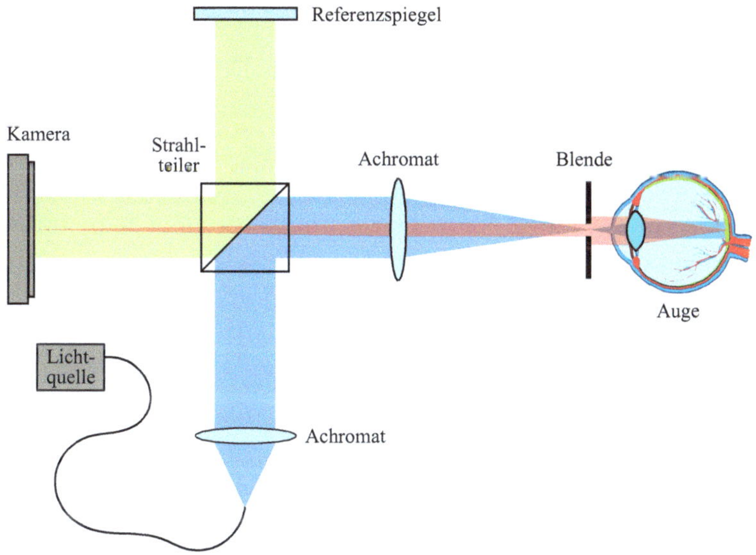

Abbildung 2.13: Prinzipskizze eines FF-SS-OCT-Systems, wie es im Rahmen dieser Arbeit eingesetzt wurde. Die Retina wird kollimiert beleuchtet. Das zurückgestreute Licht wird auf eine Hochgeschwindigkeitskamera abgebildet und dort mit einer Referenzwelle überlagert. Während des Durchstimmens der Lichtquelle werden bei einigen hundert verschiedenen Wellenlängen Interferogramme aufgezeichnet, aus denen anschließend numerisch ein OCT-Volumen rekonstruiert wird.

2.3.4 Off-Axis-Aufnahmegeometrie

Während die Referenzwelle in der bisherigen On-Axis-Konfiguration bevorzugt senkrecht auf die Detektorebene fällt, wird sie in der Off-Axis-Geometrie mit einem kleinen, aber von Null verschiedenen Einfallswinkel versehen. Deshalb ist die Phase der Referenzwelle innerhalb der Detektorebene nicht mehr überall gleich. Auf diese Art wird eine laterale Trägerfrequenz entlang der Detektorfläche eingeführt, die es ermöglicht, die verschiedenen Anteile der Interferenzintensität anhand ihrer Raumfrequenzspektren zu unterscheiden. Die Einfallswinkel, unter denen die unterschiedlichen Anteile des Probenlichtes miteinander interferieren, bleiben dadurch natürlich unverändert. Das Raumfrequenzspektrum der Autokorrelierten ändert sich deshalb nicht. Auch die Intensität der Referenzwelle bleibt dabei überall auf dem Detektor konstant, sie ist also weiterhin bei den sehr niedrigen Raumfrequenzen lokalisiert. Die Raumfrequenzen der beiden kreuzkorrelierten Anteile hingegen werden durch den eingeführten Winkel zwischen Proben- und Referenzwelle um die Trägerfrequenz verschoben. Der Signalterm R^*O wird dabei in die entgegengesetzte Richtung verschoben wie sein komplex konjugiertes Spiegelbild RO^*. Durch entsprechende Wahl des Einfallswinkels der Referenzwelle und entsprechende Filterung der Raumfrequenzen kann so der Signalterm $(R^*O)(k)$ von den drei übrigen störenden Signalanteilen, d. h. dem DC-Term $|R(k)|^2$, dem Autokorrelationsterm $|O(k)|^2$ und dem komplex konjugierten Kreuzkorrelationsterm $(O^*R)(k)$ separiert werden. Eine anschließende Rücktransformation der gefilterten Raumfrequenzen liefert den komplexen Anteil der wellenlängenabhängen Interferenz zwischen Proben- und Referenzlicht. Das nun analytische Signal macht außerdem negative von positiven Weglängen unterscheidbar und ermöglicht so eine simultane Bildgebung auf beiden Seiten der sogenannten *Zero-Delay-Line*, an der die Laufzeit von Proben und Referenzlicht exakt übereinstimmt. Diese Verdoppelung der Messtiefe wird als *Full-Range*-OCT bezeichnet.

Eine ausführliche mathematische Beschreibung wird in der Dissertation von Dierck Hillmann vorgestellt [20]. Dort wird die gekippte Referenzwelle in der Detektorebene als

$$R(x, y, k) = A_{\mathrm{R}} A_{\mathrm{C}}(k) e^{ik(\hat{k}_x x + \hat{k}_y y + \hat{k}_z z_0)} \tag{2.54}$$

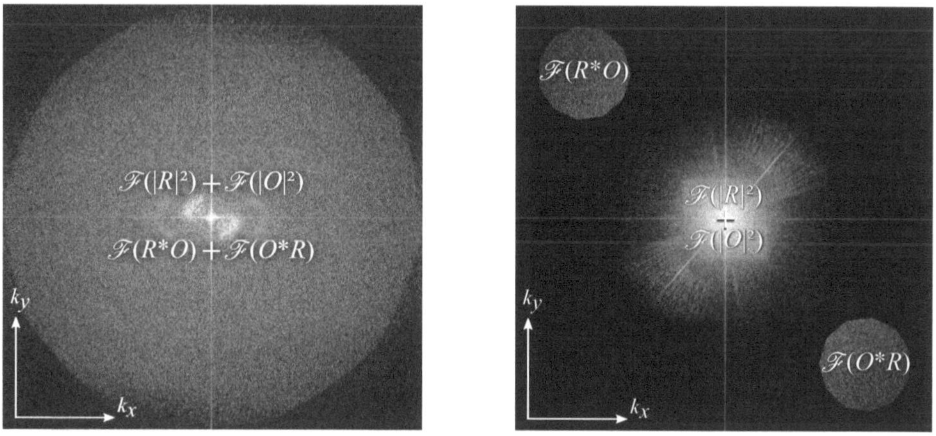

Abbildung 2.14: Raumfrequenzen des vom Detektor aufgezeichneten Interferogramms in der On-Axis-Konfiguration (links) und bei Off-Axis-Filterung (rechts).

beschrieben, wobei $\vec{\hat{k}} = (\hat{k}_x, \hat{k}_y, \hat{k}_z)$ der Einheitsvektor in Ausbreitungsrichtung der Referenzwelle ist. Für die ursprünglich senkrecht auf dem Detektor einfallende Referenzwelle würde deshalb $\hat{k}_x = \hat{k}_y = 0$ und $\hat{k}_z = 1$ gelten. Daraus ergibt sich

$$R_\perp(x, y, k) = A_\mathrm{R} A_\mathrm{C}(k) e^{ikz_0}, \tag{2.55}$$

was exakt mit der oben bereits verwendeten Darstellung der Referenzwelle übereinstimmt. Die gekippte Referenzwelle lässt sich nun durch Umformulierung als Produkt der senkrecht einfallenden Referenzwelle $R_\perp(x, y, k)$ mit zwei Phasenfaktoren S_{xy} und S_z darstellen:

$$R(x, y, k) = R_\perp \underbrace{e^{ik(k_x x + k_y y)}}_{S_{xy}} \underbrace{e^{ik(k_z z_0 - z_0)}}_{S_z} \tag{2.56}$$

Für die Interferenzintensität der Überlagerung von Referenzwelle R und Objektwelle O gilt mit den in 2.56 eingeführten Phasenfaktoren S_{xy} und S_z deshalb

$$I(x, y, k) = \gamma \left(|R_\perp|^2 + |O|^2 + R_\perp^* S_z^* S_{xy}^* O + R_\perp S_z S_{xy} O^* \right). \tag{2.57}$$

Durch Anwendung des Fourier-Shift-Theorems erhält man nach einer zweidimensionalen Fouriertransformation entlang der Detektorachsen das Raumfrequenzspektrum

$$\frac{1}{\gamma}\mathscr{F}[I] = |R_\perp|^2\,\delta(k_x,k_y) + \mathscr{F}\left[|O|^2\right] + R_\perp^* S_z^* \tilde{O}(k_x + k\hat{k}_x, k_y + k\hat{k}_y) \tag{2.58}$$

$$+ R_\perp S_z \tilde{O}^*(k_x - k\hat{k}_x, k_y - k\hat{k}_y). \tag{2.59}$$

Wie in Abb. 2.14 gezeigt sind bei einer geeignet gewählten Referenzwelle die Interferenzterme im Frequenzraum separiert.
Aufnahmen der FF-SS-OCT unterscheiden sich in zwei wesentlichen Punkten von konfokal gescannten OCT-Aufnahmen: Erstens ist die FF-SS-OCT wegen des fehlenden konfokalen Gatings sehr empfindlich gegenüber mehrfach gestreuten Photonen, die beispielsweise die Bildgebung von Strukturen unterhalb des retinalen Pigmentepithels fast vollständig verhindern. Zweitens ist trotz der hohen Bildgebungsgeschwindigkeit die Belichtungszeit für jeden einzelnen A-Scan sehr lang – sie entspricht in der FF-SS-OCT schließlich der Aufnahmezeit des gesamten Volumens. Dadurch erhöht sich der Einfluss des sogenannten Dopplereffekts, der in beiden Varianten der Swept-Source-OCT Bewegungen, die während der Aufnahme eines A-Scans geschehen, um den Faktor $\Delta k/k$ verstärkt [20]. Eine mathematische Herleitung und Beschreibung dieses Zusammenhangs folgt in Kapitel 3. Durch diesen Effekt erscheinen Erythrozyten, die sich innerhalb der Gefäße bewegen, in den OCT-Aufnahmen je nach Bewegungsrichtung ober- oder unterhalb des Gefäßes. Dieses schweifförmige Artefakt ist in Abb. 2.15 deutlich zu erkennen. In Kapitel 4.3 wird seine Intensität für eine Visualisierung der Fließgeschwindigkeit ausgewertet.
Die notwendigerweise sehr hohe Messgeschwindigkeit der FF-SS-OCT erfordert entsprechend kurze Belichtungszeiten. Für das in dieser Arbeit eingesetzte FF-SS-OCT-System mit 5 mW bei 841 nm und 512 $\times$ 896 $\times$ 368 px bei 120 Hz Volumenrate erhält man $\approx$ 1,05 $\times$ 10^6 Photonen pro Pixel. Bei scannenden Systemen wie dem Heidelberg Spectralis OCT ergibt sich mit einer Leistung von 1,2 mW bei einer Wellenlänge von 870 nm und 1024 px bei 40 kHz eine Photonenzahl von $\approx$ 1,29 $\times$ 10^8 px^{-1} [109]. Bei dem Full-Field-Swept-Source-OCT-Syste-

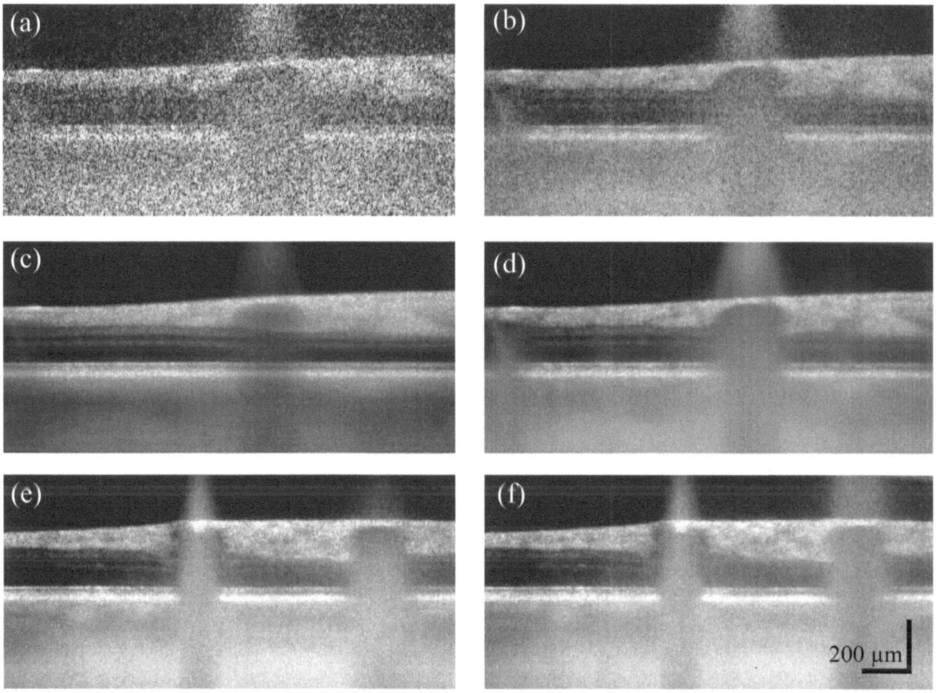

Abbildung 2.15: Bildgebung mit Full-Field-Swept-Source-OCT. Wegen der verglichen mit scannenden Systemen mehr als hundertfach geringeren Anzahl an Photonen pro Bildpunkt erscheint ein einzelner B-Scan (a) sehr verrauscht. Durch Mittelung von 10 B-Scans (b) lässt sich das Specklerauschen reduzieren. Eine Mittelung über 50 Volumen (c) verringert das Photonenrauschen. Beides zusammen, also eine Mittelung über 10 B-Scans und 50 Volumen (d) verbessert den Bildeindruck am stärksten. Über den Gefäßen erscheint durch die Dopplerverschiebung des an den bewegten Erythrozyten gestreuten Lichtes ein Artefakt, dessen Intensität von der Fließgeschwindigkeit des Blutes abhängt (e, f).

men stehen daher für die Aufnahme eines Voxels im rekonstruierten OCT-Volumen typischerweise etwa hundertfach weniger Photonen zur Verfügung. Entsprechend niedrig ist das SNR eines einzelnen Volumens. Der Bildeindruck kann jedoch durch Mittelung mehrerer Volumen oder B-Scans erhöht werden. Dazu bieten sich verschiedene Methoden an, die jeweils Vor- und Nachteile haben. Zunächst wird zwischen kohärenter und inkohärenter Mittelung unterschieden. In der inkohärenten Mittelung werden die reellen Intensitäten der Volumen gemittelt. Dies reduziert das Specklerauschen, erhöht aber nicht das SNR. Ein Signal, das vor der Mittelung unterhalb des Rauschlevels lag, tut dies danach auch noch. Der Bildeindruck profitiert von dieser Art der Mittelung dennoch sehr stark, weil das Specklerauschen häufig einen größeren Einfluss hat als das Photonenrauschen. Eine echte Erhöhung des SNR erreicht man jedoch nur durch eine sogenannte kohärente Mittelung, bei der die komplexen Volumen – oder äquivalent dazu die Spektren – gemittelt werden. Dadurch steigt das Signal der Summe von n Volumen proportional zu n an. Das Rauschen steigt wegen seiner zufällig schwankenden Phase jedoch nur mit $\sqrt{n}$ an. Dadurch erhöht sich das SNR bei der Mittelung von n Volumen um einen Faktor $\sqrt{n}$. Voraussetzung für eine kohärente Mittelung ist, dass die Phase des Signals nicht ebenfalls zufällig verteilt ist. Die Bildgebung muss daher wiederum phasenstarr sein.

Des Weiteren können nicht nur mehrere zeitlich versetzte Volumen gemittelt werden, sondern auch gleichzeitig aufgenommene, aber innerhalb eines Volumens räumlich leicht versetzte B-Scans. Dies reduziert das Specklerauschen sehr effektiv. Dieser Gewinn geht allerdings auf Kosten der räumlichen Auflösung, während das Mitteln über mehrere Volumen die zeitliche Auflösung reduziert. In Abb. 2.15 sind Full-Field-Swept-Source-OCT-Aufnahmen vor und nach einer Mittelung über 10 benachbarte B-Scans oder 50 nacheinander aufgenommene Volumen dargestellt. Der große Vorteil der kurzen Aufnahmezeiten und der hohen Parallelisierung besteht jedoch darin, dass jedes einzelne Volumen in einer Zeit aufgenommen wird, die so kurz ist, dass sich die Retina währenddessen kaum bewegt oder verändert. Dadurch gibt es erstens keine Artefakte durch lateral nicht-äquidistantes Abrastern der Retina; die aufgenommenen A-Scans sind immer in einem perfekten Gitter angeordnet. Zweitens verhindert die schnelle Bildgebung, dass die Phasen des OCT-Signals von Bewegungseffekten dominiert werden. Die entscheidenden Vorteile, die sich aus dieser Tatsache ergeben, werden im nächsten Kapitel 3 vorgestellt. Außerdem werden Anwendungen der phasensensitiven OCT vorgestellt, die die hohe Empfindlichkeit der Phasen zur Detektion von Mikrobewegungen ausnutzen.

Kapitel 3

Phasensensitive OCT

3.1 Die Phase in der OCT-Bildgebung

Obwohl die Phase eines komplexen OCT-Bildes an jeder Stelle eindeutig durch die zurückgelegte Weglänge des gestreuten Lichtes bestimmt wird, zeigt sie fast nie einen erkennbaren Zusammenhang mit der Struktur der aufgenommenen Probe. Dies hat zwei unterschiedliche Ursachen: Zunächst einmal ergibt sich die komplexe Amplitude des detektierten Specklemusters an jeder Position aus der Überlagerung meist sehr vieler unterschiedlicher Phasoren. Ohne zusätzliche Informationen ist es nicht möglich, aus der detektierten Gesamtphase irgendeine Aussage über die zugrundeliegenden Einzelphasoren zu treffen [5, 6]. In einigen Spezialfällen, in denen die abgebildete Probe nur glatte Oberflächen oder separierbare Punktstreuer enthält, entstehen jedoch keine Speckle und die detektierte Phase ist an jedem Ort tatsächlich nur durch die zurückgelegte Weglänge gegeben. Trotzdem verhindert ein weiterer Effekt die eindeutige Zuordnung der Phasen zu ihren entsprechenden optischen Weglängen: Die Phase steigt mit zunehmender Weglänge nämlich um den Faktor $k_0/\Delta k$ schneller an als die auf dem Spektrum detektierte Modulationsfrequenz, wobei mit Δk die spektrale Bandbreite und mit k_0 die Zentralwellenzahl der Lichtquelle bezeichnet werden. Außerdem wird sie stets in den Bereich zwischen $-\pi$ und $+\pi$ gefaltet, so dass an jeder Stelle ein unbekanntes ganzzahliges Vielfaches von 2π addiert werden müsste, um den zugrundeliegenden linearen

Zusammenhang zwischen der Phase $\phi = 2k_0nz$ und der dazugehörigen Weglänge z wiederherzustellen [110].
Aber auch ohne den Phasen ihre zugrundeliegenden Weglängen eindeutig zuordnen zu können, lassen sie sich für eine Detektion und Quantifizierung von sehr kleinen Änderungen der vom gestreuten Licht zurückgelegten Weglänge verwenden. Dazu werden die Phasen in nacheinander aufgenommenen B-Scans oder Volumen miteinander verglichen. Wurde das Licht dabei an derselben Struktur gestreut, die sich höchstens minimal verändert hat, dann ist das ganzzahlige Vielfache von 2π, um das sich die detektierte Phase von $\phi = 2k_0nz$ unterscheidet, zwar weiterhin unbekannt aber in beiden Aufnahmen gleich groß. In diesem Fall lässt sich der Phasendifferenz zwischen beiden Volumen direkt eine Differenz Δz der jeweils zurückgelegten Weglänge z zuordnen [3, 7]:

$$\Delta\phi = 2k_0n\Delta z \tag{3.1}$$

$$\Leftrightarrow \Delta z = \frac{\Delta\phi}{2k_0n} \approx \frac{\lambda_0\Delta\phi}{4\pi n} \tag{3.2}$$

Dieser Zusammenhang wird meist unter Verwendung der Zentralwellenlänge λ_0 der Lichtquelle formuliert, obwohl dies streng genommen nur näherungsweise gilt. Die Zentralwellenlänge λ_0 ist nämlich nicht identisch mit dem Quotienten aus 2π und der Zentralwellenzahl k_0, weil mathematisch der Kehrwert des Mittelwerts nicht dem Mittelwert der Kehrwerte entspricht. Für nicht allzu breitbandige Lichtquellen ist der Fehler dieser Näherung aber gering.
Die Phase reagiert sehr sensitiv bereits auf kleinste Änderungen der Probenstruktur. Die bei der Bestimmung von Laufzeitunterschieden durch eine Phasenauswertung erreichbare Präzision wird durch das SNR der OCT-Aufnahme limitiert. Detektiert wird nämlich jeweils die komplexe Summe aus den zwei Phasoren $S \cdot e^{i\phi_\mathrm{S}}$ des Signals beziehungs-

weise $N \cdot e^{i\phi_\mathrm{N}}$ des Rauschanteils. Die Abweichung $\delta\phi$ der detektierten Phase von der tatsächlichen Phase des reinen Signalanteils lautet:

$$\delta\phi = \arg\left[\left(S \cdot e^{-i\phi_\mathrm{S}}\right) \cdot \left(S \cdot e^{i\phi_\mathrm{S}} + N \cdot e^{i\phi_\mathrm{N}}\right)\right] \tag{3.3}$$

$$= \arg\left[S + N \cdot e^{i(\phi_\mathrm{N}-\phi_\mathrm{S})}\right] \tag{3.4}$$

$$\approx \frac{N \sin\left(\phi_\mathrm{N} - \phi_\mathrm{S}\right)}{S} \quad \text{für } N \ll S \tag{3.5}$$

Da es sich bei S und N um die Beträge des Signals $I_\mathrm{S} \propto S^2$ beziehungsweise Rauschens $I_\mathrm{N} \propto N^2$ handelt, gilt für ihr Verhältnis im Mittel

$$\frac{S}{N} = \sqrt{\frac{I_\mathrm{S}}{I_\mathrm{N}}} = \sqrt{\mathit{SNR}}. \tag{3.6}$$

Die Phasen ϕ_N des Rauschens sind gleichmäßig über den Bereich zwischen $-\pi$ und $+\pi$ verteilt. Für die Wurzel des mittleren quadratischen Phasenfehlers σ_ϕ erhält man deshalb

$$\sigma_\phi = \frac{N}{S}\sqrt{\int_0^{2\pi} \sin^2\left(\phi_\mathrm{N} - \phi_\mathrm{S}\right) d\phi_\mathrm{N}} \tag{3.7}$$

$$= \frac{1}{\sqrt{2}} \cdot \frac{1}{\sqrt{\mathit{SNR}}}. \tag{3.8}$$

Diese Größe beschreibt die Genauigkeit, mit der die Phase in einer einzelnen Aufnahme bestimmt werden kann. Meist ist jedoch nicht der Absolutwert der Phasen von Interesse, sondern nur deren Veränderung zwischen zwei Aufnahmen. Diese Phasendifferenz $\Delta\phi$ ist nach Gauß'scher Fehlerfortpflanzung einer zufälligen Schwankung von $\sigma_{\Delta\phi} = \sqrt{2}\sigma_\phi = \mathit{SNR}^{-1/2}$ unterworfen, was Weglängenänderungen von $(2k_0 n\sqrt{\mathit{SNR}})^{-1}$ entspricht. Beträgt das SNR beispielsweise 60 dB, dann lassen sich theoretisch bereits Bewegungen in der Größenordnung von 50 pm detektieren. Und selbst bei einem SNR von lediglich 20 dB, wie es auch mit sehr schnellen scannenden OCT-Systemen oder auch mit Full-Field-Swept-Source-OCT erreicht wird, können noch Bewegungen unterhalb von 5 nm detektiert werden.

Die größtmögliche Weglängenänderung, die eindeutig aus der beobachteten Phasendifferenz bestimmt werden kann, beträgt jedoch lediglich ein Viertel der Zentralwellenlänge der verwendeten Lichtquelle. Damit ist die Phase zwar sensitiv auf sehr kleine Veränderungen in der Probe, bei größeren Laufzeitunterschieden sind die beiden unbekannten ganzzahligen Vielfachen von 2π in den beiden Aufnahmen jedoch nicht mehr identisch, so dass die Phasendifferenz dann nicht mehr proportional zur tatsächlichen Laufzeitdifferenz ist. Dies limitiert den Dynamikumfang, d. h. das Verhältnis der größten zur kleinsten messbaren Weglängenänderung, bei beispielsweise 20 dB auf einen Wert von 30. Durch eine entsprechende Erhöhung der Messgeschwindigkeit könnten zwar die Änderungen, die zwischen zwei aufeinanderfolgenden Aufnahmen erfolgen, auf den messbaren Bereich limitiert werden. Dabei verringert die notwendigerweise kürzere Belichtungszeit bei gleichbleibender Strahlungsleistung jedoch die Anzahl n der detektierten Photonen, was das SNR um den Faktor $\sqrt{N}$ reduziert und damit die gewünschte Erhöhung des Dynamikumfangs reduziert [12, 13]. In vielen Fällen ist es aber möglich, die maximal messbare Weglängenänderung auf eine andere Art zu erhöhen, und zwar indem die unbekannten ganzzahligen Vielfachen von 2π in beiden Aufnahmen aneinander angepasst werden [110]. Dieser Vorgang wird als *Phasenentfaltung* (engl. *phase unwrapping*) bezeichnet. Mit der gleichlautenden Umkehrung der Faltungsoperation (engl. *deconvolution*) hat er jedoch nichts gemeinsam.

3.1.1 Phasenentfaltung

Phasenentfaltung beruht auf der Annahme, dass die zugrundeliegende Weglängenänderung einen räumlich und zeitlich stetigen Verlauf hat und sich benachbarte oder zeitlich aufeinanderfolgende Phasendifferenzen nicht um beliebig große Werte unterscheiden [110]. Wird dann trotzdem ein diskontinuierlicher Sprung um 2π beobachtet, dann wird dies auf eine Erhöhung oder Verringerung des unbekannten ganzzahligen Vielfachen von 2π zurückgeführt und die Differenz entsprechend korrigiert.

Mathematisch wird dabei folgendermaßen vorgegangen: Zunächst muss in einem Datensatz ein einzelner Datenpunkt (x_0, y_0, z_0, t_0) festgelegt werden, dessen Phasendifferenz $\Delta\phi(x_0, y_0, z_0, t_0)$ als nicht-eingefaltet angenommen wird. Anschließend kann von jedem beliebigen Datenpunkt (x, y, z, t) innerhalb des Datensatzes die entfaltete Phase bestimmt werden, indem das Linienintegral

$$\int_{(x_0,y_0,z_0,t_0)}^{(x,y,z,t)} \begin{pmatrix} \partial\Delta\phi/\partial x \\ \partial\Delta\phi/\partial y \\ \partial\Delta\phi/\partial z \\ \partial\Delta\phi/\partial t \end{pmatrix} \cdot \begin{pmatrix} dx' \\ dy' \\ dz' \\ dt' \end{pmatrix} + \Delta\phi(x_0, y_0, z_0, t_0) \tag{3.9}$$

berechnet wird [110]. Der Pfad von (x_0, y_0, z_0, t_0) zu (x, y, z, t) kann dabei beliebig gewählt werden. Erfüllt der Datensatz die angenommenen Grundvoraussetzungen, dass die Phasendifferenz räumlich oder zeitlich benachbarter Datenpunkte sich tatsächlich nirgendwo um mehr als π unterscheidet, dann liefert jeder beliebige Pfad exakt dasselbe Ergebnis. In solch einem Fall können die Wege möglichst einfach gewählt werden, um den numerischen Aufwand beim Entfalten zu minimieren. Es bietet sich beispielsweise an, den Datensatz eindimensional entlang der Koordinatenachsen zu entfalten. In der Praxis sind die Grundvoraussetzungen für diese freie Wahl des Entfaltungspfades jedoch nicht immer gegeben, so dass das Ergebnis der Entfaltung von der Wahl des Integrationspfades abhängig wird. Dies kann unterschiedliche Ursachen haben [110]:

- Wenn die diskrete Abtastung der Phasendifferenzen an mindestens einer Stelle das Nyquist-Kriterium verletzt, d. h. im vorliegenden komplexen Datensatz der Phasendifferenzen Frequenzen enthalten sind, die mit weniger als zwei Datenpunkten pro Periode abgetastet wurden, dann ist der zu integrierende Phasengradient selbst eingefaltet. Eine Entfaltung ist dann nicht mehr möglich.

- OCT-Aufnahmen von biologischen Proben weisen häufig Bereiche auf, in denen das Signal besonders hoch ist, und welche, in denen das Signal sehr gering ist oder sogar vollständig verschwindet. In letzteren sind die Phaseninformationen zufällig verteilt. Wird in diesen Bereichen die Summe des Phasengradienten und des Phasenrauschens lokal größer als π, dann schlägt die Entfaltung ebenfalls fehl.

Wird ein solcher ungültiger Bereich zum Entfalten der übrigen Phasendaten durchlaufen, dann zerstört das nicht nur die entfalteten Phasen innerhalb dieses Bereichs, sondern auch an sämtlichen anschließend noch durchlaufenen Datenpunkten. Zur Lösung dieses Problems bieten sich zwei Möglichkeiten an. Die erste beruht auf einer geschickten Wahl der Entfaltungspfade. Das kann sehr einfach sein, wenn beispielsweise Phasendifferenzen beobachtet werden, die zwar lokal sehr stark aber zeitlich nur sehr gering variieren. In solch einem Fall können die Phasen entlang der Zeitachse problemlos entfaltet werden. Ist so eine einfache Lösung nicht möglich, dann kann die Komplexität von alternativen Lösungsmöglichkeiten, die beispielsweise ausnutzen, dass sich Phasensprünge in einem vierdimensionalen Datensatz immer auf einer geschlossenen dreidimensionalen Hyperfläche befinden müssen [110], sehr schnell eskalieren [111, 112]. Es bietet sich dann an, die Phasendaten durch geeignete Vorprozessierung so weit zu optimieren, dass eine eindimensionale Entfaltung entlang einer geeigneten Koordinatenachse ebenfalls zu korrekten Ergebnissen führt.
Zur Reduktion des Phasenrauschens bietet sich eine Glättung der Phasendaten an. Sie geht zwangsläufig mit einem Auflösungsverlust einher, kann aber entlang der Koordinatenachsen unterschiedlich stark sein und deshalb den Anforderungen des jeweiligen Problems angepasst werden. Das Phasenrauschen reduziert sich dabei mit der Wurzel der Anzahl der jeweils gemittelten Datenpunkte. Bei der Mittelung von Phasen ist darauf zu achten, dass es sich nicht um reelle Zahlen auf einem linearen Zahlenstrahl handelt, die sich der Größe nach sortieren lassen, sondern um Größen, die 2π-periodisch auf dem Einheitskreis angeordnet sind. Deshalb markieren beispielsweise die Werte $-\pi$ und $+\pi$ exakt denselben Punkt auf dem Einheitskreis; ihr Mittelwert beträgt deshalb natürlich $-\pi$ oder $+\pi$ und nicht etwa Null, wie es eine naive Berechnung des Mittelwertes vermuten ließe. Phasen lassen sich folglich nur als komplexe Zahlen sinnvoll mitteln, d. h. indem das Argument der Summe der komplexen Zahlen berechnet wird. Eine Glättung von OCT-Daten erfolgt über die Faltung der komplexen Zahlen mit einer zweidimensionalen Gauß'schen Glockenkurve. Der numerische Aufwand wird reduziert, indem die Raumfrequenzen mit einer gaußförmigen Fensterfunktion multipliziert werden, deren jeweilige Ausdehnung reziprok

zum in der entsprechenden Dimension gewünschten Durchmesser des Glättungskernels ist.

3.1.1.1 Beispiel anhand von OCT-Daten

Die vorgestellten theoretischen Betrachtungen und Methoden zur Phasenentfaltung werden nun an einem konkreten Beispiel demonstriert. Dazu wird der in Abb. 3.1a gezeigte zweidimensionale Datensatz aus Phasendifferenzen $\Delta\phi(x, y)$ entfaltet. Geschieht dies ohne eine geeignete Vorverarbeitung der Daten, dann erhält man das in Abb. 3.1b gezeigte Ergebnis. Das Rauschen ist so stark, dass zahlreiche fehlerhaft erkannte Phasensprünge zu einer sehr falschen Entfaltung führen.

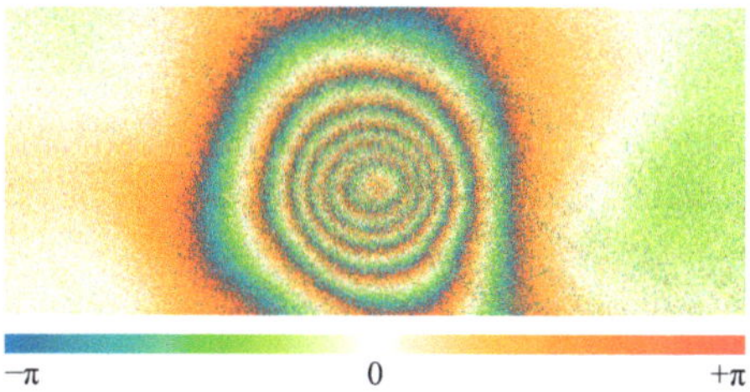

(a) Detektierte Phasendifferenzen

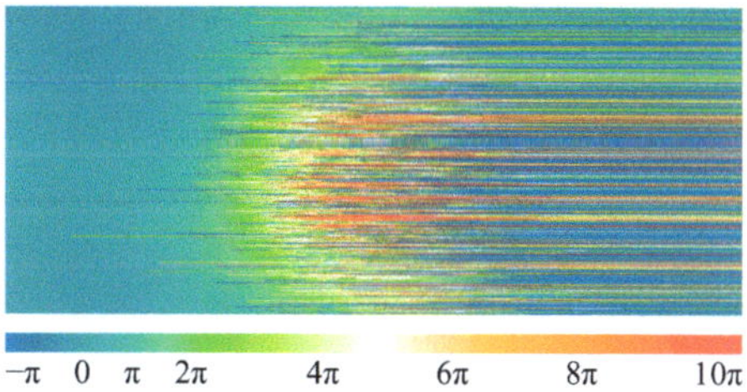

(b) Entfaltete Phasendifferenzen

Abbildung 3.1: Eindimensionale Phasenentfaltung entlag der x-Achse. Das Rauschen der detektierten Phasendifferenzen lässt zahlreiche benachbarte Werte zufällig um mehr als $\pm\pi$ voneinander abweichen (a). Dies wird beim Entfalten als Phasensprung fehlinterpretiert und führt zu fehlerhaft entfalteten Daten (b).

Da das Rauschen der Phasendaten als primäre Ursache für die fehlerhafte Entfaltung verantwortlich ist, wird dieses zunächst wie oben beschrieben durch Glättung der Daten mit einem gaußförmigen Kernel reduziert. Dabei wird der Durchmesser des Glättungskernels von 5 bis 40 px variiert. Die entsprechenden Resultate sind in Abb. 3.2 dargestellt.

Das Rauschen lässt sich durch Glätten der Phasendaten erfolgreich reduzieren. Allerdings geht dies nur auf Kosten der lateralen Auflösung.

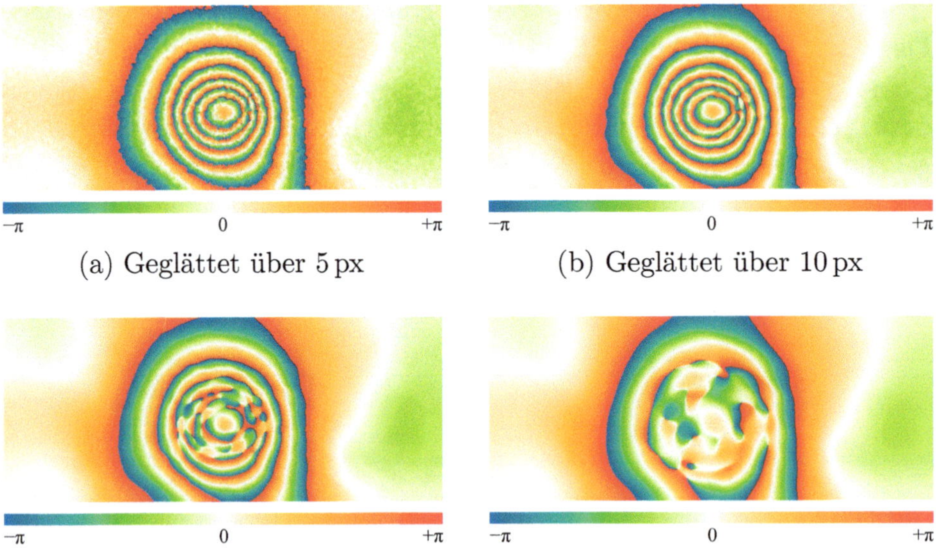

(a) Geglättet über 5 px

(b) Geglättet über 10 px

(c) Geglättet über 20 px

(d) Geglättet über 40 px

Abbildung 3.2: Unterschiedlich stark geglättete Phasendifferenzen. Durch Glättung wird das Rauschen erfolgreich reduziert. Allerdings erzeugt ein Glättungskernel, dessen Durchmesser nicht deutlich kleiner als die Periodenlänge der Phasendifferenzen ist, Artefakte durch Mittelung über mehr als eine Periode.

Der Durchmesser des Glättungskernels wird dementsprechend als Kompromiss zwischen Rauschreduktion und Auflösung gewählt. In diesem Beispiel bietet sich eine Glättung über 10 px an. Allerdings lässt sich immer noch keine der in Abb. 3.2 dargestellten, unterschiedlich stark geglätteten Phasenfunktionen fehlerfrei entfalten: Beim Glätten mit einem Glättungskernel, dessen Durchmesser nicht deutlich unterhalb der Periodenlänge der Phasenfunktion liegt, werden die Phasen über mehr als eine ganze Periode gemittelt. Dadurch wird das Phasenmuster beispielsweise bei einer Glättung über 40 px völlig zerstört. Und auch die ausgewählte Glättung über 10 px, die einen guten Kompromiss aus SNR und lateraler Auflösung darstellt, erzeugt inkonsistente Daten, die nicht korrekt entfaltet werden können. Es bleiben Artefakte und das Ergebnis hängt weiterhin von der Wahl der Entfaltungspfade ab. In Abb. 3.3 ist das Ergebnis der Phasenentfaltung dargestellt – und zwar zunächst wie zuvor für eine eindimensionale Entfaltung von links nach rechts. Beim Durchlaufen des beim Glätten nicht korrekt wiedergegebenen Bereichs treten Fehler auf, die sich bis zum Ende des Entfaltungspfades am rechten Bildrand fortsetzen. Sie können reduziert werden, indem der fehlerhafte Bereich möglichst spät durchlaufen wird, beispielsweise durch eine Entfaltung beginnend am rechten und linken Rand in Richtung Bildmitte.

Das so erzielte Ergebnis ist bereits einigermaßen zufriedenstellend. Es gibt jedoch eine Möglichkeit, es noch weiter zu verbessern und die über 10 px geglätteten Phasendaten vollständig fehlerfrei zu entfalten. Dazu wird an die näherungsweise korrekt entfaltete Phasenfunktion aus Abb. 3.3b eine geeignete Fitfunktion angepasst. In diesem Fall eignet sich eine zweidimensionale Gaußkurve. Anschließend wird die Fitfunktion von den Rohdaten aus Abb. 3.1a subtrahiert. Dadurch werden die Phasengradienten, die beim Glätten zu Artefakten führen, aus der Phasenfunktion weitestgehend entfernt.

Diese modifizierte Phasenfunktion wird über 10 px geglättet (Abb. 3.5a). Anschließend wird die zuvor abgezogene Fitfunktion wieder addiert. Man erhält eine Phasenfunktion (Abb. 3.5b), die sich nun fehlerfrei zu der in Abb. 3.6 gezeigten Verteilung entfalten lässt.

Dieser in Abb. 3.7 zusammengefasste Ablauf ermöglicht eine Glättung der ursprünglichen Phasendaten über eine Vielzahl von Periodenlän-

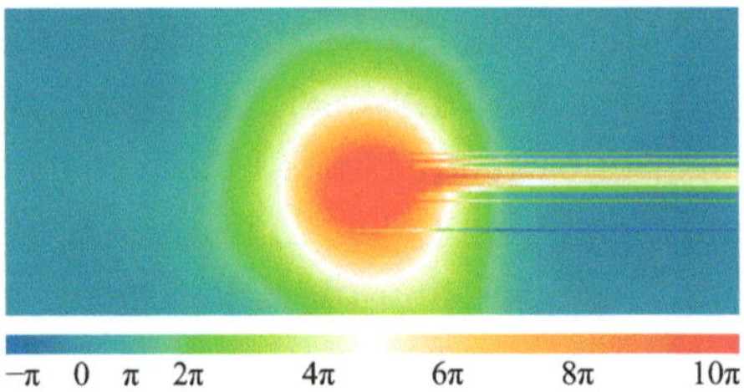

(a) Entfaltet von links nach rechts

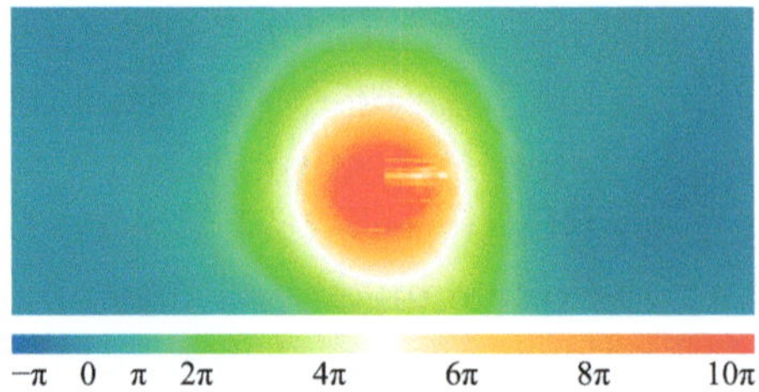

(b) Entfaltet vom Rand zur Mitte

Abbildung 3.3: Über 10 px geglättete und anschließend entfaltete Phasendifferenzen. Beim Entfalten von links nach rechts (a) werden Fehler beim Durchlaufen des beschädigten Bereichs auf alle nachfolgenden Daten übertragen. Beim Entfalten vom linken und rechten Bildrand zur Bildmitte (b) wird der fehlerhafte Bereich zuletzt durchlaufen, was die Anzahl der nicht korrekt entfalteten Datenpunkte reduziert.

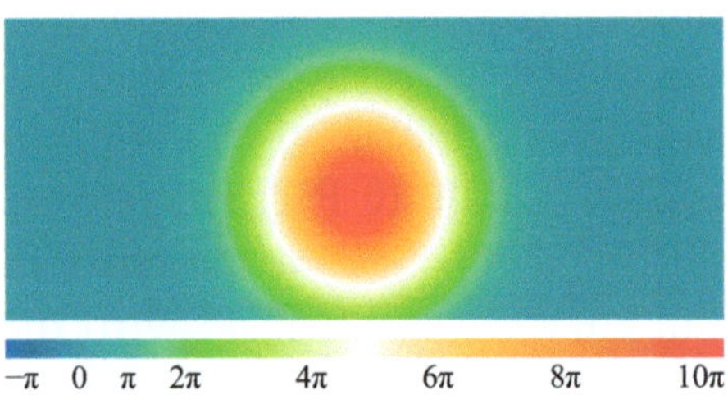

(a) Fit der entfalteten Phasen

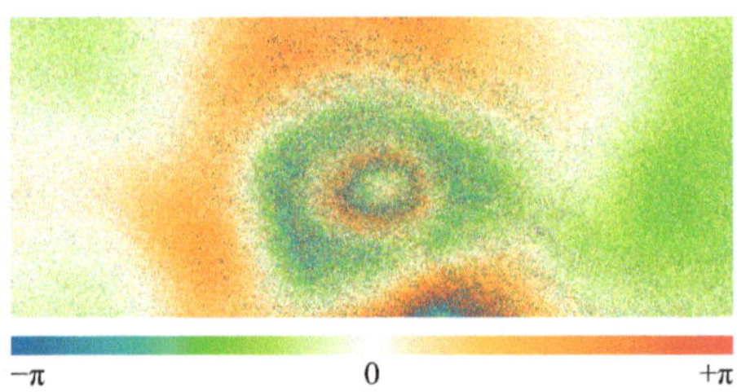

(b) Differenz zw. Original und Fit

Abbildung 3.4: Die an die schon näherungsweise korrekt entfalteten Phasendaten angepasste Fitfunktion (a) wird von den ursprünglichen Phasendifferenzen abgezogen. Man erhält eine Phasenfunktion mit stark reduzierten Gradienten (b).

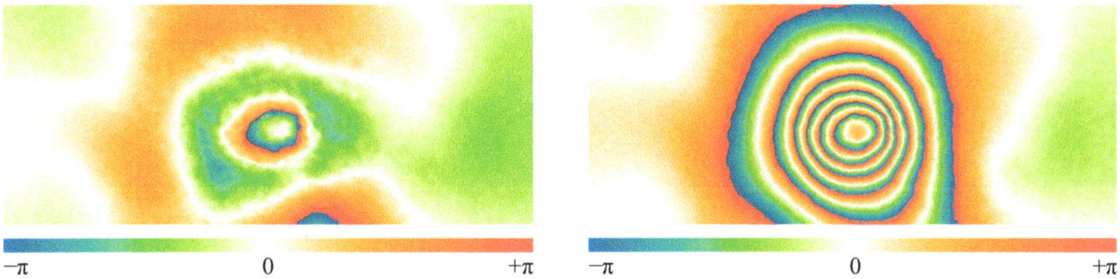

(a) Geglättete Differenz

(b) Geglättete Differenz + Fit

Abbildung 3.5: Die residuellen Phasen mit reduzierten Gradienten werden über 10 px gemittelt (a). Dies führt nun nicht mehr zu Artefakten. Anschließend wird die vorher subtrahierte Fitfunktion wieder addiert (b).

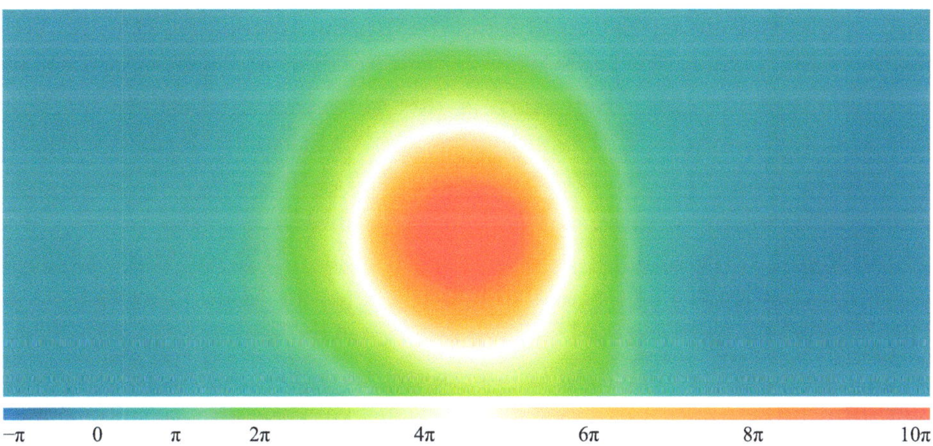

Abbildung 3.6: Über 10 px geglättete und vollständig korrekt entfaltete Phasendifferenzen.

gen hinweg, ohne dass dies zu Artefakten führen würde. Es gibt eine Vielzahl von noch sehr viel komplexeren Ansätzen für solch eine zweidimensionale Phasenentfaltung; einige davon werden in dem Buch *Two-Dimensional Phase Unwrapping* von D. Ghiglia und M. Pritt [110] vorgestellt. Mit ein wenig Kreativität und unter Ausnutzung von Vorwissen über die beobachtete Phasenverteilung bieten sich, wie an diesem Beispiel gezeigt wurde, aber meist deutlich einfachere Lösungen an.

3.2 Bisherige Anwendungen der phasensensitiven OCT

3.2.1 Doppler- und Angio-OCT

Der Kontrast von klassischen OCT-Aufnahmen basiert auf der unterschiedlich starken Rückstreuung von Licht an den Strukturen des retinalen Gewebes [3]. Die Aufnahmen zeigen daher im Wesentlichen die Morphologie der Retina – beziehungsweise deren Brechungsindex-Verteilung. Bei vielen Erkrankungen der Retina treten strukturelle Veränderungen jedoch erst in relativ späten Stadien auf und gehen meist mit einer irreversiblen Schädigung des Gewebes und einem Verlust der Sehkraft einher [7]. Deshalb werden funktionelle Erweiterungen der OCT, die Erkrankungen frühzeitig diagnostizieren und damit eine effektive Therapie ermöglichen, intensiv erforscht.
Zahlreiche Erkrankungen der Retina, zu denen mit der diabetischen Retinopathie [113, 114], dem grünen Star und der Makuladegeneration [115] auch die häufigsten Pathologien des Auges gehören, führen zu Veränderungen des retinalen Gefäßnetzwerks oder werden durch solche Veränderungen erst ausgelöst. Eine Visualisierung der Struktur und Funktion des retinalen Gefäßnetzwerks ist deshalb sehr hilfreich für eine frühe und zuverlässige Diagnose derartiger Pathologien.
Der bisherige Goldstandard für die Untersuchung des retinalen Gefäßnetzwerks ist die Fluorescein- oder Indocyaningrün-Angiografie, die beide die Injektion eines Kontrastmittels erfordern [83]. Indocyaningrün absorbiert Infrarotlicht stärker als das umliegende Gewebe und

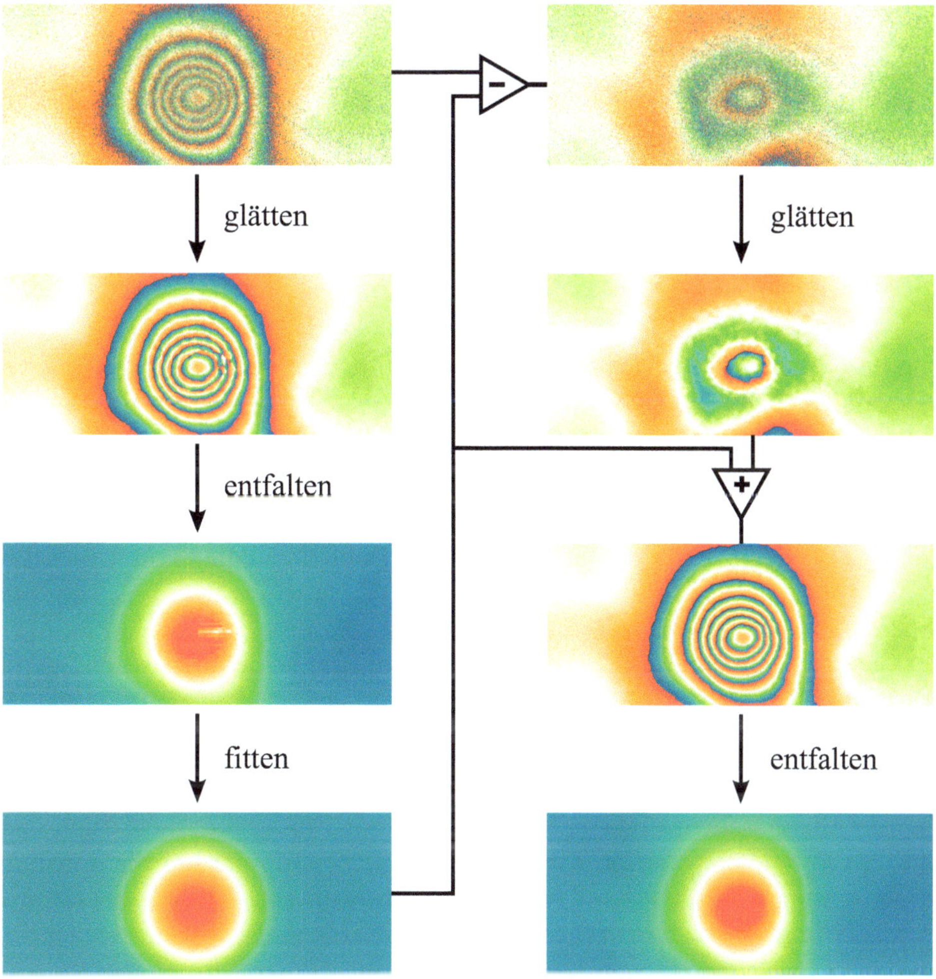

Abbildung 3.7: Ablauf der Reduktion der Phasengradienten, der anschließenden Mittelung, Wiederherstellung der Phasengradienten und Entfaltung für ein artefaktfreies Ergebnis.

ermöglicht so eine Darstellung der choroidalen Perfusion. Mit Hilfe der Fluorescein-Angiografie hingegen werden die retinalen Gefäße abgebildet. Eine tiefenaufgelöste Darstellung der Gefäße ist jedoch mit keiner dieser beiden Methoden möglich [3].
Die Phasen einer rekonstruierten OCT-Aufnahme reagieren äußerst empfindlich auf Bewegungen der Probe, selbst wenn diese im Submikrometerbereich stattfinden. Die ersten Anwendungen der phasensensitiven OCT haben aus dieser Not eine Tugend gemacht. Sie nutzen die Phasendifferenz zwischen sehr kurz nacheinander an derselben Stelle aufgezeichneten A-Scans um diese auf kleine Veränderungen in der Struktur der Probe zurückzuführen [7]. Insbesondere in der Retinabildgebung konnte so den zuvor rein morphologischen Aufnahmen erstmalig eine funktionelle Komponente hinzugefügt werden: Die sogenannte Doppler-OCT vermag die Struktur von und Fließgeschwindigkeit in retinalen Blutgefäßen abzubilden. Noch vor der spektroskopischen oder der polarisationssensitiven OCT stellt sie die relevanteste funktionelle Erweiterung der OCT-Bildgebung dar [83].
Die OCT-basierte Visualisierung und Quantifizierung von Blutfluss konnte erstmalig durch die Doppler-OCT realisiert werden, die das beispielsweise aus der Sonografie bekannte Doppler-Prinzip mit tomografischer Kurzkohärenzbildgebung kombiniert. Im Jahre 1997 wurde erstmalig von zweidimensionalem Doppler-OCT berichtet; die Technologie hat sich gemeinsam mit der OCT rasant weiterentwickelt [40, 42]. Speziell die Entwicklung der Fourier-Domain-OCT hat durch die erhöhte Messgeschwindigkeit, Sensitivität und Phasenstarrheit auch das Potential der Doppler-OCT verbessert [12, 14, 15], gerade für ophthalmologische Anwendungen [116–118]. Obwohl diese Technologien zu einem detaillierterem Bild und verbesserten Verständnis der retinalen Blutversorgung beigetragen haben, ist bis vor wenigen Jahren keine dieser Methoden in den klinischen Alltag vorgedrungen. Fast überraschend hat dann vor wenigen Jahren die Angio-OCT eine regelrechte Euphorie ausgelöst. Entsprechend schnell wurde diese Technologie klinisch und kommerziell sehr erfolgreich umgesetzt. Sie hat sich neben der Fluoreszenzangiografie für eine Darstellung des retinalen Gefäßnetzwerks etabliert. Bei der Angio-OCT wird auf eine Quantifizierung der durch den Blutfluss induzierten Phasen- oder Intensitätsände-

rung weitestgehend verzichtet. Stattdessen wird anhand der Speckle- oder Phasenvarianz ein auf Bewegungen basierender Kontrastmechanismus zur Darstellung der Struktur des Gefäßnetzwerks geschaffen [83]. Anstelle der Fließgeschwindigkeit innerhalb einer zweidimensionalen Tomografie wird eine rein qualitative, aber dreidimensionale Aufnahme des Gefäßnetzwerks generiert. Die dazu notwendige Technologie unterscheidet sich von der eines klassischen OCT-Gerätes lediglich im Scanpattern und der angewandten Datenprozessierung. Es gibt eine Vielzahl an Algorithmen zur Berechnung der Phasen- oder Specklevarianz-Angiografie [119–126]. In Abb. 3.8 ist ein einzelnes Schnittbild aus einem Angio-OCT-Volumen gezeigt, das mit einem leicht modifizierten Spectralis-OCT der Firma Heidelberg Engineering aufgenommen wurde. Die Phasenvarianz innerhalb der großen Gefäße lässt diese deutlich vor dem statischen Hintergrund hervortreten. In einer Projektion des Volumens auf eine senkrecht zur optischen Achse des Auges stehende Ebene (sogenannte *En-Face*-Projektion) ist neben den großen Arterien und Venen sogar das feine Netz der Kapillaren deutlich zu erkennen. Die avaskuläre Zone der Makula erscheint als dunkle Fläche.

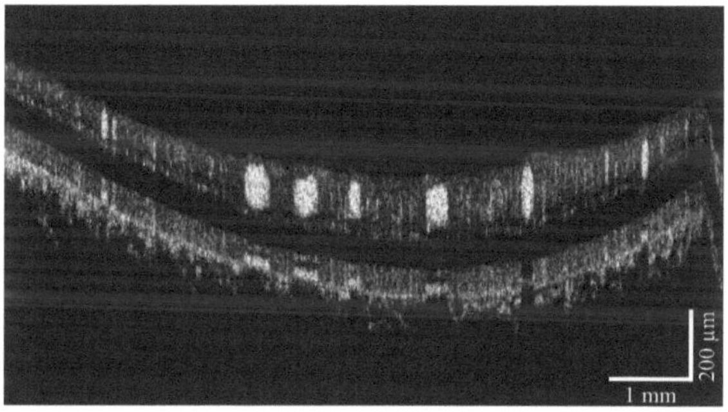

Abbildung 3.8. Ein einzelner Phasenvarianz-B-Scan. Die großen Blutgefäße sind bereits in dieser Darstellung deutlich erkennbar.

3.2.2 Numerische Aberrationskorrektur

Die erreichbare Abbildungsqualität und Auflösung ist am Auge nicht nur durch die Numerische Apertur limitiert. Sie wird auch durch die optischen Eigenschaften des Auges selbst eingeschränkt [22, 127, 128].

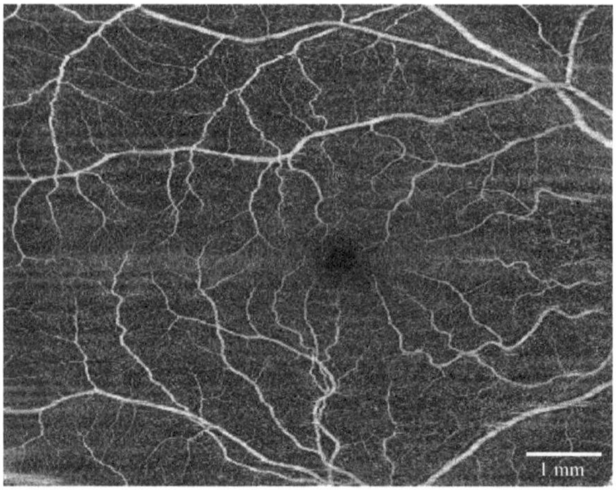

Abbildung 3.9: En-face-Darstellung der OCT-Angiografie. In dieser Darstellung treten auch feinere Gefäße deutlich hervor.

Ein Punktstreuer in der Retina emittiert zunächst eine Kugelwelle. Die Optik des vorderen Augenabschnitts sollte den von ihr transmittierten Anteil dieser Kugelwelle im Idealfall in eine ebene Welle transformieren, die mit Hilfe eines einfachen optischen Elements, beispielsweise einer Sammellinse mit entsprechend gewählter Brennweite, wieder scharf auf einen Punkt eines Detektors abgebildet werden kann. In der Realität sind die Phasenfronten der das Auge verlassenden Welle jedoch deformiert, was eine scharfe Abbildung und damit die Auflösung von kleinen Strukturen wie Photorezeptoren oder Nervenfaserbündeln verhindert. Diese Abbildungsfehler werden als *Aberrationen* bezeichnet. Sie werden meist über die entsprechenden Phasenfehler, also die Abweichung der lokalen Laufzeit der Phasenfronten gegenüber einer idealen ebenen Welle in der äußeren Brennebene des Auges charakterisiert. Eine Korrektur dieser Aberrationen kann durch physikalische Korrektur der Phasenfronten erfolgen; dieses Prinzip ist unter dem Namen *Adaptive Optik* bekannt [129]. Dazu werden die Aberrationen mit Hilfe eines Shack-Hartmann-Sensors gemessen und anschließend durch entsprechende Einstellung eines deformierbaren Spiegels kompensiert. In der Astronomie wird adaptive Optik sehr erfolgreich eingesetzt, um atmosphärische Störungen von Teleskopen auf der Erdoberfläche zu korrigieren [130, 131]. Was sich so einfach anhört, ist in der Realität

aber dermaßen teuer und anspruchsvoll, dass es sich klinisch oder kommerziell für die ophthalmologische Bildgebung bisher nicht durchsetzen konnte [132]. Für die OCT-Bildgebung ist der große technologische Aufwand einer optischen Korrektur der Aberration theoretisch gar nicht nötig [22, 133]. Unter der Voraussetzung einer phasenstarren Aufzeichnung der OCT-Volumen ist die Fourierebene der Abbildung nämlich auch numerisch zugänglich [6]. Das heißt, die entsprechenden Phasenfehler können nachträglich, also nach der tatsächlichen Aufnahme der OCT-Daten, rein *numerisch* verlustfrei korrigiert werden. Die kohärente Bildgebung ist nämlich invertierbar. Dazu muss das komplexe Wellenfeld $\widehat{U}(\vec{k})$ in der Fourierebene nur um die entsprechenden Phasenfehler $\phi_{\mathrm{E}}(\vec{k})$ korrigiert werden, indem es mit $\exp(-i\phi_{\mathrm{E}}(\vec{k}))$ multipliziert wird.
Dadurch kann der Fokus sogar innerhalb einer einzigen Aufnahme nachträglich in beliebige Schichten verschoben werden, um so das gesamte Volumen mit beugungsbegrenzter Auflösung abzubilden. Ursprünglich wurden diese Methoden in der digitalen Holografie [134, 135] und dem Radar mit synthetischer Apertur [136, 137] entwickelt. Vor kurzem wurden sie von Dierck Hillmann auch für die FF-SS-OCT demonstriert [22]. Die von ihm entwickelte numerische Aberrationskorrektur wird auch im Rahmen dieser Arbeit eingesetzt. Sie basiert auf einer Optimierung der Bildqualität und erfordert die folgenden drei Schritte [22]:

1. Vor der Optimierung wird die Anzahl der Freiheitsgrade N durch eine Parametrisierung der Aberrationen sinnvoll begrenzt. Dazu bieten sich die sogenannten Zernike-Polynome Z_m^n an. Sie stellen ein System von linear unabhängigen Funktionen dar, die auf der Einheitsscheibe definiert sind und sich wegen ihrem Zusammenhang zu bekannten Bildfehlern wie Defokus (Z_2^0), Astigmatismus ($Z_2^{\pm 2}$) oder sphärischen Aberrationen (Z_4^0) in der Optik zur Beschreibung von Phasenfehlern durch Aberrationen durchgesetzt haben. Sie sind definiert über

$$Z_n^m(r,\phi) = R_n^m(r)\cos(m\phi) \tag{3.10}$$

$$\text{bzw.} \quad Z_n^{-m}(r,\phi) = R_n^m(r)\sin(m\phi) \tag{3.11}$$

mit dem Radialpolynom

$$R_n^m(r,\phi) = \begin{cases} \sum\limits_{k=0}^{\frac{n-m}{2}} \frac{(-1)^k\,(n-k)!}{k!\,(\frac{n+m}{2}-k)!\,(\frac{n-m}{2}-k)!} r^{n-2k} & \text{für gerade } (n-m), \\ 0 & \text{sonst,} \end{cases} \tag{3.12}$$

Dabei bezeichnen die nicht-negativen ganzen Zahlen n und m die radiale beziehungsweise azimutale Ordnung des Polynoms. In Abb. 3.10 sind die ersten Zernikepolynome bis zur fünften radialen Ordnung ($n = 5$) dargestellt. Eine beliebige Phasenfunktion kann durch eine Superposition von Zernikepolynomen approximiert werden. Die erreichbare Genauigkeit ist durch die Anzahl der Freiheitsgrade gegeben. Es wurde demonstriert, dass nach einer Korrektur der ersten sechs radialen Ordnungen (42 Freiheitsgrade) die Photorezeptoren der menschlichen Retina in einem Abstand von 8° zur Makula aufgelöst werden können [22].

2. Um die Bildqualität zu optimieren, muss diese zunächst mit einer geeigneten Metrik quantifiziert werden [138–142]. Bei inkohärenten Bildgebungsmodalitäten basieren diese meist auf der Bildschärfe, also den Amplituden bei hohen Raumfrequenzen. In der OCT wäre solch eine Metrik jedoch vollkommen unabhängig von Aberrationen, weil diese schließlich nur die Phase der einzelnen Raumfrequenzen verändern, nicht jedoch deren Amplitude. Stattdessen wird die Shannon-Entropie S als Metrik herangezogen. Sie ist definiert als

$$S = -\sum_{(x,y)} I \log(I) \tag{3.13}$$

wobei $I(x,y) = |U(x,y)|^2$ die Intensität des komplexen OCT-Bildes $U(x,y)$ darstellt [142]. Diese Metrik wird minimal bei optimaler Bildqualität [22].

3. Der Parametersatz der gewählten N Zernikekoeffizienten ist im Allgemeinen zu groß, um die Metrik für jeden einzelnen Punkt im entsprechenden N-dimensionalen Parameterraum zu evaluieren.

Deshalb muss das globale Minimum mit geeigneten Optimierungsalgorithmen gefunden werden [22]. Die Robustheit dieser Algorithmen wird erhöht, indem der Aperturdurchmesser zunächst numerisch reduziert und dann schrittweise gemeinsam mit der Anzahl der Freiheitsgrade N erhöht wird.

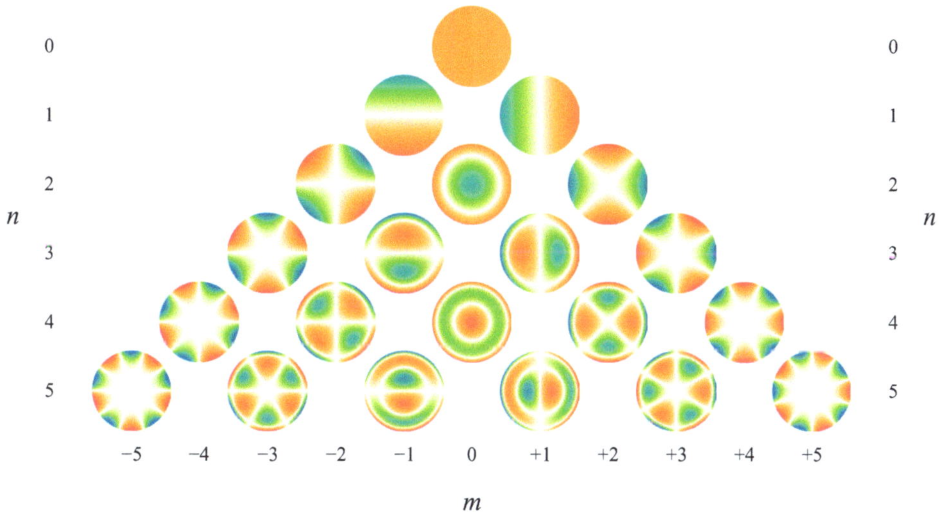

Abbildung 3.10: Die Zernikepolynome bis zur Ordnung $n = 5$ zur Parametrisierung von Aberrationen.

3.3 FF-SS-OCT zur Aufnahme von phasenstarren Volumen

3.3.1 Beschreibung des Aufbaus

Der Laboraufbau zur Full-Field-Swept-Source-OCT basiert auf einem Mach-Zehnder-Interferometer (siehe Abb. 3.12). Als Lichtquelle wird ein Broadsweeper BS840-1 (Superlum, Irland) verwendet. Die maximal mögliche Ausgangsleistung beträgt 3 mW, die Wellenlänge wird während der Datenaufnahme zwischen 816 und 867 nm durchgestimmt. Die instantane Linienbreite beträgt 0,05 nm. Die 3 mW Ausgangsleistung

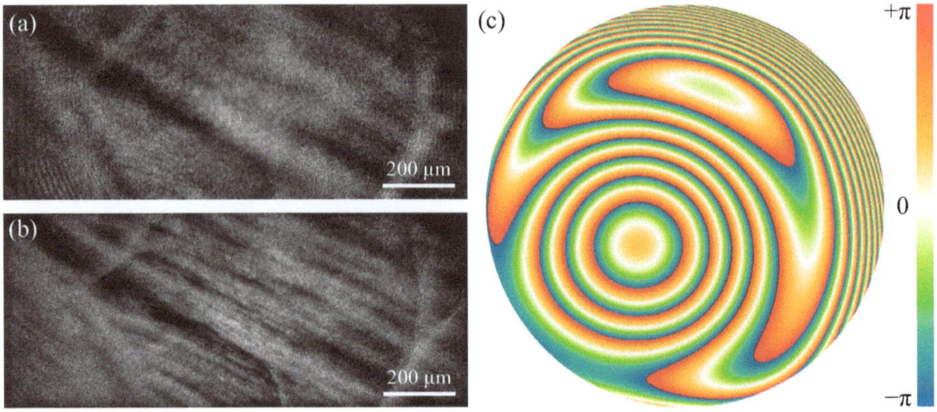

Abbildung 3.11: Numerische Aberrationskorrektur. En-face-Ansicht der Nervenfaserschicht vor der Korrektur (a) und dieselbe Aufnahme nach der numerischen Aberrationskorrektur (b). Durch Optimierung der Bildqualität wurde der Phasenfehler in der Fourierebene ermittelt (c).

werden mit Hilfe eines optischen Verstärkermoduls (Optical Power Booster SOA840-30, Superlum, Irland) auf 25 mW gesteigert und über den 90%-Arm eines 90/10-Faserkopplers in die Beleuchtungsoptik eingekoppelt. Am Faserausgang des 90%-Arms wird eine Leistung von 19,34 mW gemessen. Ein Kollimator (Sonderanfertigung) kollimiert das aus der Faser austretende Licht auf einen $1/e^2$-Strahldurchmesser von 16 mm. Anschließend wird eine Kombination aus Zylinderlinsen (LJ1695L1-B und LJ1567L1-B, Thorlabs) verwendet, um ein elliptisches Strahlprofil von 32 mm × 16 mm zu formen. Eine Rechteckblende transmittiert davon die zentralen 18 mm × 7,5 mm durch einen 50/50-Strahlteilerwürfel, wobei etwa 40% der Leistung bereits an der Blende verloren gehen. In unterschiedlichen Varianten des Aufbaus wird je nach gewünschtem Abbildungsmaßstab ein Achromat mit 100 beziehungsweise 200 mm Brennweite verwendet, um in der äußeren Brennebene des Auges einen Zwischenfokus zu erzeugen. Dieser enthält in beiden Fällen eine Strahlungsleistung von 5,85 mW. Die Optik des vorderen Augenabschnitts kollimiert den Strahl und bildet ein fünffach bzw. zehnfach verkleinertes Bild der Rechteckblende auf die Retina ab (1,8 mm × 0,75 mm bzw. 3,6 mm × 1,5 mm). Die Leistung von 5,85 mW ist

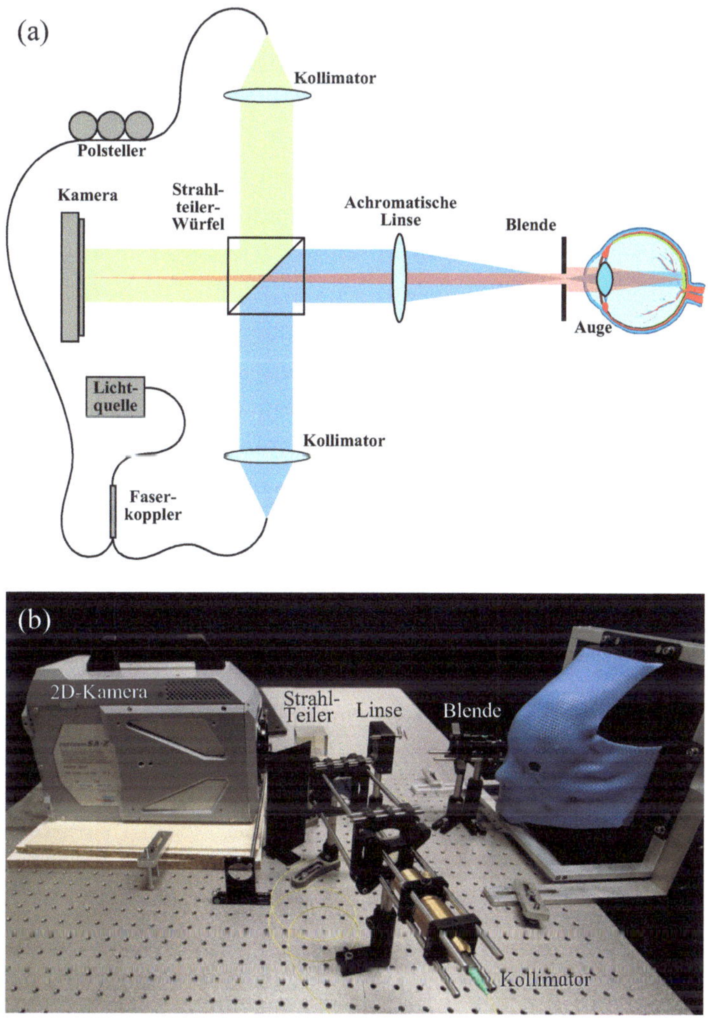

Abbildung 3.12: Laboraufbau für Full-Field-Swept-Source-OCT.

inhomogen über diese Fläche verteilt. Im Zentrum übertrifft sie den Mittelwert um etwa 38%, in den äußersten Ecken ist sie nur etwa halb so groß.
Die vom Probenlicht beleuchtete Fläche der Retina wird fünffach bzw. zehnfach vergrößert auf den CMOS-Sensor einer Hochgeschwindigkeitskamera (Fastcam SA-Z, Photron, Japan) abgebildet, wo es mit dem kollimierten Referenzlicht überlagert wird. Die Länge des Referenzarms wurde so gewählt, dass die Laufzeit der Referenzwelle etwa 200 µm kürzer ist als die des in der Retina gestreuten Referenzlichts. Um den Interferenzkontrast zu maximieren, wurde der Polarisationszustand durch einen Polarisationssteller in beiden Armen aneinander angepasst.
Zur Aufnahme eines OCT-Volumens wird die Wellenzahl der Lichtquelle innerhalb von etwa 8 ms linear und reproduzierbar von $k_{\mathrm{min}} = 2\pi/867\mathrm{nm}$ bis $k_{\mathrm{max}} = 2\pi/816\mathrm{nm}$ durchgestimmt. Gleichzeitig zeichnet die Hochgeschwindigkeitskamera bei einer Bildrate von 60 kHz insgesamt 512 Interferogramme mit jeweils 896 × 368 px bei den unterschiedlichen Wellenzahlen auf. Diese enorm hohe Bildrate ist bei Retinamessungen in-vivo unbedingt erforderlich, da sich für eine optimale Bildqualität die Retina während der Aufnahme der 512 Interferogramme höchstens im Sub-Wellenlängenbereich bewegen sollte. Der Durchstimmbereich der Lichtquelle von 50 nm liefert in Gewebe eine axiale Auflösung von etwa 10 µm. Die Bildgebungsgeschwindigkeit von 896 × 368 A-Scans pro 8 ms entspricht 38,6 MHz A-Scan-Rate und ist deshalb etwa tausendfach höher als die von klinisch eingesetzten OCT-Systemen und immerhin noch sechsfach schneller als das nach diesem System weltweit zweitschnellste OCT-Laborsystem für Retinabildgebung [10, 11].
Der Speicher der Hochgeschwindigkeitskamera umfasst acht Gigabyte, was die Aufnahme von maximal 50 OCT-Volumen erlaubt und bei voller Geschwindigkeit einer Aufnahmezeit von maximal 0,4 Sekunden entspricht. Die anschließende Datenübertragung geschieht über eine Netzwerkverbindung und benötigt etwa fünf Minuten, in denen keine weiteren Daten aufgezeichnet werden können.
Um Bewegungsartefakte zu minimieren, wird der Kopf des Probanden durch eine individuell angefertigte Maske stabilisiert, die die Position

des Auges in alle drei Raumrichtungen auf unter 100 µm stabil und reproduzierbar einstellt.

3.3.2 Sicherheitsbetrachtung

Die in das Auge des Probanden eingestrahlte Lichtleistung von mehr als 5 mW überschreitet den üblichen Strahlungsfluss klinischer OCT-Geräte um ein Vielfaches. Dies erfordert eine kritische Abschätzung der potentiellen Gefahr für die Retina des Probanden anhand der Laserschutznorm DIN EN 60825-1 [16] unter Berücksichtigung der in Abb. 3.13 gezeigten Beleuchtungsgeometrie. Um die Komplexität der Risikobewertung zu reduzieren und die potentielle Gefahr nach oben hin abzuschätzen, werden folgende vereinfachende Annahmen getroffen:

1. Die Wellenlänge des Broadsweepers wird als konstant betrachtet. Dabei wird angenommen, dass die Quelle permanent mit der kürzesten und damit gefährlichsten Wellenlänge von 816 nm emittiert.

2. Die inhomogene Verteilung der Leistung über die bestrahlte Fläche wird vernachlässigt. Stattdessen wird der Fall betrachtet, dass die gesamte Fläche homogen mit der höchsten auftretenden Flächenleistungsdichte bestrahlt wird. Dadurch erhöht sich die eingestrahlte Leistung theoretisch um 38% auf 8,1 mW.

3. Anstelle der verkleinerten Abbildung der Rechteckblende wird eine flächengleiche, aber kreisrunde bestrahlte Fläche betrachtet. Dadurch verringert sich die scheinbare Winkelausdehnung der Quelle, sie ist nun aber in alle Richtungen gleich groß.

4. Außerdem wird ab jetzt nur noch der Fall der zehnfach verkleinerten Abbildung betrachtet, da dies der gefährlichere von beiden ist. Die 8,1 mW Strahlungsleistung werden deshalb als gleichmäßig auf einen 1,3 mm durchmessenden Fleck auf der Retina verteilt betrachtet.

5. Die Bestrahlungszeit liegt für alle Messprotokolle zwischen 0,4 und 4 s. Es wird von einer Bestrahlungszeit von 10 s ausgegangen.

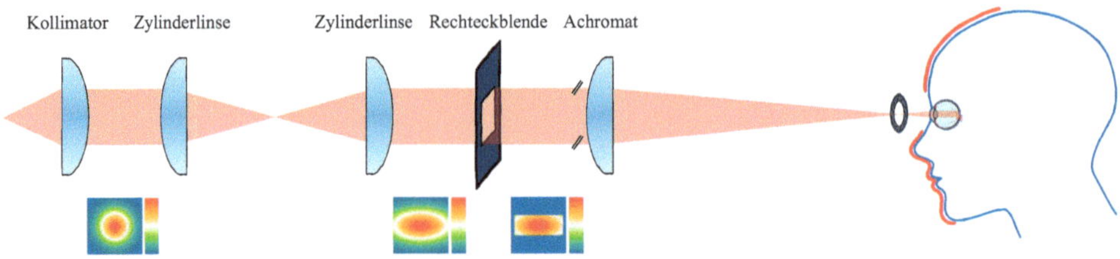

Abbildung 3.13: Skizze der Beleuchtungsgeometrie. Die relativen Intensitätsverteilungen innerhalb des Strahlprofils sind farbkodiert dargestellt. Das Strahlprofil nach der Rechteckblende wird verkleinert auf die Retina abgebildet. Eine am optischen Tisch befestigte Kunststoffmaske (rot) verhindert, dass der Proband sein Auge in den Zwischenfokus bewegt.

Die zulässige Bestrahlung der Retina wird in der Laserschutznorm DIN EN 60825-1 durch die maximal zulässige Bestrahlung (MZB) der Hornhaut durch Laserstrahlung festgelegt. Bei der Verwendung einer Wellenlänge aus dem Bereich zwischen 400 und 700 nm ist die maximal zulässige Bestrahlung der Hornhaut für Bestrahlungszeiten von 18 µs bis 10 s gegeben durch:

$$E_{\mathrm{MZB}} = 18\frac{\mathrm{J}}{\mathrm{m}^2} \cdot \left(\frac{t}{s}\right)^{\frac{3}{4}} \cdot \frac{\alpha}{\alpha_{\mathrm{min}}} \tag{3.14}$$

Dabei stellt α die scheinbare Winkelausdehnung der Quelle dar. Unterschreitet diese den Wert von $\alpha_{\mathrm{min}} = 1{,}5\,\mathrm{mrad}$, dann wird der Quotient durch 1 ersetzt. Zur Berechnung der scheinbaren Winkelausdehnung eines auf die Netzhaut fokussierten Laserspots wird dessen Durchmesser durch 17 mm geteilt. Man erhält damit für den hier betrachteten Fall eine scheinbare Winkelausdehnung von 76 mrad ($\approx 50 \cdot \alpha_{\mathrm{min}}$).
Für die Festlegung dieses Grenzwertes wurde von einer maximalen Pupillenöffnung von 7 mm Durchmesser ausgegangen. Der zulässige Strahlungsfluss, der für die Bestrahlungszeit t in das Auge fallen darf, lautet also:

$$\Phi_{\mathrm{MZB}} = 18\frac{\mathrm{J}}{\mathrm{m}^2} \cdot \left(\frac{t}{s}\right)^{\frac{3}{4}} \cdot \frac{1}{t} \cdot \frac{\alpha}{\alpha_{\mathrm{min}}} \cdot \pi\,(3{,}5\,\mathrm{mm})^2 \tag{3.15}$$

Für eine beleuchtete Fläche mit 1,3 mm Durchmesser ergibt sich damit bei einer Bestrahlungszeit von 10 s ein zulässiger Strahlungsfluss Φ_{MZB}

von 19,5 mW. Bei Verwendung einer Wellenlänge von mehr als 700 nm erhöht sich die zulässige Bestrahlung um den Faktor $C_\lambda = 10^{\frac{\lambda - 700\,\mathrm{nm}}{500\,\mathrm{nm}}}$. Für 816 nm erhält man deshalb einen Faktor von $C_{816\,\mathrm{nm}} \approx 1{,}71$, womit sich die maximal zulässige Bestrahlung auf über 33 mW erhöht. Die tatsächlich eingestrahlte Leistung liegt also im ungünstigsten Fall etwa vierfach unter den erlaubten Werten.
Unter Einhaltung der vorgesehenen Beleuchtungsgeometrie sowie aller Bestrahlungszeiten, und -Leistungen ist eine Gefährdung des Probanden auszuschließen. Gefahren können nur infolge ungewollter Abweichungen von diesen Größen entstehen:

1. Eine plötzliche Erhöhung der Ausgangsleistung der verwendeten Lichtquelle auf mehr als das Vierfache der vorgesehenen Maximalleistung würde eine Gefahr für den Probanden darstellen. Dies ist aus technischen Gründen jedoch auszuschließen.

2. Es wäre denkbar, dass durch technisches Versagen die Lichtquelle am Ende der maximal vier Sekunden dauernden Messung nicht automatisch abgeschaltet wird. Der Proband ist angewiesen, in diesem Fall die Augen zu schließen und die Messposition zu verlassen, obwohl die geringe Leistung auch bei längeren Bestrahlungszeiten keine Gefahr darstellt.

3. Die Leistung von 5,85 mW wird für den Probanden potentiell gefährlich, wenn diese auf einen Punkt der Retina fokussiert wird. Dazu müsste der Zwischenfokus scharf auf die Retina abgebildet werden. Aus der für den Probanden vorgesehenen Position ist dies nicht möglich. Der Proband könnte jedoch theoretisch seinen Kopf 18 cm zurücknehmen, seine weitgestellte 7 mm-Pupille genau im Zentrum des Strahlprofils platzieren und seine Linse auf 20 cm vor dem Auge akkommodieren. Im schlimmsten Fall werden auf diese Art 36% der 5,85 mW, d. h. 2,1 mW auf die Retina fokussiert. Trifft dieser Fokus für mehr als 100 ms auf dieselbe feste Stelle der Retina, dann könnte eine Gefährdung nach DIN EN 60825-1 nicht mehr ausgeschlossen werden. Deshalb wird die Lichtquelle erst eingeschaltet, nachdem der Proband seinen Kopf in die vorgesehene Position gebracht hat.

4. Auf einen Punkt fokussiert sind 5,85 mW Strahlungsleistung nicht nur für die Retina potentiell gefährlich, sondern auch für das lichtempfindliche Gewebe der Iris. Dazu müsste das Auge des Probanden in den Zwischenfokus gerückt werden, der in der äußeren Brennebene der Augenoptik, also etwa 20 mm vor der Cornea vorgesehen ist. Eine für jeden Probanden individuell angefertigte und mit dem optischen Tisch verschraubte Kunststoffmaske gewährleistet nicht nur eine reproduzierbare Messposition, sondern verhindert auch, dass sich der Proband versehentlich dem Zwischenfokus nähert. Mit großem Kraftaufwand kann der Proband die optimale Position um maximal 1 bis 2 mm überschreiten. Dass die Leistung von 5,8 mW fokussiert auf die Iris fällt, kann also ausgeschlossen werden.

Die unter Umständen notwendige einseitige Weitstellung der Pupille des Probanden wird unter augenärztlicher Aufsicht durch ein pupillenerweiterndes Präparat herbeigeführt.

3.3.3 OCT-Rekonstruktion

Vor der tatsächlichen Rekonstruktion der OCT-Volumen werden sämtliche Datensätze kohärent gemittelt, um diesen Mittelwert anschließend von jedem einzelnen Volumen zu subtrahieren. Dies geschieht, indem von jedem aufgenommenen Kamerabild der Mittelwert sämtlicher bei derselben Wellenlänge aufgenommener Kamerabilder abgezogen wird. Dadurch werden Artefakte durch spekulare Reflexe an optischen Komponenten des Aufbaus entfernt. Die Artefakte sind nämlich in jedem Volumen unabhängig von der Bewegung der Probe identisch und phasenstabil vorhanden. Das Signal der leicht bewegten Retina, die selbst bei scheinbar unveränderter Position innerhalb des OCT-Volumens jederzeit starken Phasenänderungen unterworfen ist, bleibt dabei erhalten. Werden unbewegte Proben wie enukleierte Schweineaugen aufgenommen, können statische Artefakte nicht von statischen Bestandteilen der Probe unterschieden werden. Deshalb werden spekulare Reflexe anhand ihrer gerichteten Rückstreuung identifiziert. Streuende Strukturen von biologischen Proben haben meist ein näherungsweise isotropes Streuverhalten und füllen die Apertur daher mit einer konstanten Intensität. Reflexe von optischen Komponenten hingegen erzeugen in der Apertur stark lokalisierte Intensitätsmaxima, die detektiert und entfernt werden, um die Artefakte zu beseitigen (siehe Abb. 3.14). Dazu werden die Raumfrequenzen von allen einander entsprechenden En-Face-Schnitten einer Volumenserie nach Werten durchsucht, die den Median aller Werte um mehr als das Fünffache überschreiten. Geschieht dies in mehr als der Hälfte aller einander entsprechenden En-Face-Schnitte bei derselben Raumfrequenz, dann wird diese und jede direkt benachbarte Raumfrequenz aus dem Spektrum aller entsprechenden En-Face-Schnitte entfernt. Nach dieser Korrektur werden die Raumfrequenzen in den Ortsraum zurücktransformiert. Anschließend folgt die Rekonstruktion der Tiefeninformation aus der Wellenzahlabhängigkeit der Interferenzintensität. Dazu wird das Signal an jeder lateralen Position, das heißt für jedes Pixel der Kamera, entlang der Wellenzahlachse fouriertransformiert. Ein Hann-Fenster verbessert dabei durch Unterdrückung von Seitenbändern den Bildeindruck.

Die so vorprozessierten Volumendatensätze werden anschließend wie im übernächsten Kapitel ausführlich beschrieben von Untergrundbewegungen und gegebenenfalls auch von Aberrationen befreit, bevor eine Analyse der Phasendaten erfolgt.

3.3.4 Off-Axis-Filterung zur Erhöhung des SNR

Insbesondere bei hohen Probenlichtintensitäten, wie sie durch die kollimierte Beleuchtung der Retina in der Full-Field-Swept-Source-OCT ermöglicht werden, wird die relativ geringe Full-Well-Kapazität der Hochgeschwindigkeitskamera zum Problem. Sie verhindert eine entsprechende Erhöhung der Referenzintensität, um die Amplitude der autokorrelierten Signalanteile, die als kohärentes Rauschen im Bild erscheinen, gegenüber der Amplitude der kreuzkorrelierten Signalterme zu unterdrücken. Deshalb werden die autokorrelierten Anteile in der Full-Field-Swept-Source-OCT wie in Kapitel 2.3.4 beschrieben durch eine Off-Axis-Geometrie eliminiert. Dazu wird die Referenzwelle gekippt, um die gewünschte Trägerfrequenz einzuführen. Die Aperturblende muss gegenüber der On-Axis-Konfiguration verkleinert werden, da-

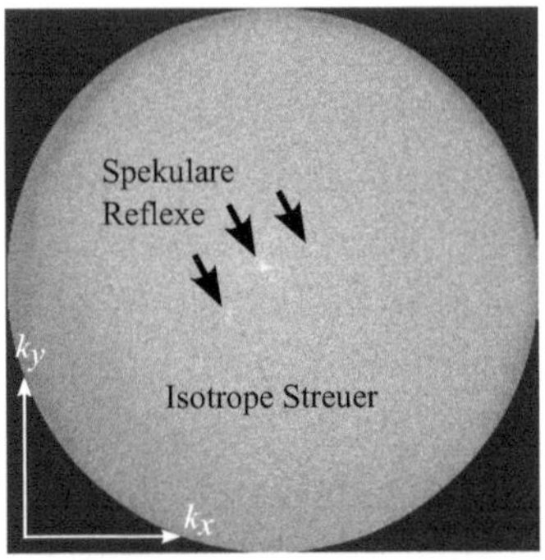

(a) ungefilterte Raumfrequenzen

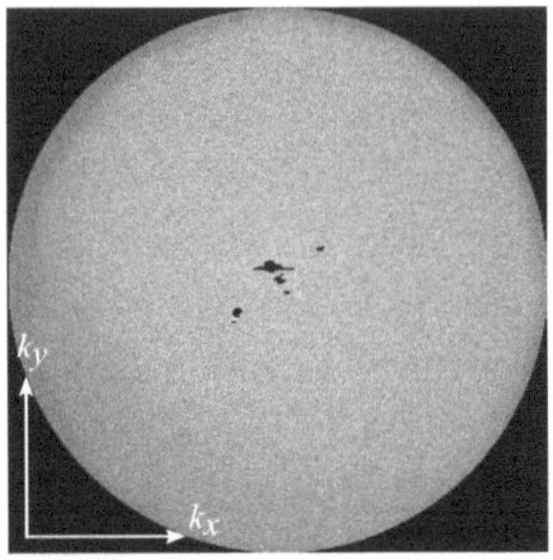

(d) gefilterte Raumfrequenzen

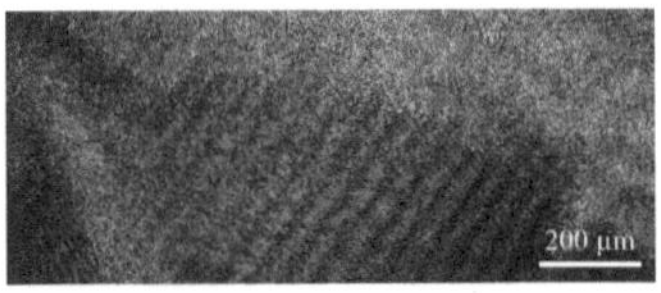

(b) En-face-Schnitt mit Reflex

(e) En-face-Schnitt nach Filterung

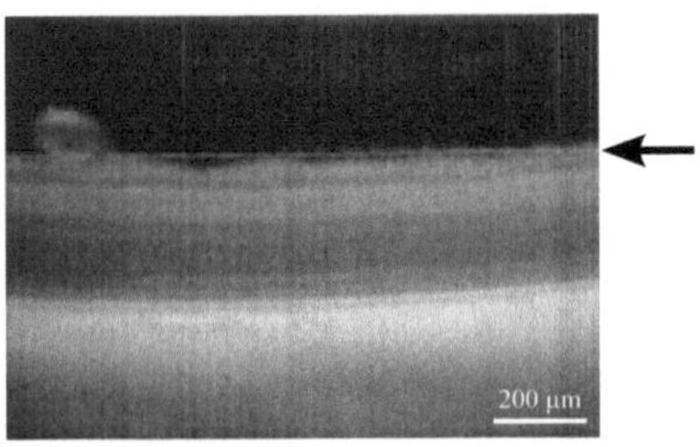

(c) B-Scan vor Filterung

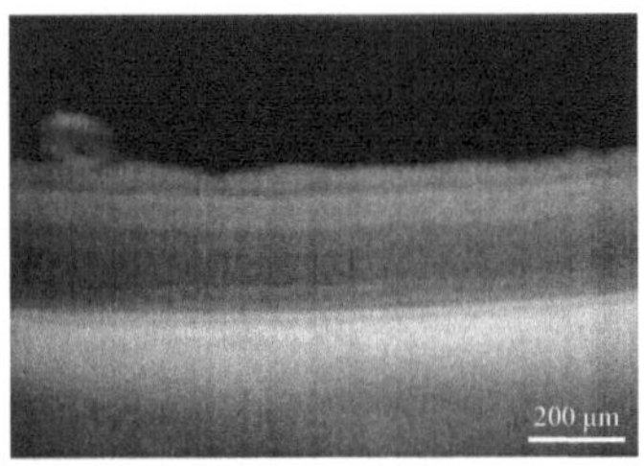

(f) B-Scan nach Filterung

Abbildung 3.14: Artefaktfilter für ex-vivo gemessene, unbewegte Proben. Spekulare Reflexe an optischen Komponenten des Aufbaus können nur anhand ihrer Stabilität nicht von der Probe selbst unterschieden werden. Deshalb werden sie anhand ihrer gerichteten Rückstreuung identifiziert, die zu stark lokalisierten Intensitätsmaxima in der Fourierebene führen. In den ungefilterten Raumfrequenzen (a) sind diese Maxima deutlich zu erkennen. Sie erzeugen in diesem Beispiel ein streifenförmiges Artefakt direkt oberhalb der Nervenfaserschicht (b,c). Durch Filterung der entsprechenden Raumfrequenzen (d) lässt sich das Artefakt beseitigen, so dass der gefilterte En-Face-Schnitt (e) und der B-Scan (f) nur noch tatsächliches Signal der Probe enthalten.

mit der Detektor die Summe aus Trägerfrequenz und Bandbreite des Probensignals korrekt abtasten kann. Die weitere Datenaufnahme erfolgt analog zur On-Axis-Geometrie. Bei der Rekonstruktion der OCT-Volumen folgt dem Entfernen der statischen Artefakte die Filterung der Signalanteile. Dazu wird jedes Volumen vor der Fouriertransformation entlang der Wellenzahlachse zunächst entlang der x- und y-Richtung zweidimensional fouriertransformiert. Die Trägerfrequenz ist von der Wellenzahl abhängig und deshalb in den bei unterschiedlichen Wellenlängen aufgenommenen Interferogrammen nicht konstant. Durch Multiplikation des detektierten Kamerabildes mit einem entsprechenden, zur Wellenzahl proportionalen Phasengradienten wird dies kompensiert, so dass der Signalanteil jetzt in jedem Interferogramm bei den niedrigen Raumfrequenzen zentriert ist. Alle Raumfrequenzen außerhalb des Signalterms können anschließend entfernt werden. Eine Rücktransformation in den Ortsraum liefert dann die gefilterten Interferogramme, die analog zur On-Axis-Konfiguration rekonstruiert werden.

3.4 Korrektur von Augenbewegungen

Ein weit verbreitetes Problem in der Bildgebung sind in-vivo auftretende Bewegungsartefakte, die durch unvermeidbare und physiologisch notwendige Bewegungen wie Herzschlag und Atmung entstehen. Insbesondere wenn nicht nur eine Aufnahme, sondern eine Zeitserie von mehreren Schnittbildern oder gar Volumen aufgenommen wird, müssen Patientenbewegungen berücksichtigt werden. Auch die Analyse von Mikrobewegungen in der menschlichen Retina erfordert eine präzise Korrektur der deutlich stärkeren globalen Bewegungen. Auch wenn die willkürlichen Bewegungen für einige Sekunden durch Fixierung eines stabilen Targets unterdrückt werden können, verbleiben die unwillkürlichen Bewegungen, die durch die Augenmuskulatur oder durch den Herzschlag erzeugt werden. Je nachdem, ob es sich um laterale oder axiale Bewegungen handelt, die während der Aufnahme eines Volumens oder zwischen den Volumen stattfinden, haben sie sehr unterschiedliche Auswirkungen auf die Bildgebung. Dieses Kapitel verschafft einen Überblick über die auftretenden Bewegungen und beschreibt Möglichkeiten und Limitierungen ihrer Korrektur.

3.4.1 Axiale Bewegungen

Axiale Augenbewegungen treten ausschließlich unwillkürlich auf, sofern sie nicht durch eine beabsichtigte Bewegung des ganzen Kopfes herbeigeführt werden. Sie können im Gegensatz zu den lateralen Bewegungen nämlich nicht durch die Augenmuskulatur generiert werden. Starke axiale Bewegungen, die durch eine veränderte Position des Kopfes verursacht werden, werden bei klinischen OCT-Geräten meist durch eine Kinnstütze und einen Stirnriemen minimiert. Für die Full-Field-Swept-Source-OCT-Messungen im Rahmen dieser Arbeit wurde stattdessen sogar eine individuell für jeden Probanden angefertigte Maske verwendet, die die Position des Auges in alle drei Raumrichtungen auf etwa 100 µm stabilisiert. Trotzdem treten unvermeidbare axiale Bewegungen der Retina auf, die im Wesentlichen durch den Herzschlag und die damit verbundene Pulsation der Choroidea verursacht werden. Ihre Amplitude wird in der Literatur mit 85 µm angegeben [143]. Die Effekte dieser Bewegungen auf die OCT-Bildgebung werden zusammen mit Möglichkeiten und Limitierungen von Korrekturverfahren in den nächsten beiden Abschnitten beschrieben.

3.4.1.1 Auswirkungen auf die OCT-Bildgebung

Axiale Bewegungen, die während der Aufnahme eines A-Scans auftreten, haben bei gleicher Amplitude deutlich stärkere Auswirkungen auf die Bildgebung als laterale Bewegungen. Darüber hinaus ist die Amplitude der unwillkürlichen axialen Bewegungen auch noch wesentlich größer als die der unwillkürlichen lateralen Bewegungen: Bei einer Frequenz von 1 Hz (Herzfrequenz) beträgt die Amplitude einige 10 bis 100 Mikrometer. Hinzu kommen niederfrequente Translationen durch unwillkürliche Kopfbewegungen, die beispielsweise durch die Atmung induziert werden und eine noch deutlich größere Amplitude aufweisen können. Welchen Effekt diese Bewegungen auf die OCT-Bildgebung haben, hängt ganz wesentlich von der verwendeten OCT-Technologie ab [144]:

- Bei spektrometerbasierten Fourier-Domain-OCT-Systemen führen axiale Bewegungen während der Belichtungszeit eines A-Scans zu einem Verlust der Modulation des Interferenzmuster, dem sogenannten *Fringe-Washout*. Dadurch reduziert sich das Signal-zu-Rausch-Verhältnis auf

$$SNR = SNR_0 \cdot \left(\frac{\sin (k_0 \Delta z)}{k_0 \Delta z} \right)^2 , \tag{3.16}$$

  wobei SNR_0 das SNR der unbewegten Probe darstellt. Wenn die axiale Bewegung Δz während der Belichtungszeit eines Spektrums so groß wird, dass sich alle darin enthaltenen Frequenzkomponenten um eine ganz Wellenlänge verschieben, dann mitteln sich alle Modulationen heraus und das Signal verschwindet vollständig. Dies ist genau bei $k_0 \Delta z = \pi$ der Fall, d. h. wenn $\Delta z = \lambda_0 / 2$. Auf die axiale Auflösung oder Position des Signals in der OCT-Aufnahme hat die Bewegung näherungsweise keinen Einfluss.

- Bei Swept-Source-basierten OCT-Systemen hingegen tritt Fringe-Washout erst bei sehr hohen axialen Bewegungen auf, wie sie nur im Inneren von blutdurchflossenen Gefäßen erreicht werden. Trotzdem erzeugen axiale Bewegungen durch den Doppler-Effekt eine Verschiebung der scheinbaren Position eines bewegten Streuers in der OCT-Aufnahme, denn ein bewegter Streuer würde selbst bei konstanter Wellenlänge eine modulierte Intensität hervorrufen. Zur genauen Quantifizierung dieses Effektes wird ein Streuer in der Tiefe $z(t) = z_0 + vt$ betrachtet [20]. Beim Durchstimmen der Wellenzahl $k(t) = k_\mathrm{i} + m_k t$ mit $k(t=0) = k_\mathrm{i}$ und $k(t=T) = k_\mathrm{f}$ als Start- und Endwellenzahl sowie T und m_k als Durchstimmzeit beziehungsweise -Geschwindigkeit der Lichtquelle und m_k wird dann die Intensität $I(t)$

$$I(t) \propto \cos \left[2k(t) \cdot z(t) \right] \tag{3.17}$$

$$= \cos \left[2 \left(m_k t \left(z_0 + \frac{k_\mathrm{i}}{k_\mathrm{f} - k_\mathrm{i}} \cdot \Delta z \right) + m_k v t^2 + k_i z_0 \right) \right] \tag{3.18}$$

aufgezeichnet. Die scheinbare Tiefe des Streuers wird nach der Fouriertransformation durch den zeitlich linear verlaufenden Anteil bestimmt. Das heißt, dass die Bewegung des Streuers um den Faktor $k_\mathrm{i}/(k_\mathrm{f}-k_\mathrm{i})$ verstärkt wird und – je nach Richtung der Wellenzahldurchstimmung – sogar in die entgegengesetzte Richtung zu verlaufen scheint. Je nach verwendeter Lichtquelle werden axiale Bewegungen dabei um einen Faktor 10 bis 20 verstärkt. Der zweite Term im Kosinus ist proportional zu t^2. Er spiegelt die tatsächliche Bewegung des Streuers wieder, denn er erhöht den ersten Term um einen Betrag, der während der Aufnahme des A-Scans von 0 bis $vT = \Delta z$ zunimmt. Er verbreitert deshalb das Signal des Streuers um Δz. Der dritte Term bestimmt die Phase des Signals, die nur von der anfänglichen Tiefe des Streuers und der Startwellenzahl abhängt.

3.4.1.2 Korrektur von axialen Bewegungen

Durch den Dopplereffekt werden axiale Bewegungen in der (Full-Field-) Swept-Source-OCT verstärkt, so dass die Bildgebung selbst bei den in dieser Arbeit durchgeführten Hochgeschwindigkeitsmessungen unter diesen Bewegungen leidet. Es reicht daher nicht aus, lediglich die axiale Bewegung, die *zwischen* der Aufnahme der Volumen stattgefunden hat, zu korrigieren. Zunächst muss die Bewegung, die *während* der Aufnahme jedes einzelnen Volumens stattgefunden hat, korrigiert werden. Dies geschieht analog zu der zuvor vorgestellten Aberrationskorrektur über eine Optimierung der Bildqualität [22]. Dazu wird angenommen, dass die axiale Bewegung für sämtliche A-Scans innerhalb eines Volumens annähernd identisch ist; sie wurden schließlich simultan aufgezeichnet. Der durch die Bewegung induzierte Phasenfehler $m_k v t^2$ repräsentiert eine echte physikalische Bewegung des Auges – er kann also als stetig und glatt angenommen werden und lässt sich deshalb durch ein Polynom parametrisieren. Für die Korrektur werden die A-Scans des Volumens durch eine axiale Fouriertransformation in Spektren transformiert, die parametrisierten Phasenfehler werden subtrahiert und die Spektren werden wieder in A-Scans zurücktransformiert [145]. Anschließend wird die Bildqualität anhand einer geeigneten Metrik beurteilt. Die Parameter des Phasenfehlers werden iterativ optimiert, bis die Bildqualität ihr Maximum erreicht. Nach dieser Optimierung ist die durch die Bewegung verringerte axiale Auflösung wiederhergestellt. Dieses Verfahren korrigiert die Phasenfehler in der Full-Field-Swept-Source-OCT zuverlässig und schnell, wenn die Aufnahmegeschwindigkeit 60 000 Bilder pro Sekunde oder mehr beträgt. Für langsamere Aufnahmen wurde ein Algorithmus aus dem Synthetic Aperture Radar adaptiert [146–148], der für die Hochgeschwindigkeitsaufnahmen in dieser Arbeit aber nicht zum Einsatz kam [149]. Ein zweiter Korrekturschritt kompensiert die Bildfeldkrümmung und axiale Bewegungen, die zwischen der Aufnahme der einzelnen Volumen einer Serie stattgefunden haben, indem das retinale Pigmentepithel (RPE) segmentiert und in jedem A-Scan in die gleiche Tiefe geschoben wird. Die Herausforderung besteht dabei darin, das RPE möglichst präzise zu segmentieren. Besonders für die spätere Phasenauswertung ist es nämlich wichtig, dass die Voxel in aufeinanderfolgenden Volumen einander genau entsprechen, denn nur dann lässt sich eine aussagekräftige Phasendifferenz zwischen ihnen berechnen. Das RPE wird anhand seiner besonders hohen Rückstreuung identifiziert. Dafür wird zunächst in jedem A-Scan die Position des hellsten Signals bestimmt. An die laterale Verteilung dieser Maxima wird anschließend ein zweidimensionales Polynom zweiter Ordnung (6 Freiheitsgrade) angepasst und die A-Scans werden entsprechend der angepassten Funktion axial verschoben, so dass das RPE bereits grob ausgerichtet ist. Nun werden die einzelnen En-Face-Schnitte mit einem Gaußfilter geglättet um den Einfluss des Specklerauschens zu minimieren. In den geglätteten Daten wird erneut die Tiefe des nun hellsten Signals bestimmt. In diesem Schritt wird es bereits fast überall korrekt im RPE detektiert. Abschattungen durch große Gefäße sowie besonders helle, direkte Reflexionen an der Oberfläche der Nervenfaserschicht können jedoch das hellste Signal an vereinzelten Stellen außerhalb des RPEs erscheinen lassen. Deshalb werden fehlerhafte Bereiche identifiziert, indem Kanten, an denen sich die Tiefe des hellsten Signals in benachbarten A-Scans um mehr als 5 Pixel unterscheidet, gesucht werden. Die von diesen Kanten eingeschlossenen Gebiete werden markiert. Anschließend wird an alle übrigen Maximumspositionen erneut ein

Polynomfit angepasst, der den Verlauf des RPEs noch exakter widerspiegelt. Dem Polynom entsprechend werden alle A-Scans mit Hilfe des Fourier-Shift-Theorems axial so verschoben, dass sich das RPE an allen lateralen Positionen in derselben Tiefe befindet. Dadurch wird zwar neben der Bildfeldkrümmung auch die tatsächliche Krümmung der Retina, die theoretisch auch eine Bildinformation darstellt, aus den Aufnahmen entfernt; die weitere Prozessierung der Aufnahmen wird aber vereinfacht, wenn sich gleiche Strukturen in gleichen Tiefen befinden.

3.4.2 Laterale Bewegungen

Laterale Augenbewegungen lassen sich bewusst herbeiführen, treten aber auch unwillkürlich auf. Sie werden den auslösenden Stimuli und ihrer Amplitude nach in drei verschiedene Klassen eingeteilt [150]:

1. **Stabilisierende Bewegungen** dienen dazu, die anhaltende Fixierung von Objekten zu ermöglichen. Werden diese unwillkürlich durch Kopfbewegungen ausgelöst, die vom Innenohr erfasst werden, dann spricht man vom vestibulären Nystagmus. Eine zweite Form dieser stabilisierenden Bewegungen wird durch das Verschieben des retinalen Abbildes von bewegten Objekten stimuliert, so dass das Auge bewegten Objekten unwillkürlich folgt, um diese scharf abbilden zu können.

2. **Zielsuchende Bewegungen** sind zumindest teilweise willkürlich. Sie werden unterteilt in Sakkaden, die der Exploration der Umgebung, Suche und Refixation von Objekten dienen, und Vergenzen, die die Konvergenz beider Augen auf dem fixierten Objekt gewährleisten. Sakkaden sind extrem schnell, es werden Winkelgeschwindigkeiten bis zu 30 cm/s und Amplituden bis zu 18 mm erreicht. Vergenzbewegungen sind mit 3 mm/s vergleichsweise langsam.

3. **Mikrobewegungen** dienen der Aufrechterhaltung der Stimulation von Photorezeptoren und Neuronen. Dazu driftet die Retina während der Fixation, um das Bild langsam gegenüber den Photorezeptoren zu verschieben. Die Amplitude dieser Drift wird in

der Literatur mit 12,5 bis 50 µm angegeben, ihre Geschwindigkeit beträgt etwa 40 µm/s [150, 151]. In unregelmäßigen Abständen treten Mikrosakkaden auf, die diese Drift kompensieren und das Auge auf das zuvor fixierte Objekt repositionieren. Für die Amplitude der Mikrosakkaden findet man in der Literatur unterschiedliche Werte zwischen 50 [150] und 150 µm [151] beziehungsweise bis zu 300 µm [152]. Die Geschwindigkeit ist mit bis zu 9 cm/s sehr hoch [150]. Mikrosakkaden treten etwa 1 Mal pro Sekunde [152] oder öfter [153] auf. Überlagert werden diese Mikrobewegungen von einem noch kleineren hochfrequenten Tremor, der aus nicht ausregelbaren Ungenauigkeiten in der Muskelsteuerung resultiert. Die Amplitude dieses Tremors beträgt weniger als 5 µm bei einer Frequenz von etwa 40 bis 100 Hz [150–152].

Die ersten beiden Klassen weisen die größten Amplituden auf, sind aber offensichtlich einfach zu verhindern, indem der Kopf des Patienten während der Messung fixiert wird und dem Auge ein kleines, stabiles Fixationstarget präsentiert wird. Die Mikrobewegungen hingegen lassen sich nicht bewusst unterdrücken. Ihre Auswirkungen auf die OCT-Bildgebung werden im nächsten Unterkapitel diskutiert. Im übernächsten Kapitel werden dann mit der auf dem Fourier-Shift-Theorem basierenden Phasenkorrelation die Grundlagen für ihre Korrektur erläutert.

3.4.2.1 Einfluss auf die OCT-Bildgebung

In der Time-Domain-OCT hat eine Bewegung der Probe während der Aufnahme eines Pixels nur Auswirkungen auf diesen einen Pixel. Und da die Aufnahmezeit insbesondere bei ophthalmologischen Anwendungen typischerweise nur wenige Mikrosekunden pro Pixel beträgt, ist die Bewegung und damit der Effekt, den sie auf das SNR oder die Auflösung hat, nur sehr klein. Die Bewegung verursacht vielmehr eine Verzerrung des Bildes, weil die Abtastung nicht mehr äquidistant an den vorgesehenen Positionen erfolgt. Durch die vollständig parallelisierte laterale Abtastung bei der in dieser Arbeit eingesetzten Full-Field-Swept-Source-OCT ist die Bildverzerrung durch laterale Bewegungen, die *zwischen* der Aufnahme der einzelnen A-Scans auftreten, vollständig ausgeschlossen. Stattdessen haben, wegen der viel langsameren Durchstimmrate der Lichtquelle, laterale Bewegungen, die *während* der Aufnahme eines Volumens und damit auch während jedes einzelnen A-Scans auftreten, einen Effekt auf die Bildgebung. Dieser wurde für den allgemeinen Fall der Swept-Source-OCT von Yun et al. analytisch berechnet und experimentell verifiziert [144]. Er lässt sich analog auf Full-Field-Systeme übertragen. Je nach Beschaffenheit der Probe führen laterale Bewegungen eventuell zu einer Abnahme des Signal-zu-Rausch-Verhältnisses (SNR). Für reflektierende Oberflächen existiert dieser Effekt nicht. Auch das Signal einer aus homogen im Raum verteilten Punktstreuern bestehenden Probe wird durch laterale Bewegungen nicht abgeschwächt. Der Effekt von Bewegungen auf die OCT-Bildgebung einer inhomogenen Probe kann nach oben hin abgeschätzt werden durch Betrachtung einer Probe, die lediglich aus einem einzelnen isolierten Punktstreuer besteht. Für diesen Extremfall reduziert sich das SNR auf

$$SNR = SNR_0 \cdot \left(1 + \frac{\Delta k_{\mathrm{FWHM}}^2}{T^2} \cdot \frac{\Delta x^2}{w_0^2}\right)^{-\alpha}, \tag{3.19}$$

mit $\alpha = 1$, wobei Δx die Amplitude der während der Aufnahme stattfindenden Bewegung darstellt. Mit Δk_{FWHM} wird die Full-Width-at-Half-Maximum (FWHM)-Breite der als gaußförmig angenommenen spektralen Form der durchstimmbaren Lichtquelle mit einer Durchstimmzeit von T spezifiziert. Als SNR_0 wird das SNR der unbewegten Probe bezeichnet; mit w_0 wird der Fokusdurchmesser angegeben. Für biologische Proben variiert der Exponent α je nach Mikrostruktur und optischen Eigenschaften zwischen 0 und 1. Neben dem SNR nimmt auch die laterale und axiale Auflösung ab. Beide verringern sich um den gleichen Faktor:

$$\frac{\delta x}{w_0} = \frac{\delta z}{\delta z_0} = \sqrt{1 + \frac{\Delta k_{\mathrm{FWHM}}^2}{T^2} \cdot \frac{\Delta x^2}{w_0^2}} \tag{3.20}$$

Der Verlust der lateralen Auflösung ist durch Erhöhung des effektiven Fokusdurchmessers durch die Bewegung zu erklären. Die Abnahme der axialen Auflösung ist darauf zurückzuführen, dass jeder Streuer nur noch mit einem Teil des gesamten Wellenlängenspektrums erfasst wird. Die unvermeidbare Driftbewegung der Retina beträgt knapp 40 Mikrometer pro Sekunde [150, 151]; die Aufnahme eines Volumens dauert mit dem in dieser Arbeit verwendeten FF-SS-OCT-System zwischen 0,5 und 10 Millisekunden. Während dieser Zeit driftet die Retina also zwischen 25 und 500 nm, weshalb $\Delta x/w_0$ sehr viel kleiner als 1 ist. Die Driftbewegungen eines Auges während der Fixation eines stabilen Targets sind deshalb so gering, dass sie keinen messbaren Einfluss auf die OCT-Bildgebung haben. Eine Korrektur der einzelnen Volumen ist deshalb nicht nötig. Bei der Aufnahme von Zeitserien über mehrere Sekunden, wie sie im Rahmen dieser Arbeit aufgenommen wurden, stellt die Drift über die gesamte Zeitserie hinweg jedoch ein Problem dar, dass nicht ignoriert werden darf. Die zur Korrektur der Drift verwendeten Algorithmen basieren auf dem sogenannten Fourier-Shift-Theorem, das im nächsten Abschnitt vorgestellt wird.

3.4.2.2 Phasenkorrelation und das Fourier-Shift-Theorem

Die Korrektur von Augenbewegungen, die während der Aufnahme von Volumenserien stattfinden, besteht aus zwei notwendigen Schritten: Zunächst werden die Bewegungen präzise ermittelt und parametrisiert. In einem zweiten Schritt werden die einzelnen Volumen entsprechend transformiert, um die Bewegungen zu kompensieren. Beides wird im Rahmen dieser Arbeit mit Hilfe des Fourier-Shift-Theorems durchgeführt, das einen Zusammenhang zwischen einer Translation einer Funktion $I(\vec{x})$ um $\vec{x}_0$ im Ortsraum und einer Phasenverschiebung der dazugehörigen Raumfrequenzen $\widehat{I}(\vec{k})$ im dazugehörigen Frequenzraum herstellt (siehe Kapitel 2.2.1):

$$J(\vec{x}) = I(\vec{x} - \vec{x}_0) \quad \Leftrightarrow \quad \hat{J}(\vec{k}) = \hat{I}(\vec{k}) \cdot \exp\left(-i\vec{k}\vec{x}_0\right) \tag{3.21}$$

Das bedeutet, dass eine Translation einer komplexen Funktion im Ortsraum um den Vektor $\vec{x}_0$ äquivalent ist zu einer Multiplikation der dazugehörigen Raumfrequenzen mit einer ebenen Welle, deren Wellenzahlvektor $\vec{x}_0$ lautet. Dieser nützliche Zusammenhang wird zunächst für die Registrierung der verschobenen OCT-Volumen verwendet. Dazu wird ein Template-Volumen $I_\mathrm{T}(\vec{x})$ festgelegt, auf das samtliche Volumen $I_i(\vec{x})$ registriert werden. Meist wird dafür das mittlere Volumen der Zeitserie verwendet, weil dann die maximal nötige Verschiebung der anderen Volumen in der Regel am kleinsten ist. Anschließend wird die Annahme getroffen, dass es sich bei sämtlichen Volumen $I_i(\vec{x})$ näherungsweise um verschobene Varianten des Template-Volumens $I_\mathrm{T}(\vec{x})$ handelt und sich deshalb alle Raumfrequenzspektren lediglich um die entsprechenden Phasenfaktoren unterscheiden:

$$I_i(\vec{x}) \approx I_\mathrm{T}(\vec{x}-\vec{x}_i) \quad \Leftrightarrow \quad \widehat{I}_i(\vec{k}) \approx \widehat{I}_\mathrm{T}(\vec{k}) \cdot \exp\left(-i\vec{k}\vec{x}_i\right) \tag{3.22}$$

Um die einzelnen Translationsvektoren $\vec{x}_i$ zu ermitteln, werden sämtliche Volumen fouriertransformiert, mit den komplex-konjugierten Raumfrequenzen des Template-Volumens multipliziert und durch den Betrag dieses Produkts geteilt. Man erhält

$$\frac{\widehat{I}_i(\vec{k}) \cdot \widehat{I}^*_\mathrm{T}(\vec{k})}{\left|\widehat{I}_i(\vec{k}) \cdot \widehat{I}^*_\mathrm{T}(\vec{k})\right|} \approx \frac{\widehat{I}_\mathrm{T}(\vec{k}) \cdot \exp\left(-i\vec{k}\vec{x}_i\right) \cdot \widehat{I}^*_\mathrm{T}(\vec{k})}{\left|\widehat{I}_\mathrm{T}(\vec{k}) \cdot \exp\left(-i\vec{k}\vec{x}_i\right) \cdot \widehat{I}^*_\mathrm{T}(\vec{k})\right|} \tag{3.23}$$

$$= \exp\left(-i\vec{k}\vec{x}_i\right). \tag{3.24}$$

Im letzten Schritt wurde ausgenutzt, dass der Betrag einer rein imaginären Exponentialfunktion immer genau 1 ist, und dass die Phase von $\widehat{I}^*_\mathrm{T}(\vec{k}) \cdot \widehat{I}_\mathrm{T}(\vec{k})$ genau 0 ist. Eine inverse Fouriertransformation der resultierenden ebenen Welle ergibt eine um den Translationsvektor verschobene δ-Distribution:

$$\mathscr{F}\left[\exp\left(-i\vec{k}\vec{x}_i\right)\right] = \delta(\vec{x}-\vec{x}_i) \tag{3.25}$$

Die als Phasenkorrelation $\mathscr{K}_\phi$ von I_i und I_T bezeichnete Operation

$$\mathscr{K}_\phi\left[I_i(\vec{x}), I_\mathrm{T}(\vec{x})\right] = \mathscr{F}^{-1}\left[\frac{\mathscr{F}[I_i]^* \mathscr{F}[I_\mathrm{T}]}{\left|\mathscr{F}[I_i]^* \mathscr{F}[I_\mathrm{T}]\right|}\right] \tag{3.26}$$

ergibt demnach – unter idealen Voraussetzungen – eine δ-Distribution, mit der das Volumen I_i gefaltet werden muss, um mit dem Template-Volumen I_T übereinzustimmen. Da OCT-Volumen niemals unendlich weit ausgedehnt sind, mit einer begrenzten Bandbreite abgetastet werden und im Allgemeinen keine perfekten Kopien des Template-Volumens darstellen, erhält man unter realistischen Bedingungen keine

δ-Distribution, sondern einen über einige Pixel verbreiterten und mit Rauschen behafteten Peak. Die Position dieses Peaks wird deshalb durch Anpassen einer geeigneten Fitfunktion mit Subpixel-Genauigkeit bestimmt. Die Ergebnisse können häufig noch verbessert werden, indem die Eingangsdaten mit einer Fensterfunktion versehen werden, die den Einfluss der Randbereiche minimiert. In der Full-Field-Swept-Source-OCT ist dies meist schon durch das gaußförmige Strahlprofil der Beleuchtung gegeben. Dieses robuste Verfahren zur Bestimmung von Translationen liefert bei ein-, zwei- und dreidimensionalen Datensätzen sehr gute Ergebnisse und ist als Phasenkorrelation bekannt [154–157]. Die Robustheit und Präzision dieser Methode werden in Abb. 3.15 demonstriert. Dazu werden zwei unterschiedliche Ausschnitte des bereits aus Abb. 2.6 bekannten Testbildes *Lena* generiert, deren Überlapp etwa 45% der Fläche eines Einzelbildes beträgt. Diese werden mit unkorreliertem Rauschen überlagert, dessen gaußförmige Amplitudenverteilung etwa 25% des Bildsignals ausmacht. In Abb. 3.15d ist die Kreuzkorrelation der beiden Ausschnitte gezeigt, die bei der tatsächlichen Verschiebung der beiden Aufnahmen maximal wird und damit bereits das richtige Ergebnis liefert. Die Kreuzkorrelation wird jedoch durch einen Untergrund dominiert, der die Übereinstimmung der Bildausschnitte nach unterschiedlichen Translationen beschreibt. Um diesen Beitrag ist die Phasenkorrelation in Abb. 3.15e gewissermaßen bereinigt, denn sie enthält im Idealfall nur an der Position, die der Verschiebung zwischen den beiden Bildern entspricht, einen einzigen von Null verschiedenen Wert – und zwar (fast) unabhängig vom Inhalt des Bildes. In diesem Beispiel ist das SNR der Phasenkorrelation deshalb etwa achthundertfach höher als das der Kreuzkorrelation.

In der hier beschriebenen Form ist die Phasenkorrelation auf reine Translationen limitiert; sie ließe sich jedoch auf Rotationen und Skalierungen erweitern, indem die Bilddaten zuvor in ein logarithmisches Polarkoordinatensystem transformiert werden. In Polarkoordinaten entspricht eine Rotation nämlich einer Verschiebung entlang der Winkelkoordinaten. Und durch logarithmische Koordinaten lassen sich sogar Skalierungen in Translationen transformieren [154, 156]. Da Skalierungen und Rotationen um die optische Achse beim menschlichen Auge praktisch nicht vorkommen, beschränken sich die Korrekturen

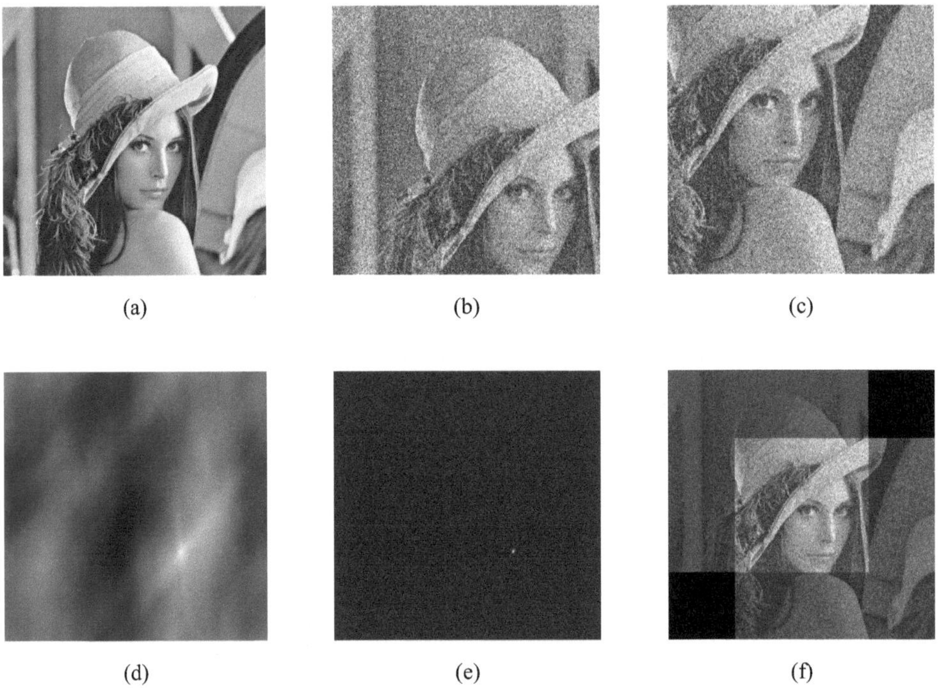

Abbildung 3.15: Bildregistrierung mittels Phasenkorrelation. (a) zeigt das Testbild, aus dem die Ausschnitte (b) und (c) generiert und mit unkorreliertem Rauschen überlagert wurden. In (d) und (e) ist die Kreuz- beziehungsweise Phasenkorrelation der beiden Bilder gezeigt. Beide liefern übereinstimmend das korrekte Ergebnis. Der Peak der Phasenkorrelation ist jedoch schärfer und hebt sich etwa achthundertfach stärker vom Untergrund ab. (f) zeigt die Überlagerung der beiden Aufnahmen, nachdem die erste der Phasenkorrelation entsprechend verschobenen wurde.

in dieser Arbeit auf reine Translationen. Rotationen um die beiden zur optischen Achse senkrecht stehenden Rotationsachsen können für kleine Winkel als Überlagerung einer lateralen Translation mit lokal variierenden axialen Bewegungen angenähert werden. Die laterale Komponente wird gemeinsam mit den tatsächlichen lateralen Bewegungen korrigiert; die Korrektur der axialen Komponenten wurde bereits im vorigen Abschnitt beschrieben.
Während dieses Verfahren in den meisten Anwendungen direkt übernommen werden kann, sind insbesondere für die Korrektur der lateralen Bewegungen in Full-Field-Swept-Source-OCT-Volumenserien einige Anpassungen notwendig:

1. Da die axialen Bewegungen zuvor bereits korrigiert wurden, indem das RPE an jeder lateralen Position in dieselbe Tiefe verschoben wurde, müssen sie hier nicht mehr korrigiert werden. Deshalb werden anstelle einer dreidimensionalen Phasenkorrelation zwischen zwei Volumen viele zweidimensionale Phasenkorrelationen berechnet, die jeweils die beiden einander entsprechenden En-Face-Bilder der beiden Volumen miteinander vergleichen.

2. Durch die inhomogene Verteilung der Referenzintensität erscheint ein tatsächlich gleich starkes Signal an unterschiedlichen Positionen des Bildfeldes unterschiedlich hell. Die Verteilung des Referenzlichts ist jedoch stabil und daher in jedem Volumen gleich. Das bewegte Abbild der Retina erscheint deshalb mit einem festen Muster multipliziert. Näherungsweise gilt dies auch für die Beleuchtung der Retina, die ebenfalls inhomogen ist und nicht der bewegten Retina folgt, sondern quasi stationär im Bildfeld verharrt. In Abb. 3.16a ist die Phasenkorrelation zwischen zwei solchen OCT-Aufnahmen gezeigt. Die Verschiebung der Retina ergibt sich aus dem entsprechend markierten Signal. Das stationäre Beleuchtungsmuster erzeugt im Zentrum der Phasenkorrelation jedoch einen etwa vierfach stärkeren Beitrag, der auf die große Übereinstimmung der beiden *unverschobenen* Bilder hindeutet. Bei großen Verschiebungen, wie in diesem Beispiel, sind beide Signale separierbar, so dass das Retina-Signal entsprechend isoliert ausgewertet werden kann. Wird die Verschiebung der beiden

Aufnahmen jedoch geringer, zum Beispiel durch einen kleiner werdenden zeitlichen Abstand zum Referenzvolumen, dann überlappt das Signal der Retina mit dem viel stärkeren Signal des Beleuchtungsmusters. Das Zentrum des Retina-Signals lässt sich dann nicht mehr bestimmen.
Um die Effekte des stationären Beleuchtungsmusters zu eliminieren, wird ausgenutzt, dass sein Beitrag in jedem zufällig gewählten Paar von Volumen nahezu identisch und außerdem symmetrisch unter Vertauschung des Templatevolumens mit dem zu registrierenden Volumen ist. Deshalb wird zunächst für 100 zufällige Kombinationen von jeweils zwei Volumen aus der zu korrelierenden Serie schichtweise die Phasenkorrelation berechnet. Anschließend wird der Median dieser 100 Phasenkorrelationen berechnet, wobei an jeder Stelle praktisch nur der konstante Anteil der Beleuchtung übrig bleibt. Dieser Median ist in Abb. 3.16c gezeigt. Er wird bei der anschließenden Korrelation der einzelnen Volumen mit dem Templatevolumen von der jeweiligen Phasenkorrelation abgezogen. Man erhält so das isolierte Signal der Retina, selbst wenn dieses zuvor mit dem Signal des Beleuchtungsmusters überlagert war.

Die Bestimmung der Maximumsposition erfolgt dann, indem an alle Datenpunkte, deren Wert das 0,85-fache des Maximums überschreitet, sowie an alle direkten Nachbarpixel von diesen, eine zweidimensionale Gauß'sche Glockenkurve angepasst wird. Den Parametern dieser Fitfunktion entsprechend wird dann das gesamte Volumen mit Hilfe des Fourier-Shift-Theorems verschoben. Man erhält so in jedem Volumen die größtmögliche durch Translationen erreichbare Übereinstimmung mit dem Templatevolumen. Das Templatevolumen wird dabei natürlich nicht verschoben. In Abb. 3.17 wird der Effekt des inhomogenen Beleuchtungsmusters demonstriert. Dazu wird eine OCT-Volumenserie zunächst *vor* und anschließend *nach* der Korrektur von lateralen Bewegungen zeitlich gemittelt. In dem unkorrigierten Mittelwert treten stationäre Strukturen, die durch die Beleuchtung entstehen, hervor. Von den tatsächlichen Strukturen der Retina bleiben nur die gröbsten erhalten – beispielsweise die großen Blutgefäße. Der Mittelwert nach der Bewegungskorrektur zeigt das Specklemuster der Retina.

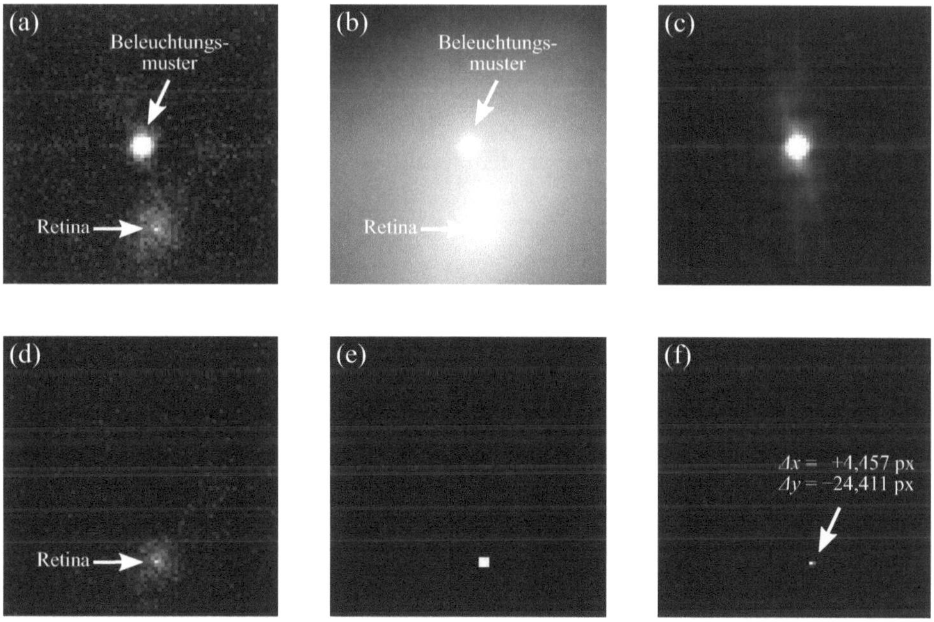

Abbildung 3.16: Einfluss des stationären Beleuchtungsmusters auf die Korrelation. Sowohl die Phasenkorrelation (a) als auch die Kreuzkorrelation (b) werden vom Signal des Beleuchtungsmusters dominiert. Das Signal der Retina könnte bei einer Überlappung nicht mehr separiert werden. Deshalb wird der Mittelwert von sehr vielen Phasenkorrelationen zwischen zufälligen Paaren von OCT-Volumen gebildet (c) und von jeder einzelnen Phasenkorrelation subtrahiert. Übrig bleibt das Signal der Retina, anhand dessen die Verschiebung zwischen den beiden Volumen bestimmt werden kann (d). Dazu werden die Datenpunkte der Maske in (e) entsprechend gewichtet und eine Gaußfunktion angepasst. Das Zentrum der Gaußfunktion (f) entspricht der Verschiebung zwischen den beiden Aufnahmen.

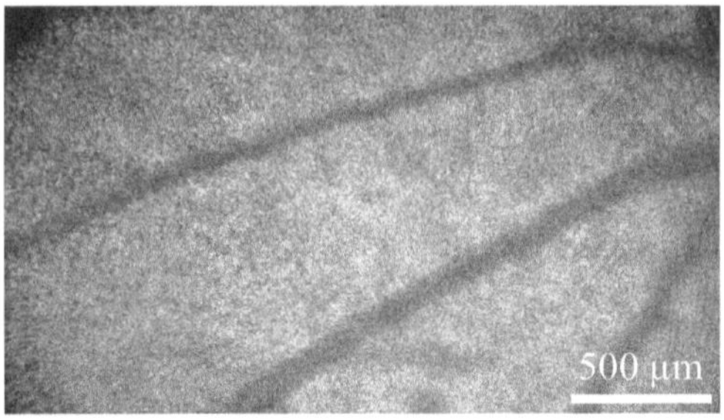

(a) Einzelbild

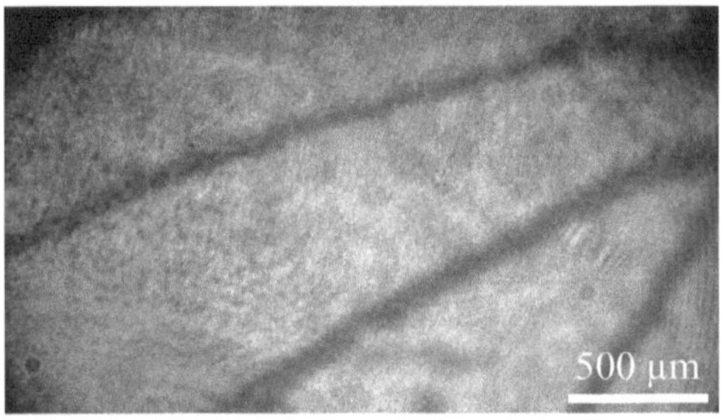

(b) gemittelt ohne Bewegungskorrektur

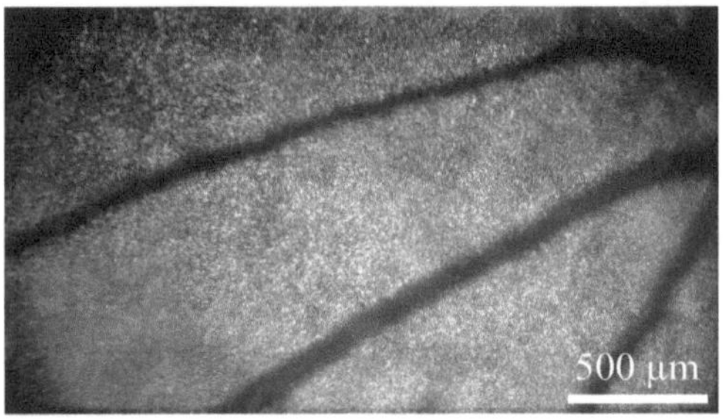

(c) gemittelt nach Bewegungskorrektur

Abbildung 3.17: Korrelation von Full-Field-Swept-Source-OCT-Aufnahmen. In einem Einzelbild aus einer Serie von 145 Volumen sind die erkennbaren Strukturen nur zum Teil auf tatsächlich in der Retina vorhandene Strukturen zurückzuführen (a). Werden sämtliche Volumen gemittelt, dann verschwinden feine Strukturen der leicht bewegten Retina. Übrig bleiben grobe Strukturen der Retina, beispielsweise Gefäße, und feinere Strukturen der inhomogenen Beleuchtung (b). Nach der Bewegungskorrektur tritt die Struktur der Probe in den Vordergrund. Von der inhomogenen Beleuchtung bleibt nur der grobe Verlauf erhalten (c).

3.5 3D-Detektion von Bewegungen durch numerisch erzeugte Subaperturen

Die hohe interferometrische Präzision bei der Bestimmung von Probenbewegungen wird in der phasensensitiven OCT stets nur für die Projektion der tatsächlichen physikalischen Bewegung auf die optische Achse der Abbildung erreicht. Um alle drei Komponenten einer beliebig im Raum orientierten Bewegung zu detektieren, muss die Richtung, aus der die Probe beobachtet wird, variiert werden. Dies ist experimentell zwar möglich, aber sehr aufwendig [158]. Im folgenden Abschnitt wird demonstriert, dass die Richtung, aus der die Probe beobachtet wird, auch nachträglich verändert werden kann – und zwar mit rein numerischen Methoden anstatt mit hohem experimentellen Aufwand.

3.5.1 Theoretische Beschreibung

Die phasenstarre volumetrische Bildgebung der Full-Field-Swept-Source-OCT ermöglicht eine Manipulation der Phasen und Amplituden innerhalb der Apertur. Durch numerisches Maskieren der physikalischen Apertur kann die Detektion der rückgestreuten Photonen auf eine numerische Subapertur $S(\epsilon, \theta)$ beschränkt werden, deren Zentrum gegenüber dem der realen Apertur um einen Anteil ϵ des halben Aperturdurchmessers R verschoben ist und einen Winkel θ mit der x-Achse einnimmt. Dort werden die lateralen Raumfrequenzen $k_x = \epsilon k NA \cos\theta$ und $k_y = \epsilon k NA \sin\theta$ detektiert. Der Wellenzahlvektor $\vec{k}_{\mathrm{out}}$ der so manipulierten Detektionsrichtung lautet deshalb

$$\vec{k}_{\mathrm{out}}(\epsilon, \theta) = k \begin{pmatrix} \epsilon NA \cos\theta \\ \epsilon NA \sin\theta \\ \sqrt{1-\epsilon^2 NA^2} \end{pmatrix}. \tag{3.27}$$

Die Phasendifferenz, die eine beliebig im dreidimensionalen Raum orientierte Bewegung $\Delta r' = (\Delta x, \Delta y, \Delta z)^{\mathrm{T}}$ zwischen der Aufnahme von zwei OCT-Volumen erzeugt, ist nun gegeben durch die Differenz der unveränderten Beleuchtungsrichtung entlang der optischen Achse mit $\vec{k}_{\text{in}} = (0,0,-k)^{\text{T}}$ und der Detektionsrichtung $\vec{k}_{\text{out}}$ der numerischen Subapertur (siehe Abb. 3.18):

$$\begin{aligned}\Delta\phi &= n\left(\vec{k}_{\text{out}} - \vec{k}_{\text{in}}\right)\cdot\vec{\Delta r}\\ &= nk\left[\begin{pmatrix}\epsilon NA\cos\theta\\ \epsilon NA\sin\theta\\ \sqrt{1-\epsilon^2 NA^2}\end{pmatrix}\begin{pmatrix}\Delta x\\ \Delta y\\ \Delta z\end{pmatrix} - \begin{pmatrix}0\\ 0\\ -1\end{pmatrix}\begin{pmatrix}\Delta x\\ \Delta y\\ \Delta z\end{pmatrix}\right]\\ &= nk\left[\begin{pmatrix}\epsilon NA\cos\theta\\ \epsilon NA\sin\theta\\ \sqrt{1-\epsilon^2 NA^2}\end{pmatrix}\begin{pmatrix}\Delta x\\ \Delta y\\ \Delta z\end{pmatrix} + \Delta z\right] \qquad (3.28)\end{aligned}$$

Betrachtet man nun die Differenz $\Delta_\theta^{\theta+\pi}$ zwischen den Phasendifferenzen in zwei Subaperturen $S(\epsilon,\theta)$ und $S(\epsilon,\theta+\pi)$, dann ergibt sich aufgrund der Symmetrie des Kosinus und Sinus

$$\Delta_\theta^{\theta+\pi}\Delta\phi = 2nk\begin{pmatrix}\epsilon NA\cos\theta\\ \epsilon NA\sin\theta\\ 0\end{pmatrix}\begin{pmatrix}\Delta x\\ \Delta y\\ \Delta z\end{pmatrix}. \qquad (3.29)$$

Damit kann die hohe Sensitivität der Phasendifferenzen in der OCT von der z-Achse auf eine beliebige, dazu senkrecht stehende Achse verlagert werden. Insbesondere bieten sich die x-Achse ($\theta = 0$) und die y-Achse ($\theta = \pi/2$) an:

$$\begin{aligned}\Delta_x\Delta\phi := \Delta_0^{\pi}\Delta\phi &= 2nk\epsilon NA\cdot\Delta x\\ \Leftrightarrow \Delta x &= \frac{\Delta_x\Delta\phi}{2nk\epsilon NA} \qquad (3.30)\end{aligned}$$

und analog für die y-Richtung:

$$\begin{aligned}\Delta_y\Delta\phi := \Delta_{\pi/2}^{3\pi/2}\Delta\phi &= 2nk\epsilon NA\cdot\Delta y\\ \Leftrightarrow \Delta y &= \frac{\Delta_y\Delta\phi}{2nk\epsilon NA} \qquad (3.31)\end{aligned}$$

Während axiale Bewegung am besten unter Verwendung der vollen physikalischen Apertur bestimmt wird, ist die optimale Anzahl, Größe

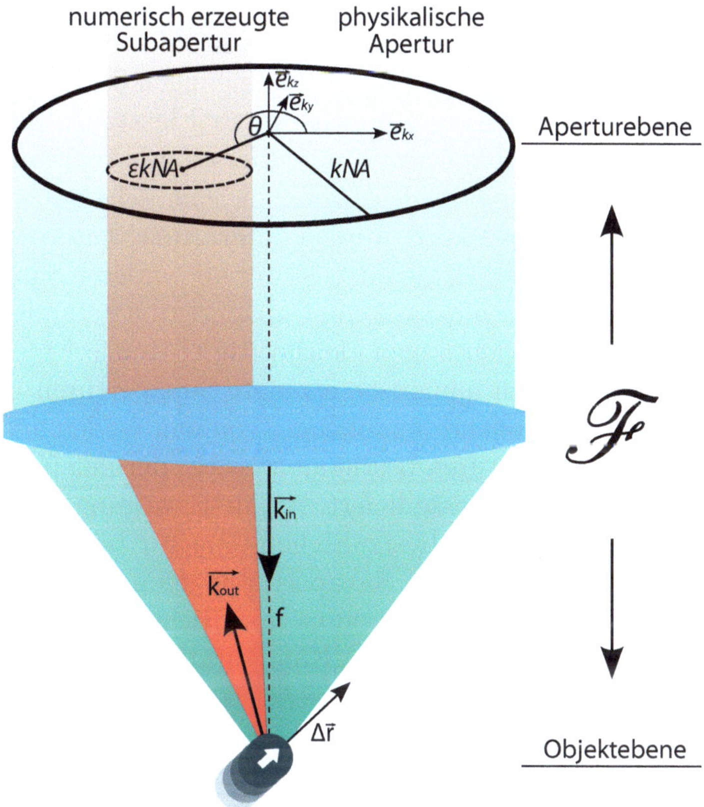

Abbildung 3.18: Geometrie der Subapertur-Prozessierung. Das Zentrum der Subapertur ist um einen Faktor ϵ des halben Aperturdurchmessers R gegen das der ursprünglichen Apertur verschoben und schließt mit der x-Achse einen Winkel θ ein. Die Beleuchtung ($\vec{k}_{\text{in}}$) erfolgt parallel zur z-Achse, die Detektion ($\vec{k}_{\text{out}}$) kann jedoch numerisch auf die Subapertur $S(\epsilon, \theta)$ beschränkt werden.

und Anordnung von numerisch erzeugten Subaperturen nicht offensichtlich. Prinzipiell würden drei Subaperturen, deren Detektionsrichtungen voneinander linear unabhängig sind, ausreichen. Diese *hinreichende* Anzahl an Subaperturen ist allerdings nicht notwendigerweise auch die *optimale* Anzahl an Subaperturen.
Die Verwendung von numerisch erzeugten anstelle von physikalischen Subaperturen verändert einige Rahmenbedingungen bei der Suche nach der optimalen Konfiguration. Zunächst einmal lässt sich nahezu jede beliebige Anzahl an Subaperturen mit überschaubarem numerischen Aufwand erzeugen, während jede einzelne physikalische Subapertur nur durch teure Hardware realisiert werden kann. Außerdem ist Licht, das in einer Subapertur detektiert worden ist, für alle anderen Subaperturen verloren. Es muss daher ein Satz von Subaperturen gefunden werden, der für alle drei Raumrichtungen gleichzeitig optimale Ergebnisse liefert. Werden stattdessen numerisch erzeugte Subaperturen verwendet, dann kann jede Komponente unabhängig von den beiden anderen mit einem Satz von Subaperturen bestimmt werden, der nur für diese eine Richtung optimale Ergebnisse liefert. Axiale Bewegung kann deshalb tatsächlich mit der vollen physikalischen Apertur bestimmt werden. Anschließend muss ein Satz von Subaperturen gefunden werden, der eine optimale Bestimmung der Bewegung in x-Richtung ermöglicht. Aus Symmetriegründen ist die optimale Konfiguration für die y-Richtung dann eine rotierte Kopie dieser Subaperturen. Dies deutet darauf hin, dass die optimale Anzahl der numerisch erzeugten Subaperturen mindestens vier beträgt – zuzüglich der vollen physikalischen Apertur zur Bestimmung der axialen Bewegung. Die optimale Größe, Form und Position dieser vier oder mehr Subaperturen ohne vereinfachende Annahmen zu bestimmen, ist nicht trivial. Um die Diskussion zu vereinfachen, werden nur kreisförmige Subaperturen berücksichtigt, obwohl im Prinzip jede Form möglich wäre. Die Einschränkung auf kreisförmige Subaperturen geschieht dabei nicht unter der Annahme, dass die runde Form aus einem speziellen Grund von Vorteil wäre, sondern weil es die gängigste Form ist, die eine Blende haben kann.
Zunächst erscheint es wahrscheinlich, dass große Subaperturen günstig sein sollten. Das Signal steigt mit der Exzentrizität ϵ der beiden gewählten Subaperturen an. Es kann jedoch keine numerisch erzeugte

Subapertur gewählt werden, deren Rand über den der tatsächlichen Apertur der Messung hinausgeht. Deshalb reduziert sich die maximal mögliche Größe der Subapertur und damit die Anzahl der noch zum Signal beitragenden Photonen proportional zu $(1-\epsilon)^2$. Diese reduzierte Photonenzahl erzeugt jedoch ein OCT-Bild, dessen laterale Auflösung und damit Pixelzahl um denselben Faktor reduziert ist; die Anzahl der zur Bildgebung beitragenden Photonen pro Pixel bleibt also unverändert hoch. Das SNR einer Subaperturabbildung ist daher identisch mit dem der ursprünglichen Abbildung. Daraus ergibt sich nach Gleichung 3.8 ein Phasenrauschen σ_ϕ der Phasen in den Subapertur-Aufnahmen von $\sqrt{2SNR}^{-1}$. Die Phasendifferenzen sind deshalb gemäß Gauß'scher Fehlerfortpflanzung mit einem Rauschen von $\sigma_{\Delta\phi} = \sqrt{SNR}^{-1}$ behaftet. Zur Bestimmung der lateralen Bewegung werden Differenzen von Subapertur-Phasendifferenzen berechnet, wobei sich das Rauschen $\sigma_{\Delta_x\Delta\phi}$ wiederum um einen Faktor $\sqrt{2}$ auf

$$\sigma_{\Delta_0^\pi\Delta\phi} = \sigma_{\Delta_{\pi/2}^{3\pi/2}\Delta\phi} = \sqrt{2/SNR}. \tag{3.32}$$

erhöht. Das Rauschen der Phasendifferenzen ist daher unabhängig von der Exzentrizität der gewählten Subaperturen. Der Vorfaktor, der in Gl. (3.30) und (3.5.1) zur Berechnung der lateralen Translation Δx and Δy aus den Phasendifferenzen $\Delta_0^\pi\Delta\phi$ und $\Delta_{\pi/2}^{3\pi/2}\Delta\phi$ verwendet wird, hängt jedoch von der Exzentrizität ab. Das Rauschen $\sigma_{\Delta x}$ der Bewegung in laterale x-Richtung lautet deshalb

$$\sigma_{\Delta x} = \frac{\sqrt{2}}{\sqrt{SNR}} \cdot \frac{1}{2kn\epsilon NA} \tag{3.33}$$

Bei der Bestimmung der optimalen Exzentrizität der Subaperturen muss jedoch auch die reduzierte laterale Auflösung berücksichtigt werden. Tatsächlich kann das Translationsfeld nicht mit der ursprünglichen Auflösung δx_0 und δy_0 des OCT-Datensatzes bestimmt werden. Das heißt, dass nicht für jeden einzelnen Voxel ein Bewegungsvektor berechnet werden kann. Abhängig von der Größe der gewählten Subaperturen, ist die Anzahl der unabhängigen Datenpunkte und damit die Auflösung δx und δy entsprechend reduziert. Für einen fairen Vergleich von verschiedenen Exzentrizitäten muss dies unbedingt berücksichtigt werden.

Um das Rauschen $\sigma_{\Delta x}$ und die laterale Auflösung δx in einer Größe zu kombinieren, wird ausgenutzt, dass sich aus einer hochaufgelösten Darstellung der lateralen Verschiebung durch Glätten über $N \times N$ Pixel eine weniger hoch aufgelöste Darstellung mit reduziertem Rauschen generieren ließe. Dabei reduzieren sich sowohl das Rauschen als auch die laterale Auflösung um den Faktor $\sqrt{N^2} = N$. Deshalb wird das bei der reduzierten Auflösung δx tatsächlich vorhandene Rauschen $\sigma_{\Delta x}$ in ein effektives Rauschen $\sigma_{\Delta x}^{\text{eff}}$ bei der vollen Auflösung δx_0 konvertiert. Dieses effektive Rauschen $\sigma_{\Delta x}^{\text{eff}}$ des (hypothetischen) Translationsfeldes mit voller Auflösung ist um einen Faktor $\delta x / \delta x_0 = 1/(1-\epsilon)$ höher als das tatsächliche Rauschen $\sigma_{\Delta x}$. Es lautet deshalb

$$\sigma_{\Delta x}^{\text{eff}} = \frac{\sqrt{2}}{\sqrt{SNR}} \cdot \frac{1}{2kn\epsilon NA} \cdot \frac{1}{1-\epsilon} \tag{3.34}$$

Dabei beschreibt der erste Faktor das Rauschen der Differenzen von Subapertur-Phasendifferenzen, der zweite Faktor folgt aus der Umrechnung in die entsprechenden lateralen Translationen gemäß Gleichung 3.30. Durch den dritten Faktor wird schließlich die reduzierte laterale Auflösung berücksichtigt.

Unter den gegebenen Voraussetzungen wird also mit $\epsilon = 1/2$ das minimal mögliche Rauschen erreicht. Daher sind zur Bestimmung der Bewegung in einer lateralen Richtung zwei symmetrisch in dieser Richtung gegenüberliegende Subaperturen mit dem halben Durchmesser der physikalischen Apertur am besten geeignet. Wie erwartet steigt die Präzision mit der NA und dem SNR. Beispielsweise wäre bei einem hohen SNR von 60 dB, einer NA von 0,2, einem Brechungsindex von $n = 1{,}33$ und einer Zentralwellenzahl von $k = 2\pi/841\,\text{nm}$ theoretisch eine Detektion von lateralen Bewegungen unterhalb eines Nanometers möglich. Dies übertrifft die eigentliche laterale Auflösung bei denselben Bildgebungsparametern um einen Faktor 4000. Selbst bei einem auch in Hochgeschwindigkeitsmessungen erreichbaren SNR von 20 dB wäre noch die Detektion von Bewegungen im Bereich von 100 nm möglich, was die laterale Auflösung immer noch um einen Faktor 40 übertrifft. Die rekonstruierten Translationsfelder hätten dabei aufgrund des reduzierten Aperturdurchmessers noch die halbe Auflösung des ursprünglichen Datensatzes.

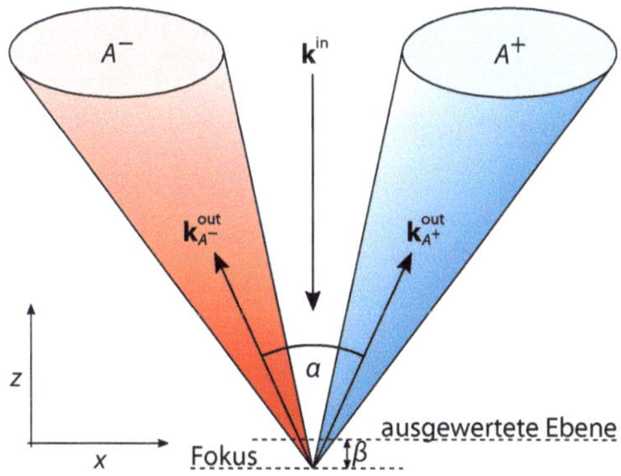

Abbildung 3.19: Geometrie von zwei Subaperturen für die Messung von Bewegungen in x-Richtung mit einem unbeabsichtigten Defokus β.

3.5.2 Artefakt durch Defokus

Es gibt einen Effekt, der die Ergebnisse systematisch verfälschen kann. Er tritt immer dann auf, wenn die Fokusebene der Abbildung nicht exakt in der betrachteten Probentiefe liegt. Dies hat nämlich zur Folge, dass die Wellenfelder des durch die beiden gegenüberliegenden Subaperturen $S(\epsilon, \theta)$ und $S(\epsilon, \theta + \pi)$ abgebildeten Objektwellenfeldes gegeneinander verschoben sind. Eine Differenz zwischen den Phasendifferenzen der beiden Subaperturvolumen deutet dann nicht mehr zwangsläufig auf eine laterale Bewegung hin, sondern kann auch von einer lokal variierenden z-Komponente der Bewegung erzeugt werden. Um die Stärke dieses Effektes zu bestimmen, wird er im folgenden Abschnitt mathematisch formuliert.

3.5.2.1 Einfluss auf die Subapertur-Phasendifferenz

Für die mathematische Beschreibung des Defokus-Artefakts bei der Auswertung von Subapertur-Phasendifferenzen wird ein Defokus betrachtet, der die Brennebene der Abbildung um die Länge β gegen die betrachtete Probentiefe verschiebt. Dieser Defokus kann in erster Näherung durch Multiplikation der Raumfrequenzen in der Aperturebene mit dem quadratischen Phasenfaktor

$$\phi_{\mathrm{e}}(r) = \frac{\beta\left(k_x^2 + k_y^2\right)}{2k} \tag{3.35}$$

beschrieben werden, wenn konstante Phasenfaktoren vernachlässigt werden [6]. Die Notation wird ab hier vereinfacht, indem zwei Subaperturen A^+ und A^- betrachtet werden, deren Zentren in x-Richtung gegeneinander verschoben sind. In ihnen werden die Raumfrequenzen $k_x = \pm\epsilon k NA =: \pm k_{x,0}$ und $k_z = \sqrt{k^2 - k_{x,0}^2}$ detektiert. Diese Subaperturen wären entsprechend für eine Detektion von Bewegungen in x- und z-Richtung geeignet. Um dabei den Effekt des defokussierenden Phasenfaktors aus Gl. (3.35) innerhalb der Subaperturen abzuschätzen, wird dieser als Potenzreihe von $(k_x \mp k_{x,0})$ dargestellt:

$$\theta_{\mathrm{e}}(k_x) = \frac{\beta k_x^2}{2k} = \frac{\beta k_{x,0}^2}{2k} \pm \frac{\beta k_{x,0}}{k}(k_x \mp k_{x,0}) + \frac{\beta}{2k}(k_x \mp k_{x,0})^2 \tag{3.36}$$

Der erste Term ist konstant und verändert deshalb nur die globale Phase; bei Differenzbildungen verschwindet er. Der erste Term ist ein linearer Phasengradient in der Fourierebene der Abbildung. Wie bereits in Kapitel 3.4.2.2 bei der Einführung des Fourier-Shift-Theorems erläutert wurde, führt dies zu einer um $\pm\beta k_{x,0}/k$ verschobenen Abbildung. Die Verschiebung erfolgt in die positive x-Richtung für Subaperturen, in denen $k_x \geq 0$ gilt, und in die negative x-Richtung in Subaperturen, in denen $k_x \leq 0$ gilt. Der quadratische Term überträgt den Defokus des ursprünglichen Bildes auf die verschobenen Subapertur-Bilder. Die Bilder $U^{\beta}_{A^\pm}$ und $U^{\beta}_{A^-}$, die in den beiden Subaperturen A^+ und A^- rekonstruiert werden, lassen sich daher durch lateral verschobene Varianten des defokussierten Bildes U^{β} der vollen Apertur approximieren:

$$U^{\beta}_{A^\pm}(x) \approx U^{\beta}\left(x \pm \beta k_{x,0}/k\right). \tag{3.37}$$

Abhängig von der Größe der Subaperturen ist zusätzlich die Auflösung des Bildes entsprechend reduziert, was auf die nachfolgenden Betrachtungen allerdings keinen Einfluss hat und deshalb an dieser Stelle ignoriert werden soll. Zunächst betrachten wir nun gemäß Gleichung 3.28 die Inter-Volumen-Phasendifferenz $\Delta\phi_{A^\pm}$ zwischen zwei Volumen $U^\beta_{A^\pm}(t_1)$ und $U^\beta_{A^\pm}(t_2)$, die in derselben Subapertur $A^\pm$ rekonstruiert wurden:

$$\Delta\phi_{A^\pm}(x_0) = \left(\vec{k}^{\mathrm{out}}_{A^\pm} - \vec{k}^{\mathrm{in}}\right) \cdot \Delta\vec{r} \tag{3.38}$$

$$= \pm k_{x,0}\Delta x \left(x_0 \pm \frac{\beta k_{x,0}}{k}\right) + \left[k + \sqrt{k^2 - k^2_{x,0}}\right] \Delta z \left(x_0 \pm \frac{\beta k_{x,0}}{k}\right). \tag{3.39}$$

Nun wird noch die Bewegung $\Delta\vec{r}$ an den Positionen $(x_0 \pm \beta k_{x,0}/k)$ linear um den Punkt x_0 approximiert:

$$\Delta\vec{r}(x_0 \pm \xi) \approx \Delta\vec{r}(x_0) \pm \xi \left.\frac{\partial \Delta\vec{r}}{\partial x}\right|_{x=x_0} \tag{3.40}$$

Durch Einsetzen von 3.40 in die Differenz zwischen $\Delta\phi_{A^+}(x_0)$ und $\Delta\phi_{A^-}(x_0)$ aus 3.39 erhält man

$$\Delta\phi_{A^+} - \Delta\phi_{A^-} = 2k_{x,0}\left[\Delta x(x_0) + \Delta x_{\mathrm{Art}}\right], \tag{3.41}$$

wobei $\Delta x(x_0)$ der tatsächlich in x-Richtung verlaufende Anteil der Bewegung $\Delta\vec{r}(x_0)$ ist und

$$\Delta x_{\mathrm{Art}}(x_0) = \beta\left[1 + \sqrt{1 - k^2_{x,0}/k^2}\right]\frac{\partial \Delta z}{\partial x} = \beta\left(1 + \cos\frac{\alpha}{2}\right)\frac{\partial \Delta z}{\partial x} \approx 2\beta\frac{\partial \Delta z}{\partial x} \tag{3.42}$$

das Artefakt beschreibt, das bei einem Defokus β den Gradienten der axialen Bewegung in eine scheinbare laterale Bewegung transformiert. Es ist in einer Näherung für kleine Detektionswinkel α zwischen den Aperturen unabhängig von α und etwa doppelt so groß wie der Unterschied der axialen Bewegung an zwei Positionen, deren lateraler Abstand dem Defokus β entspricht. So kann ein in der Nervenfaserschicht platzierter Fokus im 250 µm tiefer liegenden retinalen Pigmentepithel schon Bewegungsartefakte verursachen, die unter Umständen viel größer als alle echten Bewegungen sind. Bevor laterale Bewegungen mit der Subaperturmethode ermittelt werden, ist deshalb unbedingt eine präzise Fokussierung notwendig. Dies gilt natürlich auch für Aberrationen höherer Ordnung, beispielsweise für sphärische Aberration. Jeder Phasenfehler, dessen linearer Anteil nicht in allen ausgewerteten Subaperturen identisch ist, erzeugt das beschriebene Artefakt.

3.5.2.2 Specklebewegung bei defokussierter Abbildung

Es existiert eine Vielzahl an Anwendungen der optischen Kohärenztomografie, die auf der Annahme beruhen, dass das Specklemuster fest mit der Struktur der Probe verknüpft ist und ihren Bewegungen folgt. Neben OCT-basierter Elastografie [159–164] zählen dazu Bewegungskorrektur-Algorithmen [165] und Ansätze einer Therapiekontrolle für die retinale Photokoagulation [53, 54, 166]. In einigen Veröffentlichungen wird sogar explizit betont, dass sich auch bei einer defokussierten Abbildung die Bewegung der Probe anhand des Specklemusters unverfälscht bestimmen lässt [165]. An dieser Stelle stellt sich nach den bisherigen Erkenntnissen natürlich die Frage, ob dieses Defokus-Artefakt nur auf den Spezialfall einer Subaperturauswertung beschränkt ist oder ob es sich auch ganz allgemein im entsprechenden Specklemuster manifestiert. Um diese Frage zu beantworten, wird ein Specklemuster $S_0(\vec{r})$ simuliert, das aus der kohärenten Abbildung einer zweidimensionalen Anordnung $P_0(\vec{r})$ von Phasoren der Länge 1 und zufälliger Phase ϕ hervorgeht. Die Grenzfrequenz $0\ 2\,\pi\,\mu\mathrm{m}^{-1}$ entspricht dabei einer NA von 0,1 bei einer Wellenlänge von 1 µm. Das Ergebnis ist in Abb. 3.20a gezeigt. Anschließend wird das so erzeugte Specklemuster defokussiert. Es wird angenommen, dass sich die abgebildeten Streuer in einer Entfernung β zur Fokusebene befinden. Dieser Defokus wird durch eine Multiplikation der Raumfrequenzen $\mathscr{F}\left[S_0\left(\vec{r}\right)\right]\left(\vec{k}\right)$ des Wellenfeldes $S_0\left(\vec{r}\right)$ mit dem quadratischen Phasenfaktor $\exp\left(i\theta_\mathrm{e}\right)$ erzeugt, wobei

$$\theta_\mathrm{e}(\vec{k}) = \beta\vec{k}^2/(2k) \tag{3.43}$$

ist [6]. Das defokussierte Bild der Streuer lautet also

$$S_0^\beta(\vec{r}) = \mathscr{F}^{-1}\left[\mathscr{F}\left[S_0(\vec{r})\right](\vec{k})\exp\left[i\beta\vec{k}^2/(2k)\right]\right](\vec{r}). \tag{3.44}$$

Hier wurde ein Defokus β von 250 µm angenommen, was etwa der Dicke der menschlichen Retina entspricht. Es entsteht das in Abb. 3.20(b) gezeigte Specklemuster, das keinen erkennbaren Zusammenhang zum fokussierten Specklemuster zeigt – aber auch keinen prinzipiellen Unterschied.

Nun wird zusätzlich zu diesem Defokus eine Probenbewegung simuliert, deren axiale Komponente lokalen Variationen unterworfen ist. Dies ist in einem sehr einfachen Fall eine rein axiale Bewegung, deren Stärke linear in x-Richtung zunimmt. Um diese Bewegung zu simulieren, werden die zugrundeliegenden Phasen der Verteilung $P_0(\vec{r})$ um $\Delta\varphi(\vec{r}) = 0\,08\pi x\,\mu\text{m}^{-1}$ erhöht:

$$P_{\Delta\varphi}(\vec{r}) = P_0(\vec{r})\exp\left(\frac{0\,08 i\pi x}{\mu\text{m}}\right) \tag{3.45}$$

Bei einem Brechungsindex von $n = 1$ entspricht dies der in Abb. 3.20(c) gezeigten Bewegung, die linear von $\Delta z = 0$ am linken Bildfeldrand bis $\Delta z = 20$ µm am rechten Rand zunimmt. Sie approximiert eine Rotation der Probe von etwa einem Grad um die y-Achse. Verglichen mit der defokussierten Abbildung der ursprünglichen Streuer, zeigt die defokussierte Abbildung der axial verschobenen Streuer einen lateralen Versatz entlang des Phasengradienten. Diese scheinbare Bewegung der Probe wird in Abb. 3.20(d) visualisiert. Dazu wurde die Maximumsprojektion von 50 Specklemustern berechnet, die durch schrittweise Erhöhung des Phasengadienten von Null bis zum in Abb. 3.20(c) gezeigten Verlauf erzeugt wurden. Durch Korrelation der erzeugten Specklemuster wird der Versatz in diesem Beispiel zu 10 µm bestimmt. Das Artefakt ist daher genauso stark, wie man es auch in einer Multiaperturauswertung erwartet hätte:

$$\Delta x_{\text{Art}} = 2\beta\frac{\partial\Delta z}{\partial x} = 2\times 250\,\mu\text{m}\times\frac{20\,\mu\text{m}}{1000\,\mu\text{m}} = 10\,\mu\text{m}. \tag{3.46}$$

Der Effekt, dass ein Gradient der axialen Bewegung in eine scheinbare laterale Bewegung transformiert wird, tritt also nicht nur in der

Subaperturauswertung auf. Er manifestiert sich ebenso in der Bewegung des korrespondierenden Specklemusters, das – anders als meist fälschlich angenommen – keineswegs fest mit der Struktur der Probe verknüpft ist. Die Simulation beweist zwar die Existenz des Artefakts beim Speckletracking und legt nahe, dass es ähnlich stark wie im Falle einer Subaperturauswertung ist. Bewiesen werden kann dies jedoch nur durch eine mathematische Beschreibung des Problems. Dazu wird ein Wellenfeld $U(\vec{r})$ betrachtet, das mit einem bestimmten Defokus β in die Detektorebene abgebildet wird. Wie bereits in Gleichung 3.35 lässt sich auch hier der Effekt eines Defokus β durch Multiplizieren des Raumfrequenzspektrums mit der quadratischen Phasenfehlerfunktion

$$\phi_{\mathrm{e}} = \frac{\beta}{2k} \cdot \vec{k}^2 \tag{3.47}$$

erzeugen. Das um β defokussierte Bild $U^{\beta}(\vec{r})$ hat demnach die Form

$$U^{\beta}\left(\vec{r}\right) = \mathscr{F}^{-1}\left[\mathscr{F}\left[U\right]\left(\vec{k}\right) \times \exp\left(\frac{i\beta\vec{k}^2}{2k}\right)\right]\left(\vec{r}\right). \tag{3.48}$$

Nun wird untersucht, wie sich das defokussierte Bild $U^{\beta}(\vec{r})$ verändert, wenn das ihm zugrundeliegende fokussierte Bild $U(\vec{r})$ mit einem Phasengradienten $\exp\left(i\Delta\phi(\vec{r})\right)$ multipliziert wird, der sich lokal als

$$\Delta\varphi\left(\vec{r}\right) \approx \Delta\varphi_0 + \vec{r} \cdot \vec{\nabla}\Delta\varphi \tag{3.49}$$

beschreiben lässt. Er entspricht einer Bewegung von $\Delta z = \Delta\phi/(2k)$. Für die defokussierte Variante $U^{\beta}_{\Delta\varphi}\left(\vec{r}\right)$ dieser phasenverschobenen Abbildung erhält man

$$\begin{aligned} U^{\beta}_{\Delta\varphi}\left(\vec{r}\right) = \mathscr{F}^{-1}\Bigg[&\mathscr{F}\left[U \,\exp\left[i\left(\Delta\varphi_0 + \vec{r}\cdot\vec{\nabla}\Delta\varphi\right)\right]\right]\left(\vec{k}\right) \\ &\times \exp\left(\frac{i\beta\vec{k}^2}{2k}\right)\Bigg]\left(\vec{r}\right). \end{aligned} \tag{3.50}$$

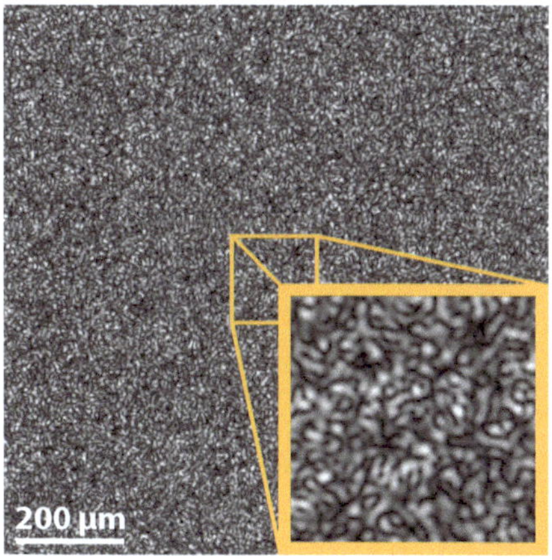

(a) fokussiertes Specklemuster

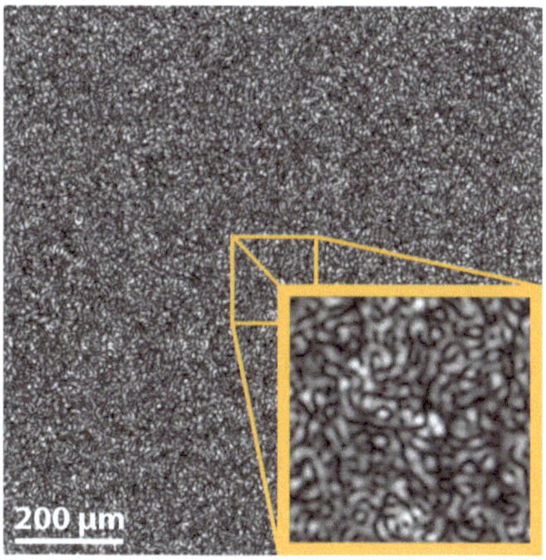

(b) defokussiertes Specklemuster

(c) axiale Bewegung

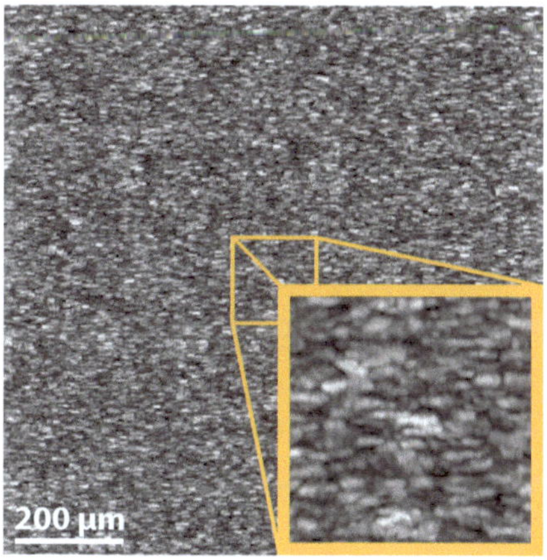

(d) laterale Specklebewegung

Abbildung 3.20: Simulation des Artefakts. (a) Specklemuster einer zufälligen Anordnung von Streuern, (b) defokussiertes Specklemuster derselben Anordnung, (c) axiale Bewegung der Punktstreuer, (d) Visualisierung der dadurch induzierten Specklebewegung.

An dieser Stelle wenden wir wiederum das Fourier-Shift-Theorem an, um die Multiplikation des Bildes U mit dem Phasengradienten in eine Translation der entsprechenden Raumfrequenzen zu überführen:

$$U^{\beta}_{\Delta\varphi}(\vec{r}) = \mathscr{F}^{-1}\left[\mathscr{F}\left[U\right](\vec{k}-\vec{\nabla}\Delta\varphi)\exp\left(\frac{i\beta\vec{k}^2}{2k}\right)\right](\vec{r})\exp\left(i\Delta\varphi_0\right) \tag{3.51}$$

Der Faktor $\exp\left(i\Delta\phi_0\right)$ ist konstant und kann deshalb aus beiden Fouriertransformationen herausgezogen werden. Anschließend werden die Raumfrequenzen entsprechend $\vec{k} \rightarrow \vec{k}+\vec{\nabla}\Delta\phi$ um $\vec{\nabla}\Delta\phi$ verschoben, was im Ortsraum durch eine Multiplikation mit $\mathrm{e}^{i\vec{r}\cdot\vec{\nabla}\Delta\phi}$ wieder kompensiert wird. Dies ist äquivalent zu einer entsprechenden Substitution der Integrationsvariablen der äußeren Fouriertransformation. Die defokussierte Abbildung $U^{\beta}_{\Delta\varphi}$ des phasenverschobenen Wellenfeldes lautet dann

$$\begin{aligned} U^{\beta}_{\Delta\varphi}(\vec{r}) =& \mathscr{F}^{-1}\left[\mathscr{F}\left[U\right](\vec{k})\ \exp\left[\frac{i\beta}{2k}(\vec{k}+\vec{\nabla}\Delta\varphi)^2\right]\right](\vec{r}) \\ &\times \exp\left[i\left(\Delta\varphi_0+\vec{r}\cdot\vec{\nabla}\Delta\varphi\right)\right]. \end{aligned} \tag{3.52}$$

Durch Anwendung der bimomischen Formel auf das Quadrat im Exponenten wird aus der rechten Seite dieser Gleichung

$$\begin{aligned} &\mathscr{F}^{-1}\left[\mathscr{F}\left[U\right](\vec{k})\ \exp\left[\frac{i\beta}{2k}\left(\vec{k}^2+2\vec{k}\cdot\vec{\nabla}\Delta\varphi+\left(\vec{\nabla}\Delta\varphi\right)^2\right)\right]\right](\vec{r}) \\ &\times \exp\left[i\left(\Delta\varphi_0+\vec{r}\cdot\vec{\nabla}\Delta\varphi\right)\right]. \end{aligned} \tag{3.53}$$

Der Phasenfaktor $\exp\left[\frac{i\beta}{2k}\left(\vec{\nabla}\Delta\varphi\right)^2\right]$ hängt weder von $\vec{r}$ noch von $\vec{k}$ ab und kann deshalb aus beiden Fouriertransformationen herausgezogen werden. Daraus folgt:

$$\begin{aligned} U^{\beta}_{\Delta\varphi}(\vec{r}) =& \mathscr{F}^{-1}\left[\mathscr{F}\left[U\right](\vec{k})\ \exp\left[\frac{i\beta}{2k}\left(\vec{k}^2+2\vec{k}\cdot\vec{\nabla}\Delta\varphi\right)\right]\right](\vec{r}) \\ &\times \exp\left[i\left(\Delta\varphi_0+\vec{r}\cdot\vec{\nabla}\Delta\varphi+\frac{\beta}{2k}\left(\vec{\nabla}\Delta\varphi\right)^2\right)\right]. \end{aligned} \tag{3.54}$$

Jetzt wird das Fourier-Shift-Theorem angewandt, um den Phasefaktor $\exp\left(\frac{i\beta}{k}\vec{k}\cdot\vec{\nabla}\Delta\varphi\right)$ der Raumfrequenzen durch eine Translation des entsprechenden Bildes um $-\frac{\beta}{k}\vec{\nabla}\Delta\varphi$ zu ersetzen:

$$U^{\beta}_{\Delta\varphi}(\vec{r}) = \mathscr{F}^{-1}\left[\mathscr{F}\left[U\right](\vec{k})\ \exp\left(\frac{i\beta\vec{k}^2}{2k}\right)\right](\vec{r}+\frac{\beta}{k}\vec{\nabla}\Delta\varphi)$$
$$\times\exp\left[i\left(\Delta\varphi_0+\vec{r}\cdot\vec{\nabla}\Delta\varphi+\frac{\beta}{2k}\left(\vec{\nabla}\Delta\varphi\right)^2\right)\right]. \qquad (3.55)$$

Abschließend wird ausgenutzt, dass $\mathscr{F}^{-1}\left[\mathscr{F}\left[U\right]\ \exp\left(\frac{i\beta\vec{k}^2}{2k}\right)\right]$ das defokussierte Bild U^{β} des ursprünglichen, nicht-phasenverschobenen Wellenfeldes ist. Außerdem werden alle reinen Phasenfaktoren vernachlässigt, die keinen Einfluss auf die Intensität des Specklemusters haben. Daraus folgt

$$\left|U^{\beta}_{\Delta\varphi}(\vec{r})\right|^2 = \left|U^{\beta}\left(\vec{r}+\frac{\beta}{k}\vec{\nabla}\Delta\varphi\right)\right|^2 \qquad (3.56)$$

Man erhält tatsächlich nicht bloß das defokussierte Specklemuster. Stattdessen ist es zusätzlich in lateraler Richtung verschoben. Die scheinbare Verschiebung $\Delta\vec{r}_{\mathrm{Art}}$ der Probe beträgt genau wie im Fall der Subaperturauswertung

$$\Delta\vec{r}_{\mathrm{Art}} = 2\mu\vec{\nabla}\Delta\phi = 2\beta\cdot\vec{\nabla}\Delta z. \qquad (3.57)$$

Diese laterale Verschiebung des Wellenfeldes in der Bildebene wird auch hier durch eine rein axiale Bewegung der Probe verursacht. Dies zeigt, wie wenig die Bewegung eines defokussierten Specklemusters mit der zugrundeliegenden Bewegung der Probe zu tun haben kann.

3.5.3 Experimentelle Validierung

Zur Evaluierung der Detektion von lateralen Mikrobewegungen mittels numerisch erzeugter Subaperturen wird eine Probe benötigt, die kontrollierbar bewegt werden kann. Optimalerweise erfolgt die Bewegung nicht nur in eine, sondern in viele unterschiedliche Richtungen.

Außerdem wird gefordert, dass ein möglichst breites Spektrum an unterschiedlich starken Bewegungen beobachtet werden kann, und dass Strukturen existieren, die sich überhaupt nicht bewegen. All diese Anforderungen erfüllt eine um die optische Achse rotierende Probe. Das Zentrum bewegt sich dabei überhaupt nicht, aber von diesem ausgehend nimmt die absolute Geschwindigkeit in alle lateralen Richtungen linear zu. Neben diesem breiten Spektrum an Geschwindigkeiten ist in der Rotation auch tatsächlich jede Bewegungsrichtung vertreten.

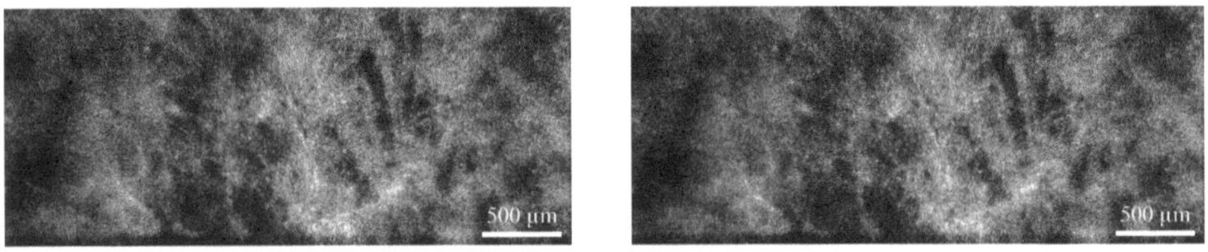

Abbildung 3.21: OCT-Bilder einer rotierenden Probe aus Tonkarton. Zwischen den beiden Aufnahmen wurde die Probe um 0,2° gedreht. Der Unterschied zwischen beiden Aufnahmen ist so gering, dass er mit dem bloßen Auge kaum oder gar nicht wahrnehmbar ist.

Deshalb wurde ein Stück Tonkarton auf einen Hochpräzisions-Drehtisch geklebt und zwischen zwei nacheinander aufgenommenen FF-SS-OCT-Aufnahmen um einen Winkel von 0,2° gedreht, was selbst am Rand des Bildfeldes einer Bewegung von nur wenigen Mikrometern entspricht. Die Aufnahmen sind in Abb. 3.21 dargestellt. Der Unterschied ist so gering, dass er mit dem Auge nicht wahrnehmbar ist.
Um die Bewegung dennoch präzise bestimmen zu können, wird die Bildgebung nacheinander auf die in Abb. 3.22 gezeigten numerisch erzeugten Subaperturen beschränkt und die paarweise berechneten Phasendifferenzen werden der entwickelten Theorie entsprechend prozessiert. Man erhält die in Abb. 3.24 gezeigten lateralen Translationen. Die beobachteten x- und y-Translationen wurden in die für diese Art von Bewegung intuitiveren sphärischen Koordinaten mit der Magnitude

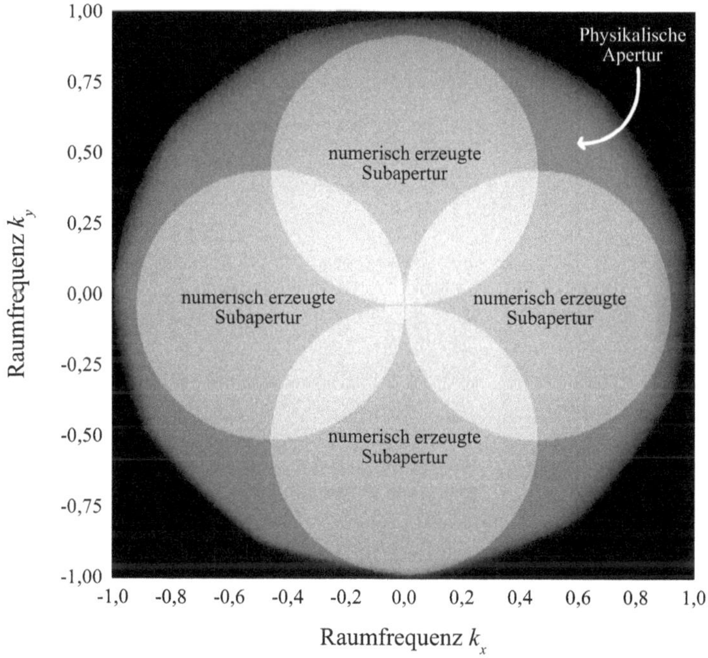

Abbildung 3.22: Synthetische Subaperturen. Die Bildgebung wurde nachträglich numerisch auf jeweils eine der vier dargestellten Subaperturen limitiert. Aus den Unterschieden in den dabei beobachteten Phasendifferenzen lassen sich die lateralen Komponenten der Bewegung bestimmen. Die axiale Komponente wird anhand der Phasendifferenzen in der vollen physikalischen Apertur der Messung bestimmt.

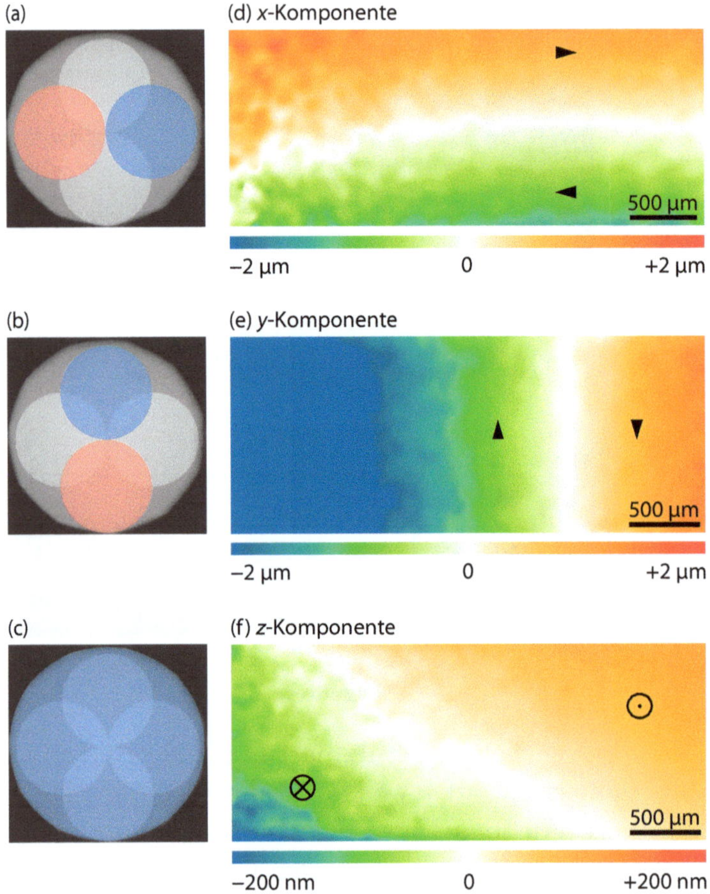

Abbildung 3.23: Durch Subapertur-Prozessierung bestimmte Translation des rotierenden Tonkartons in Polarkoordinaten. Magnitude m und Richtung ϕ sind getrennt voneinander farbkodiert dargestellt.

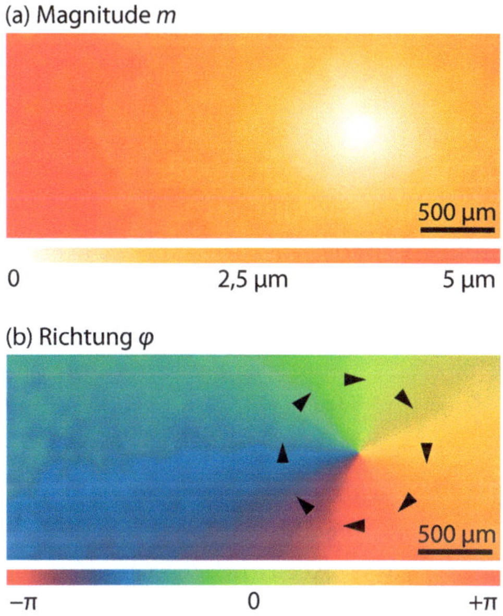

Abbildung 3.24: Durch Subapertur-Prozessierung bestimmte Translation des rotierenden Tonkartons in Polarkoordinaten. Magnitude m und Richtung ϕ sind getrennt voneinander farbkodiert dargestellt.

$m = \sqrt{\Delta x^2 + \Delta y^2}$ und der Richtung $\phi = \text{atan2}(\Delta y, \Delta x)$ transformiert. Dabei bezeichnet

$$\text{atan2}(\Delta y, \Delta x) = \begin{cases} \arctan(\frac{\Delta y}{\Delta x}) & \text{wenn } \Delta x > 0, \\ \arctan(\frac{\Delta y}{\Delta x}) + \pi & \text{wenn } \Delta x < 0 \text{ und } \Delta y \geq 0, \\ \arctan(\frac{\Delta y}{\Delta x}) - \pi & \text{wenn } \Delta x < 0 \text{ und } \Delta y < 0, \\ +\frac{\pi}{2} & \text{wenn } \Delta x = 0 \text{ und } \Delta y > 0, \\ -\frac{\pi}{2} & \text{wenn } \Delta x = 0 \text{ und } \Delta y < 0, \\ \text{nicht definiert} & \text{wenn } \Delta x = 0 \text{ und } \Delta y = 0. \end{cases} \tag{3.58}$$

Am linken Bildrand wird eine Bewegung von 5 µm beobachtet, was etwa der lateralen Auflösung der Abbildung entspricht. Aber auch die wesentlich kleineren Bewegungen in der Umgebung des Rotationszentrums werden noch präzise erfasst, obwohl sie weit unter der lateralen Auflösung und sogar unterhalb der verwendeten Wellenlänge stattfinden. In Abb. 3.25 sind die Translationen in einer vektorbasierten Darstellung visualisiert. Dies ist die wahrscheinlich intuitivste Darstellung, obwohl die räumliche Auflösung dadurch natürlich reduziert wird.

Der Rotationswinkel wird anhand der Steigung des Rotationsprofils bestimmt. Er ergibt sich aus dem linearen Zusammenhang zwischen der Magnitude m und dem Abstand d zum Rotationszentrum. Das Rotationszentrum wird anhand der Position des Vortexes in Abb. 3.24 bestimmt. Durch Anpassen einer linearen Funktion an das in Abb. 3.26 dargestellte Rotationsprofil wird die Steigung m/d zu 0,00384 bestimmt. Dies entspricht einer Rotation um $(180° \cdot m)/(\pi d) = 0{,}22°$. Die zehnprozentige Abweichung von der beabsichtigten Rotation um 0,2° ist vermutlich nicht auf eine Messungenauigkeit, sondern auf eine limitierte Präzision bei der manuellen Verstellung des Drehtisches zurückzuführen.

Die Ergebnisse dieses Vorversuches zeigen, dass dreidimensionale Translationsvektoren durch die Auswertung von numerisch erzeugten Subaperturen mit hoher Genauigkeit bestimmt werden können. Im folgenden Kapitel wird diese Technik deshalb zur Visualisierung der Gewebetranslation während einer retinalen Photokoagulation eingesetzt.

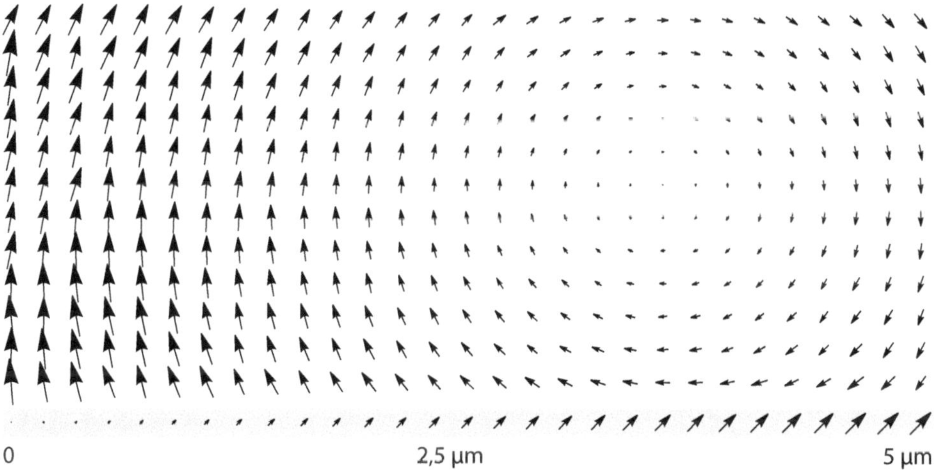

Abbildung 3.25: Durch Subapertur-Prozessierung bestimmte Translation des rotierenden Tonkartons, dargestellt als Vektorgitter.

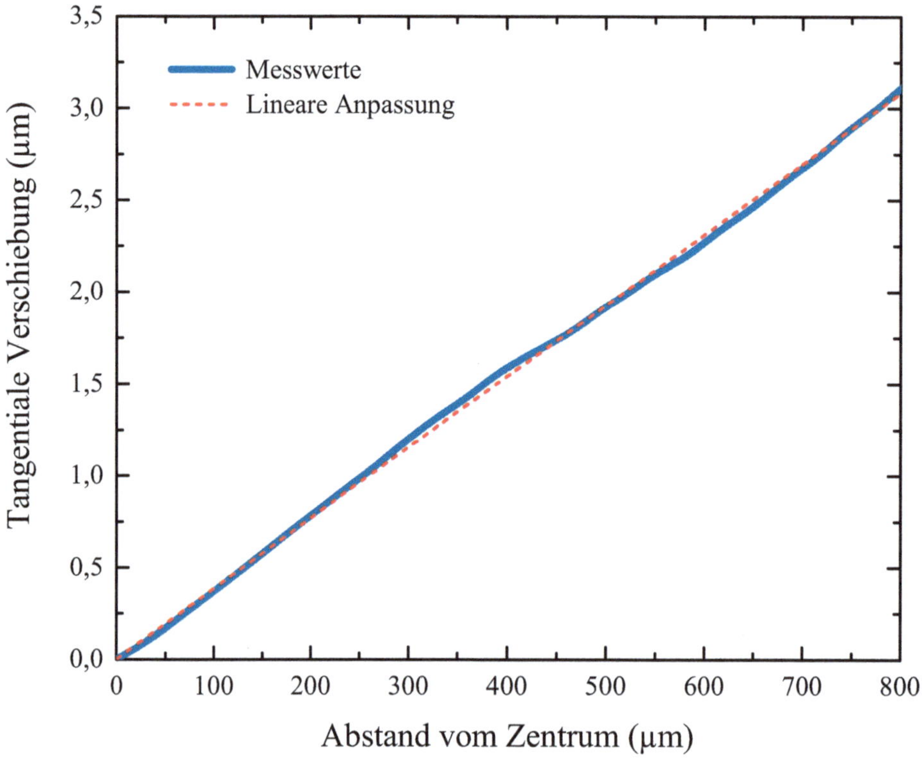

Abbildung 3.26: Rotationsprofil des Tonkartons. Aufgetragen ist die mittlere tangentiale Translation in Abhängigkeit des Abstands zum Rotationszentrum. Die Steigung der linearen Anpassung beträgt 0,00384. Daraus ergibt sich ein Rotationswinkel von 0,22°.

Kapitel 4

Exploration klinischer Anwendungen

In diesem Kapitel werden die im Rahmen dieser Arbeit entwickelten Methoden anhand von klinischen Anwendungen demonstriert. Dabei werden die mit scannenden OCT-Systemen gewonnenen Ergebnisse jeweils denen von Full-Field-Swept-Source-Systemen gegenübergestellt. Zunächst wird dazu eine klinische Studie vorgestellt, in der die thermischen Prozesse während einer Photokoagulation erstmals in-vivo am Menschen mit scannender OCT-Bildgebung dargestellt werden. Anschließend wird demonstriert, wie derartige Messungen – besonders im Hinblick auf die Analyse von lateralen Bewegungen – von einer phasenstarren Full-Field-Bildgebung profitieren. Im darauffolgenden Kapitel wird zunächst die scannende und anschließend wiederum die phasenstarre Full-Field-Swept-Source-OCT für die Visualisierung von retinaler Hämodynamik eingesetzt. Mit ihrer Hilfe werden völlig neue Erkenntnisse über den Blutfluss im vaskulären System der Retina gewonnen und erstmalig ein realistischer Wert für die Pulswellengeschwindigkeit in retinalen Arterien bestimmt.

4.1 SD-OCT-Bildgebung der Photokoagulation

Während der Photokoagulation kommt es durch die Absorption des eingestrahlten Laserlichts im retinalen Pigmentepithel zu einer thermischen Expansion des Gewebes und Veränderungen des Brechungsindexes. Bei entsprechend hohen Temperaturanstiegen denaturieren schließlich die im Gewebe enthaltenen Proteine, was die Struktur und Funktion des Gewebes beeinflussen kann. Diese Prozesse und die mit ihnen einhergehenden morphologische Veränderungen finden innerhalb weniger Millisekunden auf einer Skala im niedrigen Mikrometer- oder sogar Nanometerbereich statt. Die Bildgebung dieser Prozesse stellt deshalb entsprechend hohe Ansprüche an die zeitliche und räumliche Auflösung der einzusetzenden OCT-Technologie. Die erforderliche Bildrate wird von sehr schnell scannenden OCT-Systemen erreicht. Die erforderliche axiale Auflösung hingegen kann nur indirekt über eine Auswertung der Phasen realisiert werden. So können auch Prozesse, die weit unterhalb der tatsächlichen Auflösung des OCT-Systems stattfinden, detektiert werden. Zur Detektion von kleinen Veränderungen in der Mikrostruktur der Retina ist zunächst eine robuste und präzise Korrektur der um drei bis fünf Größenordnungen stärkeren Untergrundbewegungen nötig. Hierzu kommen die in Kapitel 3 vorgestellten Algorithmen zur Bewegungskorrektur und Phasenentfaltung zum Einsatz. Dies ermöglicht eine lokale Auswertung der Phasendifferenzen zur Visualisierung von Effekten wie thermischer Expansion, physiologischen Reaktionen auf die Bestrahlung oder Denaturierung der im Gewebe enthaltenen Proteine.

4.1.1 Einleitung und Stand der Technik

Im Zusammenhang mit der Lasertherapie wurde die OCT vor 15 Jahren das erste Mal erwähnt [167, 168]. Mit den damaligen technischen Möglichkeiten wurden nach der Behandlung OCT-Aufnahmen der Koagulationsspots angefertigt. Für die phasensensitive Aufnahme von schnellen Prozessen während der retinalen Photokoagulation war die maximal mögliche Bildgebungsgeschwindigkeit der verfügbaren OCT-

Technologie zu damaligen Zeiten noch viel zu gering. Anhand von nach der Behandlung aufgezeichneten OCT-Aufnahmen wurden beispielsweise die Effekte selektiver Retina-Therapie (SRT) und konventioneller Laserphotokoagulation verglichen [169]. OCT-Aufnahmen des Koagulationsprozesses, die nicht erst *nach* sondern tatsächlich direkt *während* der Bestrahlung aufgenommen wurden, wurden bisher überwiegend an enukleierten Schweineaugen realisiert. Aus den Phasendifferenzen zwischen aufeinanderfolgenden B-Scans wurde dann die axiale Bewegung des Gewebes bestimmt. Auf diese Art ließen sich die thermischen Effekte wie Gewebe-Expansion und Denaturierung messen und ihre Abhängigkeit von den Bestrahlungsparametern systematisch untersuchen [51, 52]. Anhand der Phasendifferenzen ließen sich jedoch nur die axialen Bewegungen entlang der optischen Achse detektieren. Für eine Untersuchung der lateralen Bewegungen senkrecht dazu wurde die Auswertung der Phasen mit einer Korrelation der Intensitätsverteilung kombiniert [53]. Die so bestimmte laterale Bewegung weist große Ähnlichkeit mit dem Strahlprofil des Koagulationslasers auf. Im Zentrum der Koagulation sind sowohl die laterale als auch die axiale Bewegung am stärksten. Zum Rand der bestrahlten Fläche hin nehmen beide ab. Das umliegende Gewebe außerhalb der bestrahlten Fläche bewegt sich weder axial noch lateral. Obwohl diese Ergebnisse auf den ersten Blick plausibel erscheinen, widersprechen sie tatsächlich grundlegenden Annahmen über die Symmetrie, Stetigkeit und Kontinuität des Translationsfeldes während einer Photokoagulation. Erwartet wird nämlich ein zur Achse der senkrecht auf die Retina einfallenden Bestrahlungsrichtung radialsymmetrisches Verschiebungsfeld. Dieses sollte darüber hinaus stetig sein, sodass sehr dicht benachbarte Punkte ähnliche Bewegungen ausführen. Den größten Widerspruch zu diesen Annahmen stellt die besonders große laterale Bewegung im Zentrum der Koagulation dar. Dort kann nämlich überhaupt keine Bewegung stattfinden, weil das Translationsfeld dann nicht mehr stetig wäre. Zwei Punkte, die sich in unmittelbarer Nähe des Bestrahlungszentrums genau gegenüberliegen, würden sich trotz der geringen Entfernung, die sie zueinander haben, mit großer Geschwindigkeit voneinander weg oder aufeinander zu bewegen. Dies entspräche einer unendlich großen Expansion beziehungsweise Kontraktion.

Die Methode wurde später von denselben Autoren weiterentwickelt, so dass nicht nur die Stärke, sondern auch die Richtung der lateralen Bewegung anhand der OCT-Aufnahmen bestimmt werden kann [54]. Dabei wurde beobachtet, dass die laterale Bewegung selbst bei identischen Bestrahlungsparametern erheblichen Schwankungen unterworfen war: In etwa einem Drittel aller Messungen expandierte die Retina während der Bestrahlung, gefolgt von einer Kontraktion nach dem Abschalten des Behandlungslasers. In etwa genauso vielen Fällen wurde jedoch das genaue Gegenteil beobachtet – die Retina kontrahierte während der Bestrahlung und expandierte erst nach dem Abschalten des Lasers. Im letzten Drittel der Messungen wurde überhaupt keine quantifizierbare laterale Bewegung beobachtet. Dass die Reaktion des retinalen Gewebes auf eine Bestrahlung dermaßen starken Schwankungen unterworfen sein soll, ist erstaunlich, weil die thermischen Eigenschaften der Retina prinzipiell von denen des eingeschlossenen Wassers dominiert werden müssten [170, 171]. Auch die Tatsache, dass die axiale Bewegung in denselben Messungen reproduzierbar eine Ausdehnung des Gewebes bei Bestrahlung und eine anschließende Kontraktion zeigte, nährt Zweifel an den vorgestellten Ergebnissen.
Die widersprüchlichen oder gar unrealistischen Ergebnisse dieser beiden Studien lassen sich gleich auf mehrere Schwächen der angewendeten Methode zurückführen. Zunächst einmal kann lebendes Retinagewebe, insbesondere während seiner Koagulation, nicht als starrer Körper beschrieben werden. Das Specklemuster ändert sich nicht nur durch Translationen, sondern auch durch Effekte wie thermische Gewebeveränderungen, physiologische Reaktionen auf die Bestrahlung oder den Blutfluss. Die starke laterale Bewegung, die im Zentrum der Koagulation beobachtet wurde, ist vermutlich auf diese Effekte zurückzuführen. Darüber hinaus wurde in Kapitel 3 beschrieben, dass außerhalb der Fokusebene auch eine rein axiale Bewegung im OCT-Bild laterale Translationen vortäuschen kann. Diese können mit der beschriebenen Methode nicht von tatsächlichen lateralen Bewegungen unterschieden werden. Diese Methode reagiert daher – genau wie andere auf Speckle-Tracking basierende Verfahren – sehr sensibel auf eine leichte Defokussierung, selbst wenn diese so gering ist, dass sie ansonsten keine erkennbaren Auswirkungen auf den Bildeindruck hat. Die lateralen

Bewegungen der Retina verhalten sich vermutlich ähnlich reproduzierbar wie die axialen; wahrscheinlich hat nur die zufällige Positionierung der Fokustiefe kurz vor oder hinter der Retina die entsprechend zufällige Transformation der axialen in scheinbare laterale Bewegungen induziert. Anhand der bisherigen Studien kann daher nicht beurteilt werden, ob überhaupt laterale Bewegungen stattfinden, falls ja, wie groß diese sind und in welche Richtung sich das Gewebe während der Koagulation tatsächlich bewegt.
Aufnahmen des Koagulationsprozesses in menschlicher Retina gab es bisher nicht. Die ersten in-vivo aufgenommenen OCT-Messungen des Koagulationsprozesses wurden an anästhesierten und mechanisch fixierten Kaninchen durchgeführt [51]. Die dabei in das Kaninchenauge eingestrahlte Leistung des OCT-Messlichts übertraf die für menschliche Augen zugelassene Leistung um einen Faktor 8. Trotz der hohen mechanischen Stabilität und der starken Beleuchtung erwies sich die Auswertung der Daten als relativ schwierig [51]. Insbesondere Untergrundbewegungen, die damals weniger präzise oder gar nicht korrigiert wurden, führten zu Artefakten und verhinderten in vielen Fällen eine Quantifizierung der thermischen Effekte. Die in den Versuchen erzielten Ergebnisse lassen eine Studie an menschlichen Probanden zwar möglich erscheinen, sie verdeutlichen aber auch die hohen Ansprüche an die eingesetzte OCT-Technologie sowie an die Algorithmen zur Bewegungskorrektur und zur Auswertung der Phasendaten.

4.1.2 Klinische Studie

Im Rahmen des vom Bundesministerium für Bildung und Forschung geförderten Projektes *iCube* wurde die phasensensitive OCT-Bildgebung während der Photokoagulation auch am Menschen realisiert. Seit September 2015 haben sich insgesamt 5 Patienten und eine Patientin zur Teilnahme an der Studie bereit erklärt. Der jüngste Patient war 35 Jahre alt und litt unter diabetischer Retinopathie, die im linken Auge durch eine Photokoagulation therapiert wurde. Eine weitere Teilnehmerin litt im Alter von 51 Jahren unter einem Zentralvenenverschluss.

Auch unter den übrigen Patienten im Alter von 57 bis 75 Jahren war dies die häufigste Indikation für die Therapie durch Photokoagulation.

4.1.2.1 Telesto II und Laserspaltlampe

Für die Studie der Klinik für Ophthalmologie des Universitätsklinikums Schleswig-Holstein (Campus Kiel) wurde vom Medizinischen Laserzentrum Lübeck eine als Zubehör für eine Laserspaltlampe klinisch zugelassene OCT-Einheit entwickelt. Das als OCT2LSL bezeichnete System ist in Abb. 4.1 gezeigt. Für klinische Messungen wurde es an einer Laserspaltlampe Visulas LSL 532s (Carl Zeiss Meditec AG, Jena) eingesetzt.

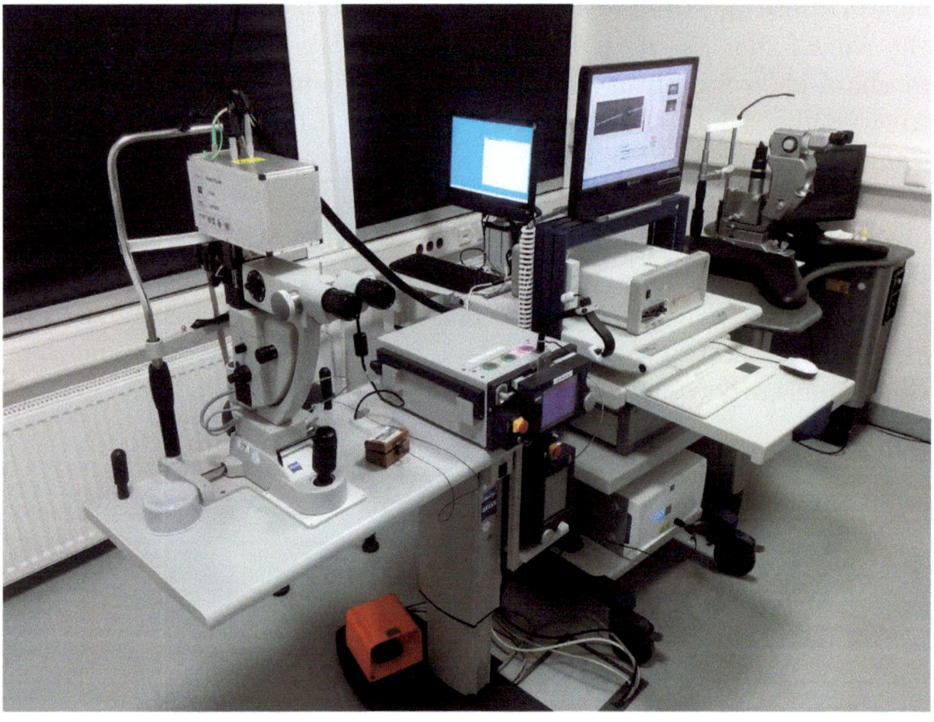

Abbildung 4.1: Zur OCT-Darstellung der Photokoagulation verwendetes System aus Laserspaltlampe und OCT-Gerät am Einsatzort.

Das System basiert auf einem kommerziell erhältlichen Telesto II Spektral-Radar OCT-System der Firma Thorlabs. Darin enthalten ist eine

Superlumineszenzdiode (EXS210007-01, Exalos, Schlieren, Schweiz), die bei einer Zentralwellenlänge von 1070 nm etwa 10 mW Lichtleistung in die angeschlossene optische Faser emittiert, wovon schließlich 1,3 mW in das Patientenauge gelangen. Die spektrale Bandbreite beträgt dabei etwa 80 nm. Für die Detektion der Überlagerung aus Proben- und Referenzlicht kommt das im Telesto II enthaltene Spektrometer zum Einsatz. Das einfallende Licht wird spektral zerlegt und von einer InGaAs-Zeilenkamera (SU1024LDH2, Sensors Unlimited Inc, Princeton, USA) mit einer Zeilenrate von maximal 92 kHz detektiert. Berücksichtigt man die Totzeiten durch den Scannerrücklauf, dann lassen sich pro Sekunde 333 B-Scans aufzeichnen, die aus jeweils 256 A-Scans bestehen. Die Optik wurde so justiert, dass bei nicht ausgelenkten Scannerspiegeln der Zwischenfokus des OCT-Strahlengangs vor dem Kontaktglas exakt mit dem des Koagulationslasers übereinstimmte. Damit wurde sichergestellt, dass die Datenaufnahme auch tatsächlich am Ort der Koagulation erfolgt (siehe Abb. 4.2). Für die Behandlung und Datenaufnahme sind zwei Personen erforderlich. Der behandelnde Arzt fokussiert den Pilotlaser für die Photokoagulation durch ein Kontaktglas auf die Retina des Patienten, visiert die zu behandelnde Position an und betätigt zum Auslösen des Behandlungslasers einen Fußschalter. Die Bestrahlungsparameter wie Expositionszeit, Spotgröße und Laserleistung hat er zuvor auf einem zum Behandlungslaser gehörenden Bediendisplay eingestellt.

Parallel zu der Behandlung des Patienten durch den Arzt wurden kontinuierlich OCT-Daten aufgezeichnet, in Echtzeit prozessiert und dargestellt. Dies ermöglichte eine kontinuierliche Anpassung von Bildgebungsparametern wie der Referenzarmlänge oder der Fokustiefe. Die letzten Sekunden der aufgezeichneten OCT-Rohdaten wurden kontinuierlich in einem Ringspeicher gehalten, so dass beim Auslösen des Behandlungslasers nicht nur die folgenden drei Sekunden, sondern rückwirkend auch die letzte Sekunde vor der Koagulation dauerhaft gespeichert werden konnte. Sobald die Aufzeichnung der dreisekündigen B-Scan-Serie abgeschlossen war, wurde zusätzlich ein 128 × 128 px großes Volumen über eine 2 mm × 2 mm große Umgebung des Behandlungsspots aufgezeichnet. Anschließend wurde die Echtzeitdarstellung der OCT Aufnahmen fortgesetzt.

Die Daten wurden pseudonymisiert auf Festplatten gespeichert und nach der Behandlung ausgewertet. Bei jedem Auslösen des Koagulationslasers wurden außerdem eine durch die Spaltlampenoptik aufgenommene Fundusfotografie und die eingestellten Laserparameter gespeichert. Auf einer vor der Behandlung angefertigten Weitfeld-Aufnahme der Retina wurde die Position der einzelnen Läsionen markiert, sodass sie später den gespeicherten Datensätzen zugeordnet werden kann. Außerdem wurden zur Beurteilung der morphologischen Entwicklung der Läsion vor der Behandlung, sowie nach einer Stunde, einem Tag, einem Monat, drei Monaten, sechs Monaten, neun Monaten und einem Jahr OCT-Aufnahmen mit einem Spectralis OCT (Heidelberg Engineering) aufgenommen. Wenige Sekunden nach der Behandlung wurde die ophthalmoskopische Sichtbarkeit der Läsion vom behandelten Arzt beurteilt und in die Kategorie 0 (nicht sichtbar), 0,5 (schwach sichtbar) oder 1 (stark sichtbar) klassifiziert. Die Läsionsstärke wurde außerdem anhand der eine Stunde nach der Behandlung aufgenommenen OCT-Schnittbilder in eine der insgesamt sechs unterschiedlichen Läsionsklassen [172] eingeteilt, um die während der Koagulation aufgezeichneten Daten später auf eventuelle Korrelationen mit der nachträglich festgestellten Koagulationsstärke überprüfen zu können und so geeignete Dosimetrieparameter zu identifizieren.

4.1.2.2 Prozessierung der Messdaten

Für die elementare Prozessierung der OCT-Daten, die aus den aufgenommenen Spektren $\widehat{I}(x, k)$ komplexe B-Scans $I(x, z)$ rekonstruiert, wurde das Thorlabs Software-Development-Kit verwendet. Die weitere Verarbeitung der komplexen Daten erfolgte mit LabVIEW. Für eine Korrektur der bei jeder Messung unvermeidbaren Bewegungen wurde das RPE in jedem B-Scan segmentiert und durch ein Polynom angepasst. Anschließend wurde jeder A-Scan entsprechend axial verschoben, so dass sich das RPE auf einer horizontalen Ebene in der Mitte der Messtiefe befand. Die lateralen Bewegungen wurden über eine Phasenkorrelation detektiert und ihr Verlauf wurde zeitlich geglättet, um die Präzision zu erhöhen und Rauschen bei der Bewegungskorrektur zu unterdrücken. Die so optimierte Bewegung wurde dann durch Anwenden

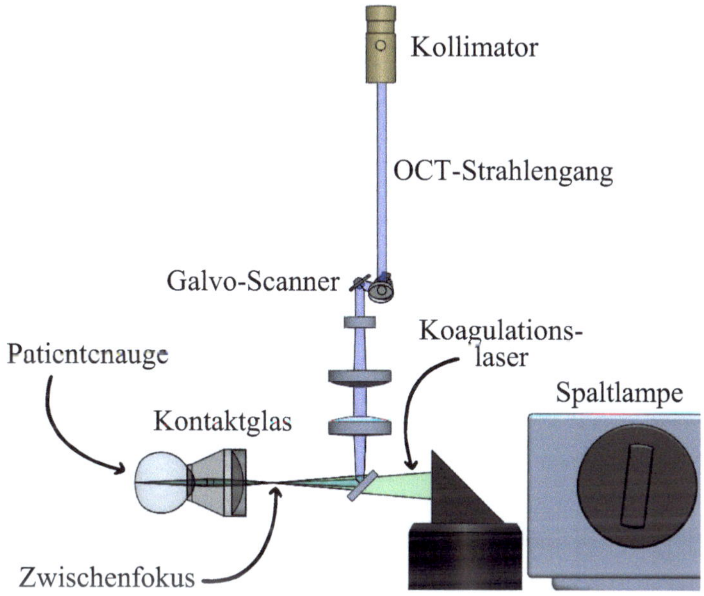

Abbildung 4.2: Strahlengang der OCT-Bildgebung an der Spaltlampenoptik. Die Zwischenfokusse von Koagulationslaser und OCT-Bildgebung wurden so vor dem Kontaktglas überlagert, dass sie bei nicht ausgelenkten Galvo-Scannern übereinstimmen. Bei einer symmetrischen Auslenkung der Scanner befindet sich die Läsion deshalb im Zentrum der OCT-Aufnahme.

des Fourier-Shift-Theorems kompensiert und die ermittelten axialen und lateralen Bewegungsverläufe wurden für eine spätere Verwendung gespeichert. Die korrigierten B-Scans wurden inkohärent gemittelt und ebenfalls gespeichert. In Abb. 4.6 sind ein einzelner B-Scan und der Mittelwert aller bewegungskorrigierten B-Scans dargestellt.
Die Berechnung der Phasendifferenzen erfolgte über eine Multiplikation eines B-Scans $I_i(x,z)$ mit dem komplex konjugierten vorhergehenden B-Scan $I^*_{i-1}(x,z)$:

$$\Delta\phi_i(x,z) = \arg\left[I^*_{i-1}(x,z)\, I_{i-1}(x,z)\right] \tag{4.1}$$

Die Phasendifferenzen des ersten B-Scans zum (nicht-existierenden) vorhergehenden B-Scan einer Messung wurden als Null definiert:

$$\Delta\phi_1(x,z) = 0 \tag{4.2}$$

Die so für jede einzelne Aufnahme berechneten Phasendifferenzen wurden anschließend mit den ursprünglichen Beträgen des B-Scans zu den komplexen Daten $I_i^{\Delta\phi}(x,z)$ kombiniert und gespeichert:

$$I_i^{\Delta\phi}(x,z) = \mathrm{abs}\left[I_i(x,z)\right] \exp\left[i\Delta\phi_i(x,z)\right] \tag{4.3}$$

Um das Phasenrauschen vor der Entfaltung der Phasendifferenzen und der weiteren Verarbeitung zu minimieren, folgte zunächst eine Glättung durch Faltung mit einem gaußförmigen Glättungskernel:

$$\Delta\phi_{\mathrm{glatt}}(x,z) = \arg\left[\mathscr{F}^{-1}\left[\mathscr{F}\left[I_i^{\Delta\phi}(x,z)\right]\cdot \exp\left(\frac{-k_x^2}{2\sigma_{k_x}^2} + \frac{-k_z^2}{2\sigma_{k_z}^2}\right)\right]\right] \tag{4.4}$$

Die Faltung wurde als Multiplikation der Raumfrequenzen mit dem fouriertransformierten Glättungskernel durchgeführt. Durch Zeropadding wurden Artefakte an den Bildrändern verhindert. Mit einem 25 µm- beziehungsweise 60 µm-Kernel wurden zwei unterschiedlich stark geglättete Varianten der Phasendifferenzbilder erzeugt.
Die axiale Bewegung der Retina während der Koagulation wurde anhand der moderat geglätteten Phasendifferenzen berechnet. Zuvor mussten diese entfaltet werden, was wie in Abb. 4.3 gezeigt entlang

von Pfaden geschah, die Bereiche mit typischerweise besonders schwachem Signal zuletzt durchlaufen und so Artefakte durch fehlerhafte Entfaltung von Phasenrauschen reduzierten. Dazu wurde zunächst am linken Bildrand die Phasendifferenz zwischen der Nervenfaserschicht zum retinalen Pigmentepithel entfaltet, ohne die Zwischenschichten zu betrachten. Im ersten tatsächlichen Entfaltungsschritt wurde dann das starke Signal der Nervenfaserschicht detektiert und entlang dieser Tiefe in Scanrichtung entfaltet. Anschließend wurde dieser Schritt ebenfalls in Scanrichtung für das retinale Pigmentepithel wiederholt. Ausgehend von der bereits entfalteten Nervenfaserschicht wurde dann jeder A-Scan bis in den signalarmen Bereich zwischen Nervenfaserschicht und Pigmentepithel hinein entfaltet. Ebenso wurde der Bereich oberhalb der Nervenfaserschicht „rückwärts“, also beginnend bei der Nervenfaserschicht, entfaltet. Ausgehend vom retinalen Pigmentepithel wurde dann das Signal der Choroidea entfaltet. Zuletzt wurde die dem Pigmentepithel zugewandte Hälfte des signalarmen Bereichs unterhalb der Nervenfaserschicht entfaltet. Die entfalteten Phasendifferenzen $\Delta\Phi_i(x,z)$ wurden dann gemäß

$$\Delta z_i(x,z) = \frac{\Delta\Phi_i(x,z)}{2k_0 n} \approx \frac{\lambda_0 \Delta\Phi_i(x,z)}{4\pi n} \tag{4.5}$$

in die entsprechenden axialen Bewegungen $\Delta z_i(x,z)$ umgerechnet und farbkodiert dargestellt.
Anschließend wurde die axiale Bewegung $\Delta z_i^{\mathrm{NFL}}(x)$ der Nervenfaserschicht anhand ihrer Phasendifferenzen $\Delta\phi_i^{\mathrm{NFL}}(x)$ ausgewertet. Dazu wurden diese zunächst an jeder Stelle über die Dicke der Nervenfaserschicht axial gemittelt:

$$\Delta\phi_i^{\mathrm{NFL}}(x) = \arg\left[\int\limits_{\mathrm{NFL}} \exp\left[i\Delta\phi_{\mathrm{glatt}}(x,z)\right]\,\mathrm{d}z\right] \tag{4.6}$$

Der so gewonnene Verlauf wurde in x-Richtung entfaltet. Die entfalteten Phasendifferenzen $\Delta\Phi_i^{\mathrm{NFL}}(x)$ wurden dann gemäß

$$\Delta z_i^{\mathrm{NFL}}(x) = \frac{\Delta\Phi_i^{\mathrm{NFL}}(x)}{2k_0 n} \approx \frac{\lambda_0 \Delta\Phi_i^{\mathrm{NFL}}(x)}{4\pi n} \tag{4.7}$$

in die entsprechenden axialen Bewegungen $\Delta z_i^{\mathrm{NFL}}(x)$ umgerechnet. Um globale Bewegungen der Retina aus den Phasendifferenzen zu eliminieren und so die durch die Photokoagulation erzeugten Bewegungen zu isolieren, wurde an die Bewegung der unbehandelten Randbereiche jeder OCT-Aufnahme eine Gerade angepasst und von allen Werten abgezogen. Nach einer Mittelung über den bestrahlten Bereich wurde $\Delta z_i^{\mathrm{NFL}}$ als Zeitverlauf der axialen Bewegung der Nervenfaserschicht dargestellt.
Eine genauere Lokalisierung der thermisch induzierten Prozesse in der Retina wurde durch die Bestimmung der lokalen Expansion $\epsilon_i(x,z)$ ermöglicht. Dazu wurden die Phasendifferenzen entlang der Tiefe abgeleitet, indem von jeder Phasendifferenz jeweils die darüber liegende abgezogen wird und diese Differenz durch den axialen Abstand δz der Datenpunkte geteilt wurde:

$$\frac{\partial \Delta\phi_i(x,z)}{\partial z} = \frac{\exp\left[i\Delta\phi_i(x,z) - i\Delta\phi_i(x,z-\delta z)\right]}{\delta z} \tag{4.8}$$

Diese Größe wurde gemäß

$$\epsilon_i(x,z) = \frac{\frac{\partial \Delta\phi_i(x,z)}{\partial z}}{2k_0 n} \approx \frac{\lambda_0 \frac{\partial \Delta\phi_i(x,z)}{\partial z}}{4\pi n} \tag{4.9}$$

in die dimensionslose axiale Expansion $\epsilon_i(x,z)$ umgerechnet und farbkodiert dargestellt. Eine Entfaltung der Phasendifferenzen war für die Berechnung der Expansion nicht nötig.
Die stark geglättete Version der komplexen Phasendifferenzbilder wurde zur Berechnung der lokalen Phasenvarianz $\sigma_{\Delta\phi}(x,z)$ verwendet. Dazu wurden die über 60 µm geglätteten Phasendifferenzen $\Delta\phi_{\mathrm{Glatt}}(x,z)$ von den ungeglätteten Phasendifferenzen durch komplex konjugierte Multiplikation subtrahiert und die Differenz quadriert:

$$\sigma_{\Delta\phi}(x,z) = \left[\arg\left[\exp\left(i\Delta\phi(x,z) - i\Delta\phi_{\mathrm{Glatt}}(x,z)\right)\right]\right]^2 \tag{4.10}$$

Die so berechnete Phasenvarianz verschwindet überall dort, wo die einzelnen Phasendifferenzen mit dem lokalen Mittelwert übereinstimmen, und ist besonders groß in Bereichen, in denen die Phasen keine einheitliche Korrelation zwischen dem aktuellen und dem vorhergehenden B-

Scan zeigen. Dies gilt insbesondere für das Rauschen in Bereichen mit schwachem oder überhaupt keinem Signal, aber auch für bewegte Streuer in Blutgefäßen oder im Zentrum des Koagulationsherdes. Dadurch wurde ein zusätzlicher Kontrastmechanismus eingeführt. Wird nämlich die quadratische Abweichung der Phasendifferenz vom lokalen Mittelwert mit der Intensität des OCT-Bildes gewichtet, dann erhält man Phasenvarianzbilder, die die Perfusion der Retina und der Choroidea wiedergeben. Ein schleichender Mittelwert über 16 aufeinanderfolgende Aufnahmen erhöhte dabei das SNR auf Kosten der zeitlichen Auflösung. Nach Abschluss der Prozessierung wurden die Ergebnisse automatisch grafisch dargestellt und in einer PDF-Datei zusammengestellt. Sie enthielt

1. allgemeine Behandlungsinformationen wie den Behandlungsort und -Zeit, den Namen des behandelnden Arztes und des technischen Assistenten sowie Geschlecht, Alter und Diagnose des Patienten,

2. Instrumenteninformationen wie das Modell und die Seriennummer sämtlicher Geräte oder die Versionsnummer eingesetzter Software,

3. Geräteparameter wie die eingestellte Spotgröße und Expositionszeit, Laserleistung und Parameter des OCT-Systems,

4. die erzeugte Läsionsstärke, beurteilt anhand der ophthalmoskopischen Sichtbarkeit direkt nach der Behandlung sowie anschließend aufgenommener OCT- und IR-Aufnahmen,

5. Aufnahmen von Voruntersuchungen mit dem Spectralis OCT,

6. eine Funduskarte mit durchnummerierten Läsionen zur Identifikation des aktuellen Herdes,

7. Videos und Projektionen der OCT-Rohdaten vor und nach der Bewegungskorrektur

8. Videos von aus Phasendifferenzen abgeleiteten Größen wie Expansion und Verschiebung des Gewebes oder die mit der Perfusion zusammenhängende Phasenvarianz,

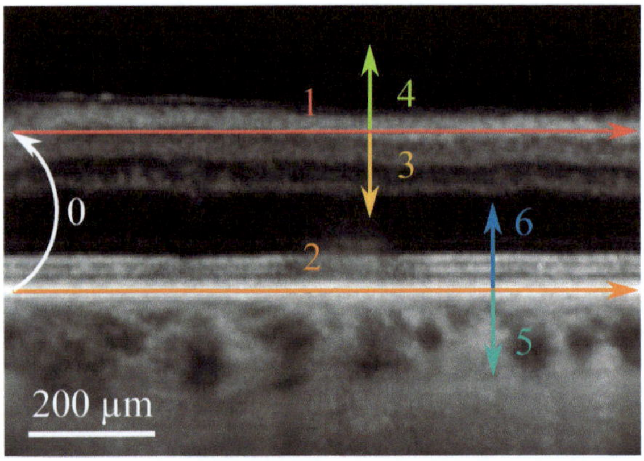

Abbildung 4.3: Pfade zur Entfaltung der Phasendifferenzen. Die signalärmsten Regionen der OCT-Aufnahmen werden zuletzt durchlaufen, um Artefakte zu reduzieren.

9. die Bewegung der Retina während der Messzeit und
10. Schnittbilder der jeweiligen Läsion, die zur Nachuntersuchung mit dem Spectralis OCT aufgenommen wurden.

4.1.3 Ergebnisse der Studie

Die OCT-Aufnahmen der insgesamt 500 aufgezeichneten Behandlungsspots wurden zunächst manuell anhand der bewegungskorrigierten Datensätze selektiert. Dabei wurden Messungen, die aus technischen Gründen nicht auswertbar sind, verworfen. Zu den häufigsten Ursachen für verworfene Messungen zählten unkorrigierbare Bewegungen während der Behandlung oder eine stark defokussierte Abbildung, welche zu einem schlechten SNR führt. Insgesamt waren lediglich 45 Läsionen auswertbar, was einem Anteil von etwa 10% entspricht.
Stellvertretend für die auswertbaren Messungen ist in Abb. 4.6 eine sehr gelungene Aufnahme gezeigt. Es handelt sich um eine starke Läsion, die sowohl ophthalmoskopisch als auch in der anschließend angefertigten Laser-Scanning-Ophthalmoskop-Aufnahme (SLO-Aufnahme) deutlich sichtbar war. Sie wurde im linken Auge eines 67-jährigen Patienten mit diagnostiziertem Zentralvenenverschluss erzeugt. Die Expositionszeit

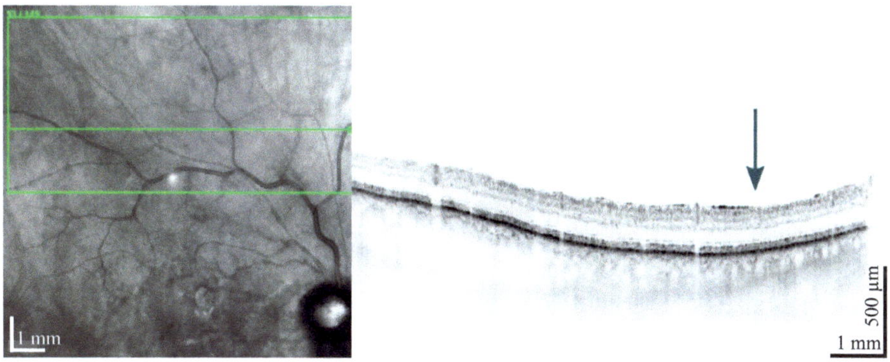

(a) vor der Behandlung

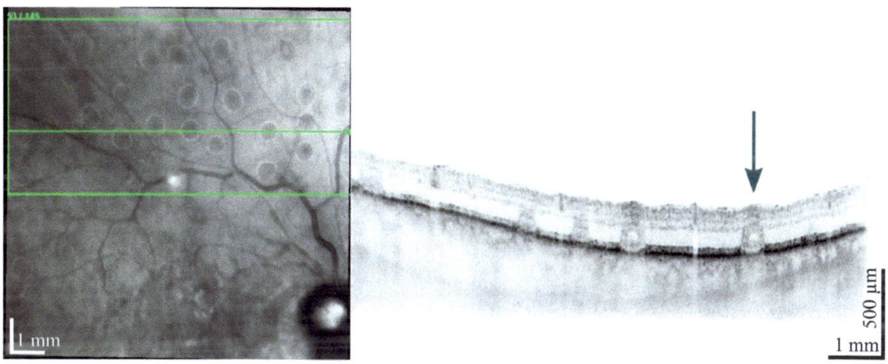

(b) nach der Behandlung

Abbildung 4.4: SLO- und OCT-Aufnahmen des behandelten Areals der Retina vor und eine Stunde nach der Photokoagulation, aufgenommen mit dem Spectralis OCT. Der Pfeil markiert die Position der Läsion in beiden Aufnahmen.

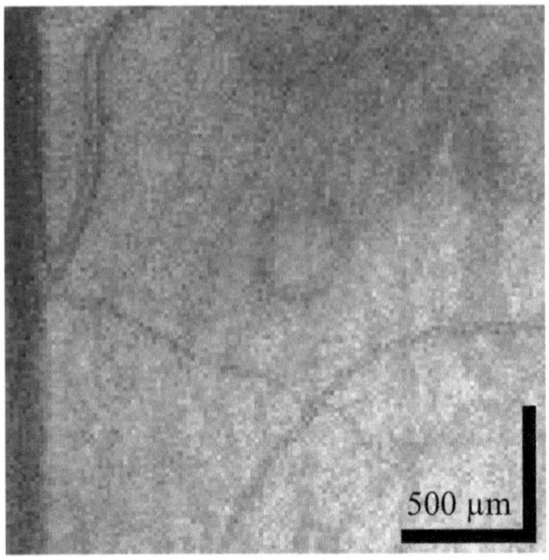

Abbildung 4.5: Axiale Projektion des dreidimensionalen OCT-Scans, der direkt im Anschluss an die Photokoagulation aufgezeichnet wurde. Die Läsion ist in der Mitte des Bildes sichtbar.

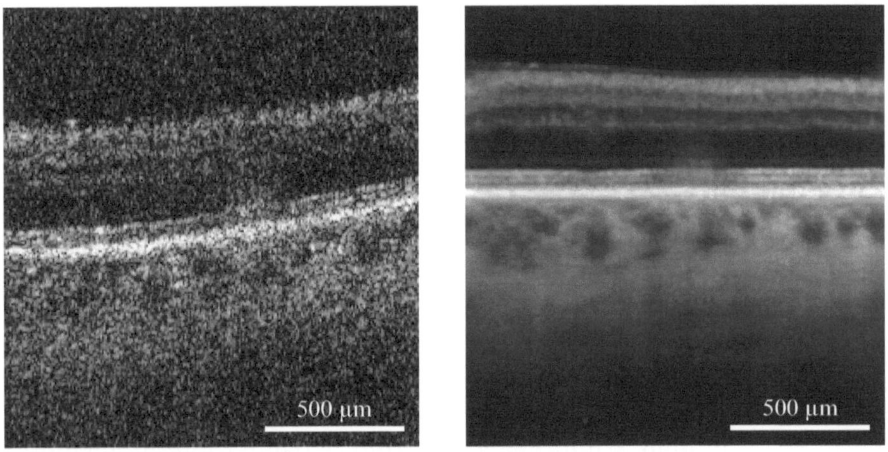

(a) Einzel-B-Scan (b) Mittelwert

Abbildung 4.6: Während der Photokoagulation aufgezeichnete OCT-Aufnahmen. Gezeigt ist ein unkorrigiertes Einzelbild am Ende der Bestrahlung (a) sowie der inkohärente Mittelwert über alle aufgezeichneten B-Scans nach Korrektur der Bewegungen (b).

für die Koagulation betrug 200 ms bei einer Leistung von 260 mW und einem Durchmesser des Behandlungsspots von 300 µm. Dargestellt ist ein einzelner B-Scan, der am Ende der Bestrahlung aufgenommen wurde, und eine nach der Bewegungskorrektur über alle 800 B-Scans gemittelte Aufnahme. Die Signalstärke des stark streuenden retinalen Pigmentepithels liegt etwa 12 dB über dem Rauschen. Die weniger stark streuenden Strukturen der neuronalen Retina heben sich kaum bis gar nicht vom Rauschuntergrund ab. Vermutlich durch eine leicht exzentrische Bildgebung ist die Lage der Retina in der Aufnahme etwas gekippt. Nach Mittelung der bewegungskorrigierten Aufnahmen treten auch die schwächer streuenden Strukturen der neuronalen Retina aus dem Rauschen hervor und der Einfluss der Speckle auf den Bildeindruck wird reduziert. In der Mitte des Bildes ist die durch die Koagulation verursachte Gewebeveränderung sichtbar. Die Läsion wurde an der in Abb. 4.4 markierten Position erzeugt. Abb. 4.5 zeigt eine En-Face-Projektion des direkt im Anschluss aufgenommenen Volumenscans. Aus der Bewegungskorrektur lässt sich eine Darstellung der vor, während und nach der Koagulation erfolgten Bewegung des Auges in axiale und laterale Richtung erzeugen, die in Abb. 4.7 gezeigt ist. Von der lateralen Bewegung lässt sich nur die Komponente entlang der Scanrichtung ermitteln und korrigieren. Bewegungen senkrecht zur Scanebene sind nur schwer quantifizierbar und lassen sich nicht korrigieren.

Aus den aufgezeichneten Phasen lässt sich zunächst die axiale Bewegung der retinalen Strukturen ermitteln. Sie ist in Abb. 4.8 für vier repräsentative Zeitpunkte dargestellt. Der entsprechende Zeitverlauf der Bewegung der Nervenfaserschicht ist in Abb. 4.9 gezeigt. Bis zum Beginn der Bestrahlung tritt wie erwartet praktisch keine Bewegung der Nervenfaserschicht auf. Direkt mit Einschalten des Behandlungslasers beginnt eine zunächst lineare Aufwärtsbewegung um etwa 5 µm, die vermutlich mit thermischer Ausdehnung des retinalen Pigmentepithels und der benachbarten Schichten assoziiert werden kann. Noch während der Bestrahlung wird ein Maximum der Bewegung erreicht, bevor eine Kontraktion beginnt. Beim Abschalten des Koagulationslasers setzt eine sehr starke Kontraktion ein, nach der die Retinadicke gegenüber ihrem initialen Wert um etwa 11 µm reduziert ist. Innerhalb der Messzeit von 2,4 s ist diese Kontraktion nicht reversibel. Um die Ursache

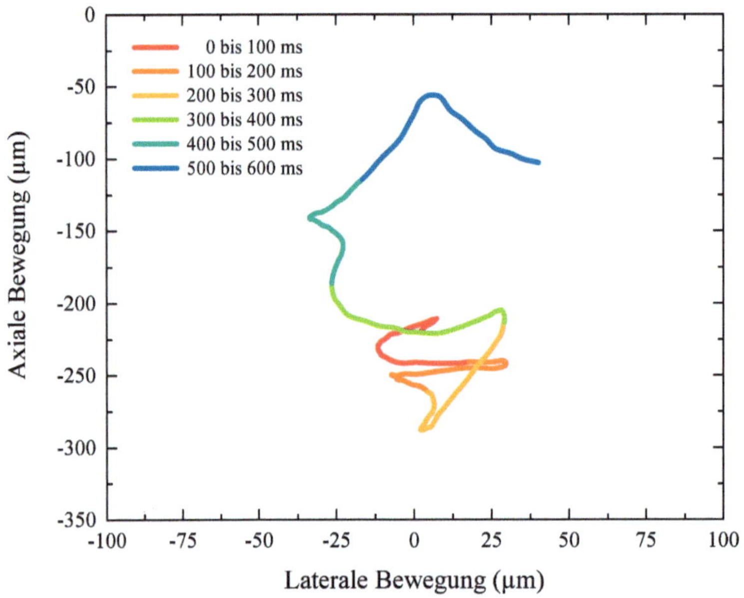

Abbildung 4.7: Pfad der Bewegung innerhalb der Scanebene während der ersten 600 ms. Der Koagulationslaser wurde nach 100 ms für 200 ms eingeschaltet (gelbe und orangefarbene Trajektorie).

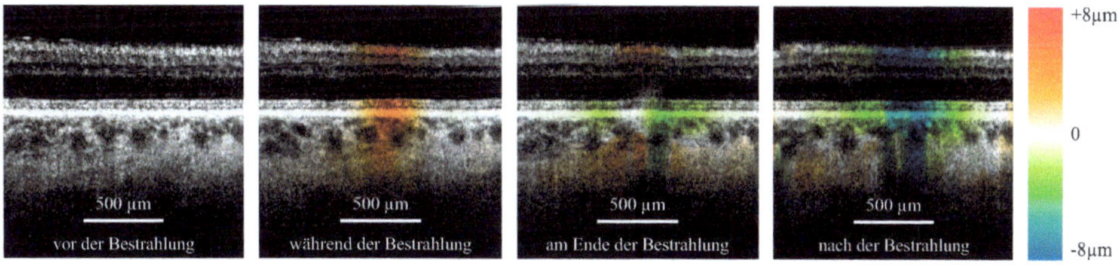

Abbildung 4.8: Axiale Bewegung des retinalen Gewebes relativ zu der unbestrahlten Umgebung. Es wird zunächst eine Ausdehnung der Retina beobachtet, die noch während der Bestrahlung zurückgeht und beim Abschalten des Koagulationslasers in eine starke Kontraktion umschlägt. Abb. 4.9 zeigt den Zeitverlauf.

der beobachteten Verschiebung zwischen dem retinalen Pigmentepithel und der Nervenfaserschicht zu lokalisieren, wird wie in Gleichung 4.9 beschrieben die Expansion $\epsilon_i(x, z)$ ermittelt. Sie ist wiederum für vier repräsentative Zeitpunkte in Abb. 4.10 dargestellt. Die als thermische Expansion interpretierte Ausdehnung zu Beginn der Bestrahlung ist in der unmittelbaren Umgebung des stark absorbierenden retinalen Pigmentepithels lokalisiert. Auch die Kontraktion scheint im Wesentlichen ein Effekt des retinalen Pigmentepithels und der Choroidea zu sein. Die Phaseninformation der choroidalen Strukturen sind nur sehr eingeschränkt verwertbar, da sie durch den starken Blutfluss und mehrfach im retinalen Pigmentepithel gestreute Photonen gestört werden. Die Effekte des Blutflusses lassen sich jedoch analog zur OCT-Angiografie qualitativ auswerten, um die lokale Perfusion zu visualisieren. Dies ist in Abb. 4.11 gezeigt. Zu Beginn der Bestrahlung ist die Phasenvarianz im Bereich des retinalen Pigmentepithels zunächst erhöht, nimmt aber genau wie die Expansion noch während der Bestrahlung wieder ab. Nach der Bestrahlung ist die Phasenvarianz besonders in der Choroidea reduziert. Auch dieser Effekt ist innerhalb der Messzeit von 2,4 s nicht reversibel.

4.1.4 Diskussion und Schlussfolgerungen

Die bei der benötigten Messgeschwindigkeit unter Einhaltung der maximal zulässigen Bestrahlung der Retina erreichbare Bildqualität

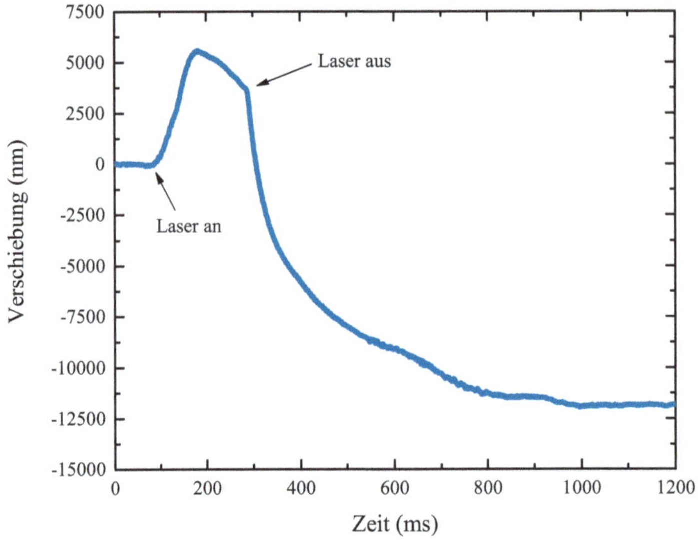

Abbildung 4.9: Axiale Bewegung der Nervenfaserschicht über dem bestrahlten Bereich.

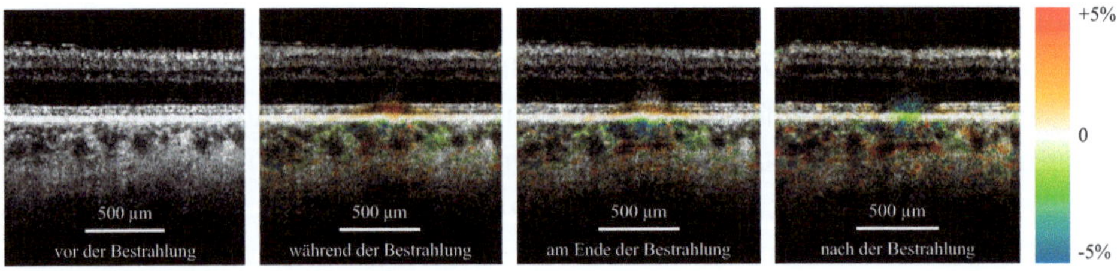

Abbildung 4.10: Die Axiale Expansion des retinalen Gewebes zeigt das RPE als Ursache der Verschiebung, die noch während der Bestrahlung in eine Kontraktion umschlägt.

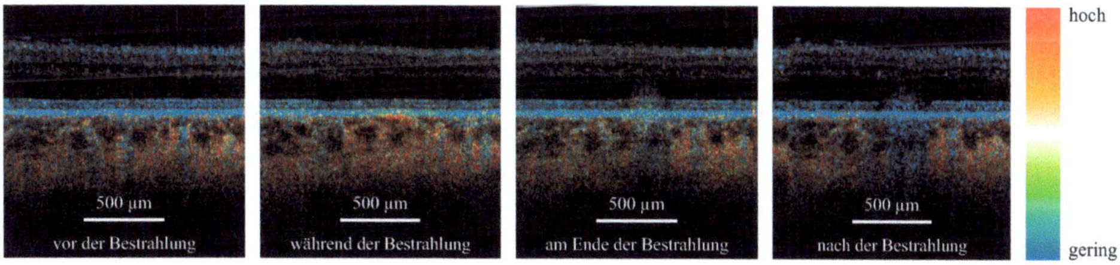

Abbildung 4.11: Phasenvarianz der OCT-Aufnahmen. Zu Beginn der Bestrahlung wird in der Choroidea unter dem Zentrum der Läsion eine Zunahme der Phasenvarianz beobachtet. Noch während der Bestrahlung nimmt die Phasenvarianz jedoch wieder ab, sodass der bestrahlte Bereich nach der Behandlung weniger stark durchblutet ist als zuvor.

erlaubt die Darstellung der Retina mit akzeptabler Bildqualität. Stark streuende Schichten wie das retinale Pigmentepithel oder die Nervenfaserschicht sind klar erkennbar. Feinere Details wie die Innensegment-Außensegment-Membran oder deren Veränderung während der Koagulation sind in Einzelbildern wegen des Specklerauschens und dem niedrigen SNR allerdings nur schwer erkennbar. In der über alle Aufnahmen gemittelten Darstellung sind auch schwach streuende Strukturen und die Effekte der Koagulation sichtbar. Die Photokoagulation hat lokal die Streuung erhöht und den Kontrast der Innensegment-Außensegment-Membran reduziert. Während der Bestrahlungszeit hat sich die Retina relativ zur Spaltlampenoptik lateral um etwa 30 µm innerhalb der Scanebene bewegt. Dies entspricht 10% des Spotdurchmessers von 300 µm. Die axiale Bewegung von mehr als 200 µm hat auf die Applikation der Bestrahlungsenergie vermutlich keinen Einfluss. Der Effekt der Bewegung auf die Therapie wird deshalb in diesem Fall sehr klein sein. Die Aufwärtsbewegung der Nervenfaserschicht relativ zum RPE im Bereich der Läsion sollte zunächst auf eine thermische Expansion des erhitzten Gewebes zurückzuführen sein. Erst bei weiter ansteigender Temperatur wird erwartet, dass die thermische Expansion von einem gewebespezifischen Effekt überlagert wird, der entweder auf thermisch induzierte Veränderungen wie Denaturierung von Proteinen oder auf eine physiologische Reaktion hinweist. Dieses Verhalten wurde ausführlich an explantiertem Gewebe studiert, an dem der Übergang von reversibler thermischer Expansion zu irreversibler Denaturierung

detailliert nachvollzogen werden konnte [51, 52, 173]. Nach dem Ende der Bestrahlung wird dieser Effekt durch thermische Kontraktion bei der Abkühlung des Gewebes verstärkt. Die starke Kontraktion, die zu einer Verringerung des Abstandes zwischen der Nervenfaserschicht und dem retinalen Pigmentepithel führt, wurde ex-vivo nicht beobachtet und ist deshalb wahrscheinlich auf eine physiologische Reaktion zurückzuführen. Nach diesen initialen Veränderungen der Netzhautdicke, welche einige Mikrometer betragen, setzt eine Ödembildung ein. Eine Stunde nach der Behandlung ist in den OCT-Aufnahmen eine Verdickung der Netzhaut zu erkennen, die mit über 50 µm mindestens zehnfach größer ist als die Dickenänderung während der Bestrahlung. OCT erreicht bei der benötigten Messgeschwindigkeit unter Einhaltung der maximal zulässigen Bestrahlung der Retina eine Bildqualität, die prinzipiell nicht nur für die Darstellung der retinalen Strukturen ausreicht, sondern auch eine phasenbasierte Auswertung der während der Photokoagulation stattfindenden Prozesse erlaubt. Unter günstigen Bedingungen können bei Patienten die thermischen und biologischen Vorgänge während und direkt nach der Photokoagulation visualisiert werden. Die fortgeschrittenen Korrekturalgorithmen kompensieren die negativen Auswirkungen auf die Bildgebung, die durch die verglichen mit vorherigen Messungen an Kaninchen etwa achtfach geringere Beleuchtung und die reduzierte mechanische Stabilität entstehen.
Die entscheidende Ursache für den hohen Anteil an nicht auswertbaren Messungen stellen Bewegungen senkrecht zur Scanebene dar. Da diese kaum detektiert und überhaupt nicht korrigiert werden können, beeinträchtigen bereits kleinere Amplituden die Qualität der Messung ganz erheblich. Diese Bewegungen zu verhindern wird unter klinischen Voraussetzungen nicht realisierbar sein. Deshalb kann das Problem nur durch eine Modifikation des Messverfahrens gelöst werden. Dazu müssen anstelle der Schnittbilder durch das Zentrum der Läsion ganze 3D-Volumen der Läsion und ihrer Umgebung aufgezeichnet werden. Dies würde eine Detektion und Korrektur von Untergrundbewegungen, die beliebig im Raum orientiert sein können, erlauben. Die für die Aufzeichnung von schnellen Prozessen wie der Photokoagulation in der Retina eines lebenden Menschen notwendige Volumenrate wird von scannenden OCT-Systemen bisher jedoch nicht erreicht. Deshalb werden die

Möglichkeiten einer schnellen Volumenbildgebung mittels Full-Field-Swept-Source-OCT zur Analyse der während der Photokoagulation auftretenden Mikrobewegungen im folgenden Kapitel vorgestellt.

4.2 FF-SS-OCT-Bildgebung der Photokoagulation

In-vivo leidet die Messung der während der Photokoagulation stattfindenden Prozesse mit Hilfe von scannender OCT unter der nicht möglichen Korrektur von Untergrundbewegungen, die nicht ausschließlich innerhalb der aufgenommenen Schnittbildebene stattfinden. In diesem Kapitel wird demonstriert, wie dieses Problem durch Full-Field-Bildgebung gelöst wurde, die phasenstarre Volumen mit der notwendigen Bildrate von einigen hundert Hertz aufzeichnen kann. Neben einer vollständigen Bewegungskorrektur ermöglicht die phasenstarre Volumenbildgebung auch eine dreidimensionale Detektion der thermisch induzierten Mikrobewegungen, wodurch die widersprüchlichen Ergebnisse bisheriger Untersuchungen zu lateralen Translationen des retinalen Gewebes während der Koagulation überprüft und gegebenenfalls korrigiert werden können. Dazu werden wie in Kapitel 3 beschrieben die Phasendifferenzen in numerisch erzeugten Subaperturen ausgewertet. Dies erfordert die in Kapitel 3 beschriebene Aberrationskorrektur, da ein Defokus oder andere Aberrationen, deren linearer Anteil nicht in allen ausgewerteten Subaperturen verschwindet, sonst zu Artefakten führen würden.

4.2.1 Integration eines Koagulationslasers in den FF-SS-OCT-Laboraufbau

Die Subaperturprozessierung zur Visualisierung von lateralen Bewegungen, die während der Photokoagulation in der Retina auftreten, setzt eine phasenstarre OCT-Bildgebung voraus, wie sie bisher nur mit Full-Field-Swept-Source-OCT realisierbar ist. Von einem Einsatz unter Klinik-Bedingungen ist der Laboraufbau jedoch noch weit entfernt. Deshalb sind Experimente zur Photokoagulation mit Full-Field-Swept-

Source-OCT bisher nur ex-vivo durchführbar. Die Trübung der Linse und des Glaskörpers eines enukleierten Schweineauges hat wegen des fehlenden konfokalen Gatings jedoch eine erhebliche Verringerung der Bildqualität zur Folge. Deshalb werden die Augen äquatorial aufgeschnitten und nur der hintere Augenabschnitt nach Entfernen des Glaskörpers in einer mit physiologischer Kochsalzlösung gefüllten Küvette positioniert. Die Abbildung erfolgte über einen in die Küvettenwand eingelassenen Achromaten mit einer Brennweite von 14 mm in Luft. Der einseitige Kontakt mit der Kochsalzlösung erhöht die Brennweite nur leicht auf 14,7 mm. Es wird ein 1300 µm × 540 µm großes Bildfeld der explantierten Retina mit einer NA von 0,285 auf die aktive Fläche des Bildsensors abgebildet. Die Bestrahlung der Retina liegt dabei wie in Kapitel 3 erläutert deutlich unterhalb der nach DIN EN 60825-1 maximal zulässigen Bestrahlung. Die damit erreichbare Bildqualität übertrifft die eines menschlichen Auges in-vivo.
Als Koagulationslaser wird das Licht eines grünen Diodenlasers (520 nm Wellenlänge, 1 W Ausgangsleistung) über einen Kaltlichtspiegel in den Strahlengang eingekoppelt und mit einem Spotdurchmesser von etwa 200 µm auf die Retina abgebildet (siehe Abb. 4.12). Ein Langpassfilter vor dem Kamerasensor verhindert, dass Streulicht des Koagulationslasers die OCT-Bildgebung beeinflusst. Mit Neutraldichtefiltern wird die in die Küvette eingestrahlte Laserleistung auf Werte zwischen 20 und 60 mW reduziert. Die synchrone Ansteuerung von Hochgeschwindigkeitskamera, durchstimmbarer Lichtquelle und Koagulationslaser erfolgt über ein Mikroprozessorboard (Arduino Uno). Es wurden Messungen bei 100 und 333 Hz Volumenrate durchgeführt.

4.2.2 Darstellung der Ergebnisse

Mit Hilfe des in Kapitel 3.3 vorgestellten Laboraufbaus zur Full-Field-Swept-Source-OCT wurden Photokoagulationen in enukleierten Schweineaugen aufgezeichnet. Exemplarisch werden hier zwei Messungen vorgestellt. Die erste zeigt eine schwache Koagulation mit einer Laserleistung von 20 mW bei einer Expositionszeit von 200 ms. Die zweite Läsion wurde ebenfalls 200 ms bestrahlt, allerdings mit einer dreifach

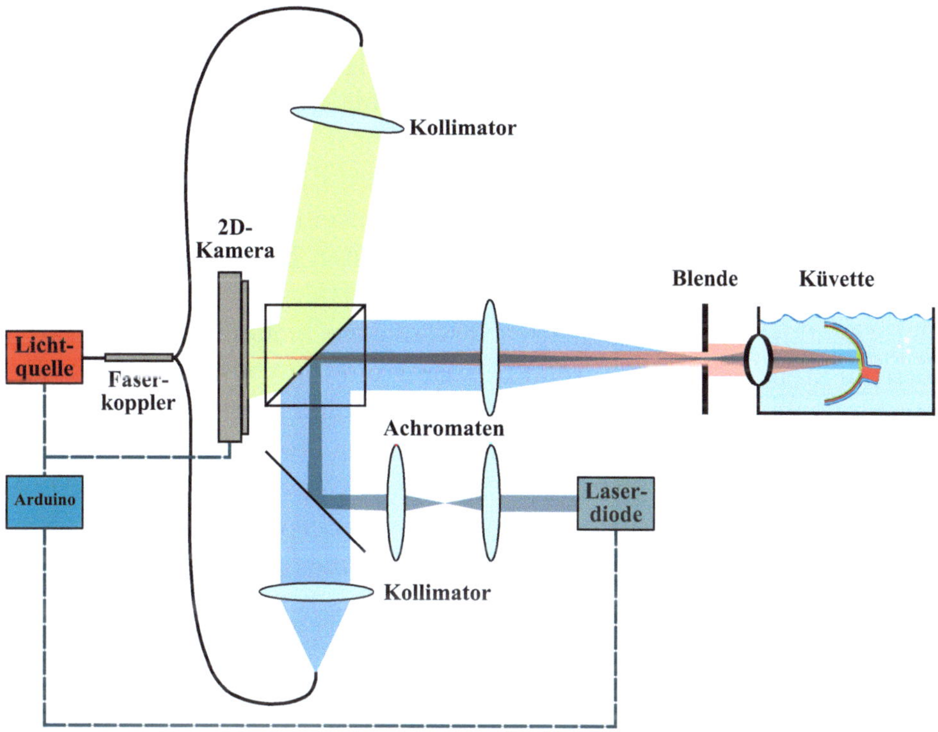

Abbildung 4.12: Aufbau zur Messung von thermischen Effekten wie Mikrotranslationen und Brechungsindex-Änderungen während der Photokoagulation in einem enukleierten Schweineauge.

stärkeren Laserleistung von 60 mW. In Abb. 4.13 ist die Verschiebung und daraus berechnete Expansion der als Schnittbild durch das Zentrum der ersten Läsion dargestellt. Im bestrahlten Bereich wird eine Aufwärtsbewegung des Gewebes beobachtet. Die Signalqualität übertrifft die der gescannten Daten deutlich. Thermische Expansion wird im bestrahlten Bereich innerhalb des retinalen Pigmentepithels beobachtet. Eine besonders starke Expansion von über 2% wird in einem kleineren Bereich im Zentrum der Läsion gemessen. Die Volumenrate der OCT-Bildgebung betrug bei dieser Messung 100 Hz. Für die stärkere Läsion wurde sie auf Kosten der Tiefenauflösung auf 333 Hz erhöht, was genau der B-Scan-Rate der klinischen Messungen mit dem scannenden System entspricht. Anhand dieser Messung wird die axiale Bewegung des Gewebes in einer En-face-Projektion dargestellt. In den Abbildungen 4.14 und 4.15 werden jeweils die beobachteten Phasendifferenzen vor und nach der zweidimensionalen Phasenentfaltung sowie die daraus berechneten Translationen der Nervenfaserschicht zu ausgewählten Zeitpunkten vor und während der Bestrahlung gezeigt. Vor der Bestrahlung findet keine Bewegung statt. Während der Bestrahlung wird eine annähernd radialsymmetrische Anhebung des Gewebes beobachtet. In Abb. 4.16 sind für die beiden Laserleistungen von 20 und 60 mW die im Zentrum der Läsionen beobachteten Zeitverläufe gezeigt. Hier wird nach 200 ms Bestrahlung mit 60 mW eine Verschiebung von fast 60 µm beobachtet. Nach dem Abschalten des Koagulationslasers fällt die Verschiebung innerhalb der folgenden 200 ms auf 40 µm ab. Die mit der schwächeren Laserleistung von 20 mW erzeugte Läsion verschiebt die Nervenfaserschicht um lediglich 4,8 µm. Am Ende der Messzeit beträgt die Verschiebung noch 2,2 µm.
Die phasenstarre volumetrische Bildgebung ermöglicht neben der klassischen phasensensitiven OCT zur Auswertung der axialen Bewegungen auch die in Kapitel 2 beschriebene Subapertur-Prozessierung für eine Detektion von beliebig im dreidimensionalen Raum orientierten Bewegungen. Dazu wurden die Phasendifferenzen zwischen jeweils zwei gegenüberliegenden Subaperturen verwendet, um die entsprechenden lateralen Bewegungen zu quantifizieren. In Abb. 4.17 sind exemplarisch die zeitlich integrierten und in Nanometer umgerechneten Subapertur-Phasendifferenzen für die x- und y-Richtung nach 45 ms Bestrahlung

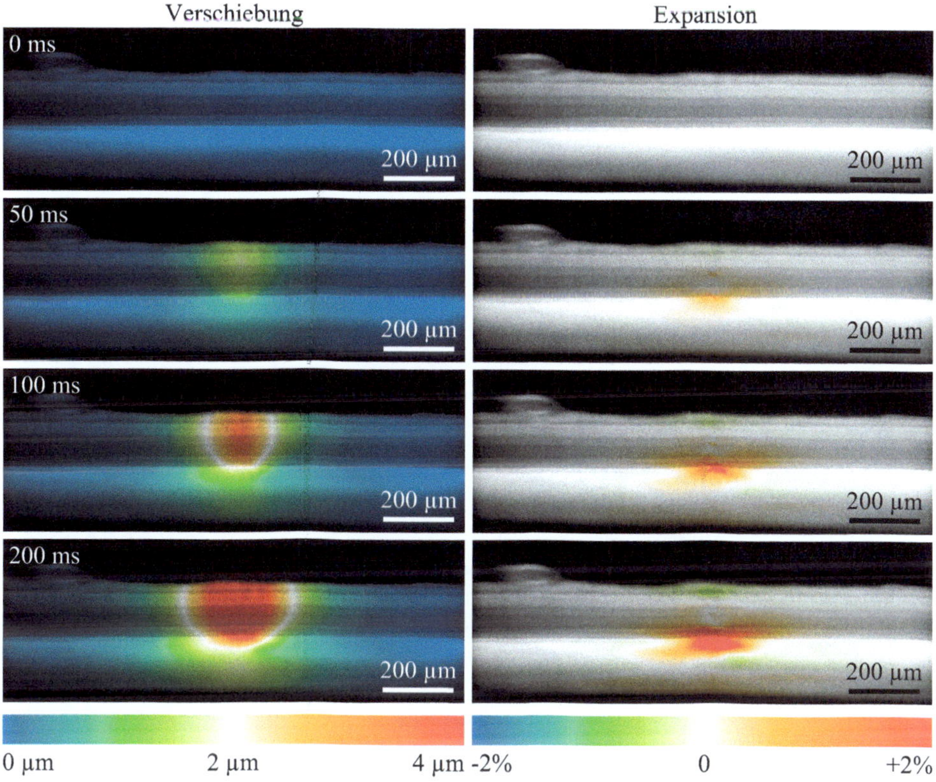

Abbildung 4.13: Axiale Verschiebung und Expansion des Gewebes direkt vor und während der Bestrahlung mit 20 mW Laserleistung bei einer Spotgröße von 200 µm. Die Expositionszeit betrug 200 ms.

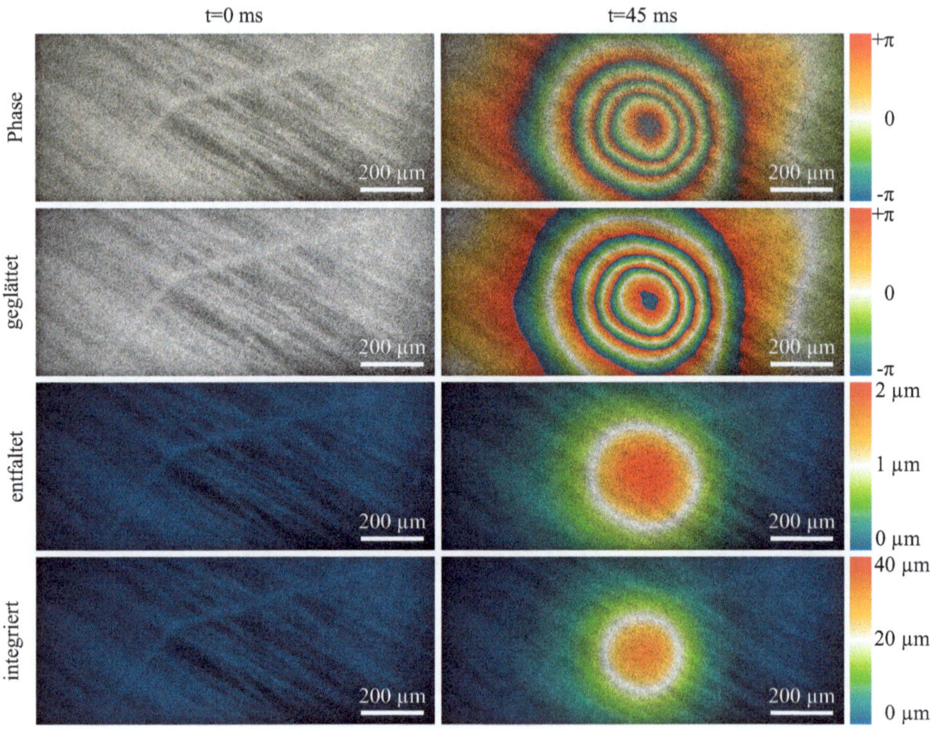

Abbildung 4.14: En-face-Ansicht der Phasendifferenzen vor und nach einer Glättung über 15 µm sowie nach der Entfaltung und zeitlichen Integration für zwei Zeitpunkte direkt vor und 45 ms nach Beginn der Bestrahlung mit 60 mW Laserleistung.

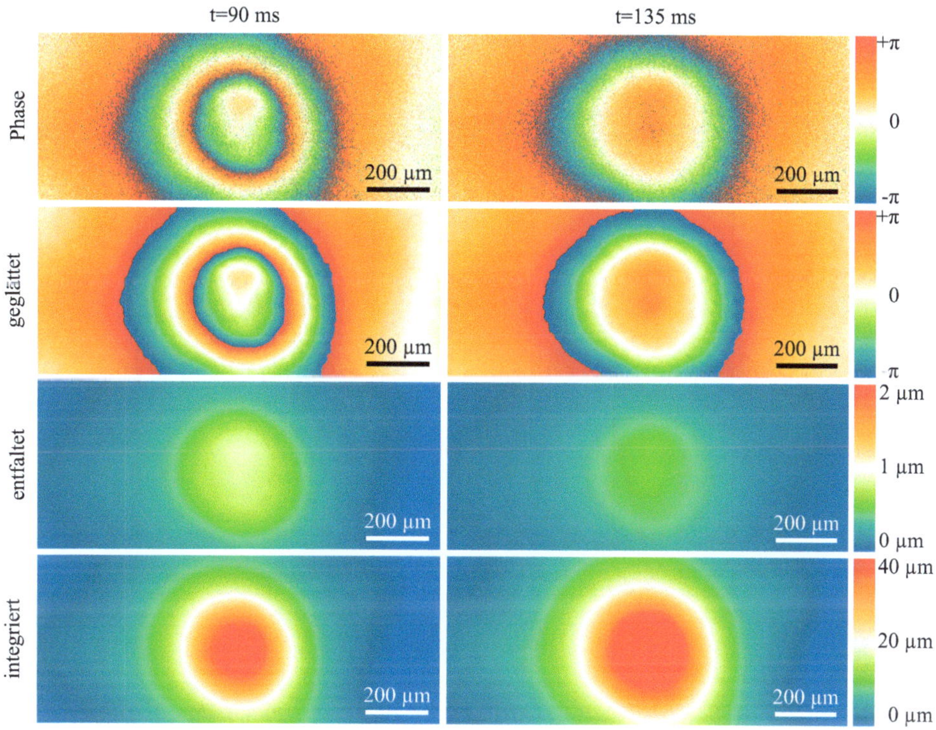

Abbildung 4.15: En-face-Ansicht der Phasendifferenzen vor und nach einer Glättung über 15 µm sowie nach der Entfaltung und zeitlichen Integration für zwei Zeitpunkte 90 und 135 ms nach Beginn der Bestrahlung mit 60 mW Laserleistung.

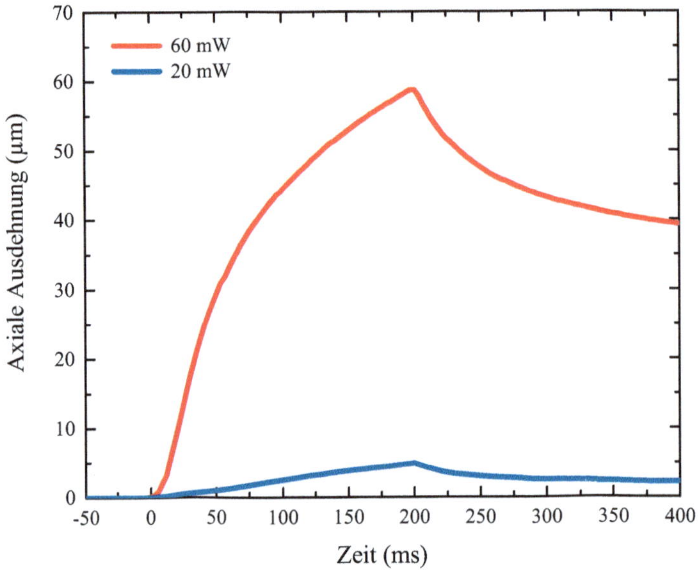

Abbildung 4.16: Axiale Ausdehnung der Retina bei Bestrahlung mit 20 beziehungsweise 60 mW Laserleistung für 200 ms, gemittelt über den 200 µm durchmessenden Spot.

gezeigt. Die Verschiebung in x-Richtung verschwindet auf einer zur y-Achse parallelen Linie durch das Zentrum der Läsion. Auch in großem Abstand zur Läsion ist das Gewebe annähernd unbewegt. Rechts von der Läsion, also bei positiven x Koordinaten beobachtet man eine positive, also ebenfalls rechtsgerichtete Bewegung, die ein Maximum im Abstand von 100 µm zur Läsion aufweist. Auf der linken Seite der Läsion wird eine ähnliche, aber negative Verteilung beobachtet. Die y-Komponente zeigt ein analoges Verhalten.

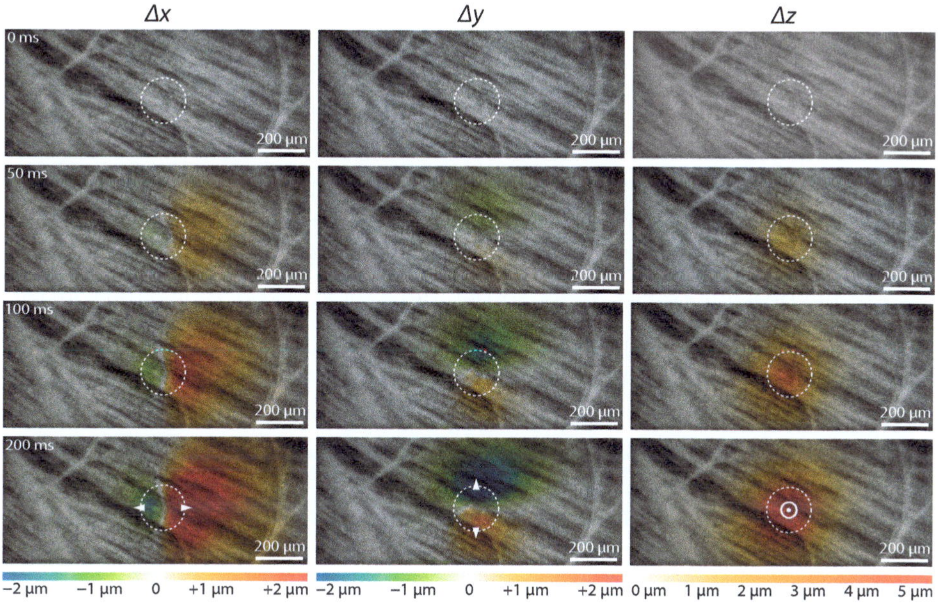

Abbildung 4.17: Laterale und axiale Verschiebung der Nervenfaserschicht vor und während der Bestrahlung in kartesischer Darstellung. Die x-, y-und z-Komponenten der Bewegung sind separat farbkodiert dargestellt. Die Bildfeldgröße beträgt 1300 µm × 540 µm. Der gestrichelte Kreis markiert die bestrahlte Fläche.

4.2.3 Diskussion und Schlussfolgerungen

Die aus der scannenden OCT im vorigen Abschnitt bekannte Schnittbilddarstellung der Verschiebung und Expansion des Gewebes bei

Bestrahlung mit intensivem Laserlicht konnte in Messungen mit dem FF-SS-OCT-System reproduziert werden. Die Qualität der aufgezeichneten Signale übertrifft die der vorgestellten klinischen Daten deutlich. Die einzelnen Schichten der Retina sind deutlich erkennbar, besser voneinander unterscheidbar und heben sich stärker vom Rauschuntergrund ab als in den klinischen Daten. Auch das Signal der Phasen ist weniger verrauscht und deutlich stabiler. Einerseits liegt dies an der bei so hohen Bildraten überlegenen Full-Field-Technologie, andererseits an der abgesehen von der thermisch induzierten Dynamik unbewegten Probe. Wie im folgenden Kapitel bei der Visualisierung von retinaler Hämodynamik gezeigt wird, stellen aber auch die in-vivo unvermeidbaren Bewegungen kein unlösbares Problem mehr dar. Die Aufnahme von dreidimensionalen Volumen ermöglicht schließlich eine Korrektur von beliebig im Raum orientierten Bewegungen.
Der zeitliche Verlauf und die räumliche Verteilung der Verschiebung sind denen aus den gescannten Daten sehr ähnlich. Die stärkste Abweichung besteht darin, dass selbst bei der starken Koagulation mit 60 mW Leistung während der Bestrahlung keine Kontraktion beobachtet wurde. Dies weist darauf hin, dass die in-vivo beobachteten Kontraktionen tatsächlich eine physiologische Reaktion und keinen gewebespezifischen Effekt darstellen, denn eine Denaturierung von Proteinen wäre prinzipiell auch ex-vivo möglich.
Die Expansion der nur dreifach stärker bestrahlten Retina übertrifft die der schwächeren Läsion um einen Faktor 15. Diese nichtlineare Zunahme der Expansion mit der erzeugten Temperaturerhöhung ist ein typisches Verhalten von Retina-Gewebe bei starker Bestrahlung und wurde auch in anderen Untersuchungen bereits analysiert [51, 52, 173]. Wahrscheinlich wurde bei der Bestrahlung mit 20 mW nur thermische Expansion und bei der Bestrahlung mit 60 mW zusätzlich Denaturierung von Proteinen beobachtet.
Die laterale Bewegung des Gewebes während der Photokoagulation wurde mit Hilfe der Subaperturauswertung nach einer Aberrationskorrektur zum ersten Mal zuverlässig visualisiert. Eine vektorbasierte Darstellung der beobachteten Bewegung ist in Abb. 4.18 gezeigt. Das dazugehörige Video ist online verfügbar [174]. Vor Beginn der Bestrahlung ist die Bewegung im gesamten Bildfeld verschwindend gering.

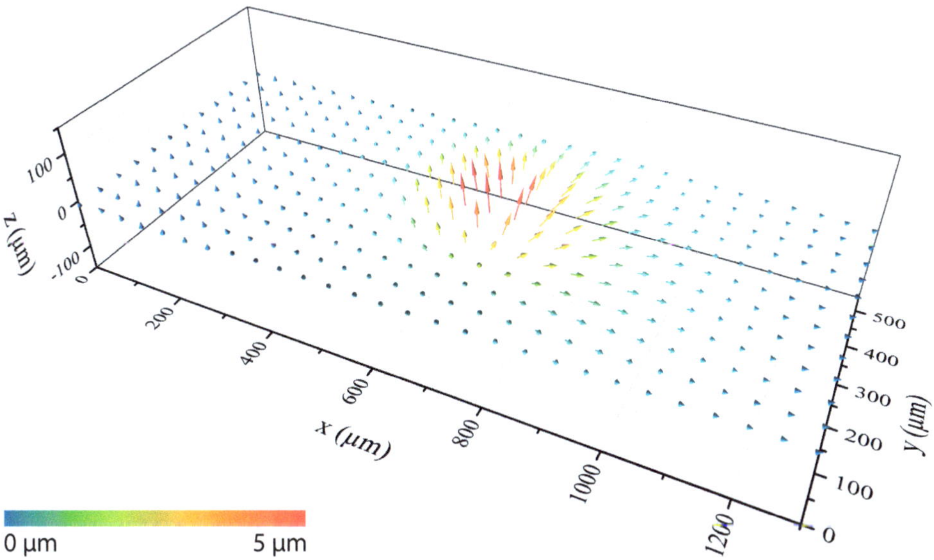

Abbildung 4.18: Dreidimensionale Darstellung der Verschiebung der Nervenfaserschicht während der Koagulation.

Anschließend wird eine radial auswärts gerichtete Bewegung beobachtet. Im Zentrum der Koagulation verschwinden die lateralen Komponenten und eine rein axiale Bewegung wird detektiert. Mit fortschreitender Zeit nimmt die Gewebeverschiebung immer weiter zu, bis der Laser abgeschaltet wird. Anschließend wird ein Rückgang der Verschiebung sowohl in axiale als auch laterale Richtung beobachtet. Durch die Auswertung von Phasendifferenzen in numerisch erzeugten Subaperturen lässt sich die dreidimensionale Bewegung des Gewebes sehr präzise bestimmen. Im Gegensatz zu bisherigen Methoden, die auf einer Analyse der Specklebewegung basieren, erscheinen die hier gewonnenen Ergebnisse sehr plausibel und stehen nicht im Widerspruch zu grundlegenden Annahmen über die Symmetrie und Stetigkeit des Verschiebungsfeldes. Eine mögliche Ursache für die zweifelhaften Ergebnisse der bisherigen Methoden ist möglicherweise das in Kapitel 3 vorgestellte Defokus-Artefakt. Bei nicht exakt fokussierter Abbildung wird dadurch ein Gradient in der axialen Bewegung in eine scheinbare laterale Bewegung transformiert. Und tatsächlich wird auch in den hier vorgestellten Messungen vor und nach der Aberrationskorrektur eine sehr unterschiedliche Be-

wegung beobachtet – sowohl anhand der Specklebewegung als auch bei der Auswertung von Phasendifferenzen in numerisch erzeugten Subaperturen. Dies wird in Abb. 4.19 demonstriert. Dort wird die beobachtete laterale Translation der Nervenfaserschicht 45 ms nach Beginn der Bestrahlung als Vektorplot gezeigt. Abb. 4.19a entspricht dabei dem bereits diskutierten Translationsfeld der validen Auswertung nach einer Aberrationskorrektur. Abb. 4.19b zeigt das Translationsfeld, das man unter Verwendung derselben Algorithmen, aber ohne Korrektur der Aberrationen, erhält. Offensichtlich hat sich nicht nur die Stärke, sondern auch die Richtung des Vektorfeldes stark verändert. Anstelle des divergenten Zentrums und der quellfreien Umgebung beobachtet man – fälschlicherweise – ein zum Zentrum der Bestrahlung gerichtetes Vektorfeld, was einer Kompression des Zentrums und einer Expansion der Umgebung entspricht. Auch diese Messung hätte daher ohne Korrektur der Aberrationen genau wie bisherige Studien zu sehr falschen Ergebnissen geführt.
Die vollständig phasenstarre, volumetrische Aufnahme der OCT-Aufnahmen ist deshalb nicht nur für die Korrektur von Augenbewegungen vorteilhaft. Sie ist darüber hinaus zwingend notwendig für die Bestimmung von lateralen Mikrobewegungen innerhalb der Retina. Erst durch die Korrektur von Aberrationen und eine entsprechend exakte Fokussierung auf die ausgewertete Bildebene werden eine sinnvolle Analyse von Specklebewegungen oder die Auswertung von Phasendifferenzen in numerisch erzeugten Subaperturen ermöglicht.

4.3 Bildgebung retinaler Hämodynamik mit SD-OCT

4.3.1 Einleitung und Motivation

Die Blutgefäße des menschlichen Körpers verändern im Laufe des Lebens ihre biomechanischen Eigenschaften. Insbesondere die Elastizität der Gefäßwände nimmt mit fortschreitendem Alter ab. Beschleunigt wird dieser Alterungseffekt allerdings auch als Folge von Krankheiten wie Diabetes, Arteriosklerose oder Bluthochdruck [57–61]. Die

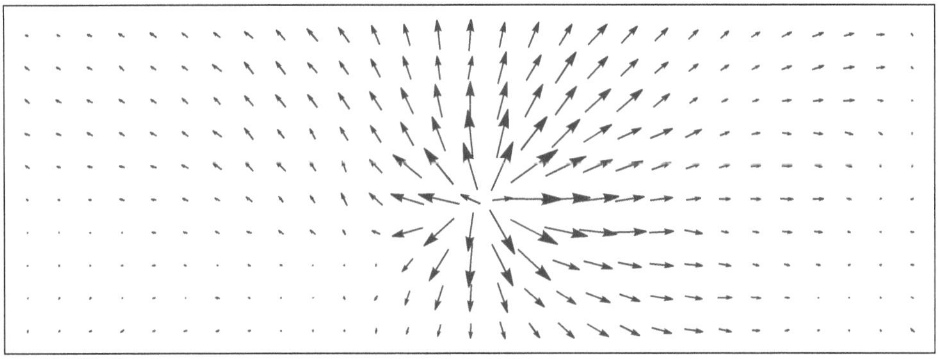

(a) Tatsächliche Bewegung

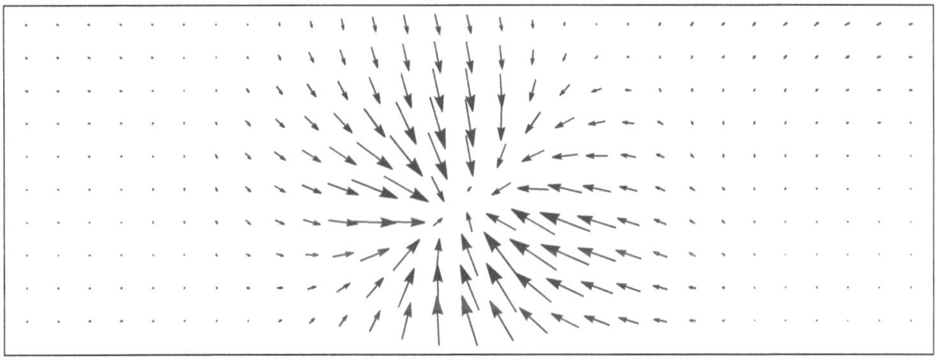

(b) Scheinbare Bewegung ohne Aberrationskorrektur

Abbildung 4.19: Laterale Bewegung der Nervenfaserschicht 45 ms nach Beginn der Bestrahlung in einer vektorbasierten Darstellung mit und ohne Aberrationskorrektur. Wegen des in Kapitel 3 beschriebenen Defokus-Artefakts hängt die beobachtete Bewegung tatsächlich stark davon ab, ob zuvor die Aberrationen korrigiert worden sind (a) oder nicht (b). Die Bewegung wurde ein beiden Fällen mit denselben Algorithmen bestimmt, wobei lediglich die Aberrationskorrektur übersprungen wurde.

Elastizität der Gefäßwände ist daher ein wichtiger Parameter für die frühzeitige Diagnose von kardiovaskulären Pathologien. Eine direkte Messung der Elastizität wäre vermutlich nur durch eine Biopsie des betreffenden Gefäßabschnitts möglich und daher sehr invasiv. Glücklicherweise lassen sich biomechanische Parameter von Blutgefäßen auch nicht-invasiv ermitteln, indem die Ausbreitungsgeschwindigkeit der darin propagierenden Pulswellen bestimmt und mit Hilfe der in Kapitel 2.1.2.1 vorgestellten Moens-Korteweg-Gleichung auf die Elastizität der Gefäßwände zurückgeführt wird [62, 63].
Für die großen Arterien des menschlichen Körpers wurden die Steifigkeit und deren Korrelation mit dem Alter, koronarer Herzkrankheit, Herzinfarkten, Herzinsuffizienz, Schlaganfällen und Bluthochdruck auf diese Weise bereits intensiv untersucht [57–61]. Die biomechanischen Parameter der Mikrozirkulation und deren Veränderungen mit Pathologien sind hingegen kaum erforscht [84].
Die Mikrozirkulation des Gehirns mit nicht-invasiven Methoden zu untersuchen ist sehr herausfordernd. Die retinalen Gefäße hingegen sind mit optischen Methoden sehr leicht zugänglich. Und aufgrund der großen Ähnlichkeit der Retina mit dem menschlichen Gehirn werden die in ihr enthaltenen Gefäße als repräsentativ für das gesamte neurologische vaskuläre System betrachtet [76, 84]. Seit einigen Jahren wird daher intensiv an der Bestimmung von biomechanischen Eigenschaften des retinalen Gefäßsystems geforscht [60, 64, 66, 67, 175–178].

4.3.2 Stand der Technik

Das am weitesten verbreitete System zur Analyse der retinalen Gefäßdynamik ist der sogenannte *Retinal Vessel Analyzer* der Firma IMEDOS Systems UG. Die zugrundeliegenden Technologien wurden zwischen 1998 und 2005 patentiert [179–181] und kommerziell vermarktet [182, 183]. Mit Hilfe des Retinal Vessel Analyzers wurden bereits einige klinische Studien an gesunden und kranken Patienten unterschiedlichen Alters durchgeführt [64, 66, 67, 175]. Dazu werden mit einer Funduskamera (FF450, Carl Zeiss Meditec GmbH, Jena) bei einer Bildrate von 25 fps Aufnahmen der Retina auf VHS-Kassette aufgezeichnet. Über nicht näher spezifizierte Bildverarbeitungsalgorith-

men werden aus den digitalisierten Aufnahmen die Gefäßdurchmesser bestimmt. Für die Bestimmung der Pulswellengeschwindigkeit wird die zeitliche Veränderung des Gefäßdurchmessers im Abstand von 12,5 µm entlang eines 1 mm langen Abschnitts einer ausgewählten Arterie ermittelt. Weil das SNR dieser Messmethode für eine direkte Auswertung der Rohdaten nicht ausreicht, werden die Daten bei einem Vielfachen der Herzfrequenz schmalbandig bandpassgefiltert [67]. Meist erfolgt dies bei der neunten oder zehnten Harmonischen des Herzschlages [64]. Aus der Phasendifferenz der so ermittelten Pulsation entlang des Gefäßabschnitts wird anschließend die Pulswellengeschwindigkeit berechnet. Dabei ergab eine Studie aus dem Jahr 2011 eine Pulswellengeschwindigkeit von etwa 20 mm/s [67], ein Wert, der zuvor auch in der Dissertation von Tillman Otto durch Auswertung von Fluoreszenzangiografien beobachtet wurde [68]. Im Jahre 2013 wurden von denselben Autoren die Ergebnisse einer weiteren Studie vorgestellt. Darin wurde bei gesunden Patienten eine Pulswellengeschwindigkeit von lediglich 400 µm/s beobachtet [64].
Diese Werte erscheinen aus unterschiedlichen Gründen sehr unwahrscheinlich. Erstens ist die Pulswellengeschwindigkeit in allen anderen bisher untersuchten Arterien des menschlichen Körpers um viele Größenordnungen höher. Sie beträgt in der Aorta etwa 4 m/s und nimmt bei der Propagation der Pulswelle in die Peripherie sogar noch weiter zu. Dort erreicht sie Geschwindigkeiten von etwa 10 m/s [57]. Zweitens wurden in Tierversuchen retinale Pulswellengeschwindigkeiten bestimmt, die ebenfalls viele Größenordnungen höher sind [60, 61, 184]. Und drittens lässt auch die in Kapitel 2.1.2.1 vorgestellte Theorie der Pulsausbreitung in elastischen Röhren sehr viel höhere Propagationsgeschwindigkeiten erwarten. Die Moens-Korteweg-Gleichung

$$c = \sqrt{\frac{Eh}{D\rho}} \tag{4.11}$$

erlaubt nämlich eine Berechnung der Ausbreitungsgeschwindigkeit c einer Pulswelle, die in einer elastischen Röhre durch eine inkompressible Flüssigkeit propagiert, aus dem Verhältnis des Durchmessers D zur Wandstärke h der Gefäße und ihrem Elastizitätsmodul E. Die Dichte ρ von Blut ist mit 1060 kg/m^3 relativ gut bekannt [185, 186]. Da es sich um eine nahezu inkompressible Flüssigkeit handelt, sind Schwankungen selbst im niedrigen Prozentbereich, extrem unwahrscheinlich [186]. Der Elastizitätsmodul von Gefäßwänden beträgt typischerweise 100 kPa [187]. Den niedrigsten Kompressionsmodul haben intrakraniale Arterien mit 5 kPa [188]. Der Durchmesser der großen retinalen Blutgefäße beträgt etwa 100 µm bei einer Wandstärke von 20 µm [189]. Dieses Verhältnis von 1:5 ist fast überall im menschlichen Körper unabhängig vom tatsächlichen Durchmesser der Gefäße konstant. Die stärkste Abweichung findet man bei der großen Aorta mit einem Verhältnis von 1:12 [190]. Mit Hilfe dieser Größen lässt sich die retinale Pulswellengeschwindigkeit mit 1000 mm/s nach unten abschätzen. Die bisher veröffentlichten Ergebnisse stehen offensichtlich in sehr großem Widerspruch zu dieser Abschätzung. Denn um solch niedrige Geschwindigkeiten zu erklären, müsste die Elastizität der retinalen Gefäßwände mehr als sechs Größenordnungen höher sein als die sämtlicher anderer Gefäße im menschlichen Körper. Dies hätte allerdings nicht nur die geringe Ausbreitungsgeschwindigkeit zur Folge: Gleichzeitig wäre die Amplitude der Gefäßausdehnung in der Retina bei gegebener Differenz zwischen systolischem und diastolischem Blutdruck mehr als eine Million Mal höher als in anderen Gefäßen, bei typischen Druckverhältnissen würden sich die Gefäßdurchmesser um mehrere Meter ausdehnen. Gleichzeitig betrüge die Wellenlänge einer Pulswelle lediglich einige hundert Mikrometer. In den Arterien der Retina würden also zu jedem Zeitpunkt mehr als 30 vollständige Pulswellen propagieren – und zwar mit einer Geschwindigkeit, die mindestens zehnfach kleiner ist als die Fließgeschwindigkeit des Blutes selbst. Dazu müsste sich die Druckwelle rückwärts durch das fließende Blut ausbreiten. Es ist offensichtlich nicht möglich, ein konsistentes Bild der retinalen Pulsausbreitung mit den physikalisch absurden Ergebnissen des Retinal Vessel Analyzers zu vereinbaren.

Wie gezeigt herrscht in der Literatur große Unsicherheit oder sogar Uneinigkeit über die Geschwindigkeit der Pulsausbreitung entlang der Arterien. Daher ist eine zuverlässige Messung von Druck und Fließgeschwindigkeit in den retinalen Gefäßen notwendig. Die Propagation einer Pulswelle entlang der retinalen Arterien zu beobachten, ist technisch jedoch sehr herausfordernd – insbesondere, falls die Ausbreitungs-

geschwindigkeit tatsächlich so hoch sein sollte, wie es die theoretischen Abschätzungen, die Tierexperimente und die Messungen in menschlichen Arterien außerhalb der Retina vermuten lassen. Dann muss nämlich eine nur wenige Mikrometer große Ausdehnung der Gefäße beobachtet werden, die eine retinale Arterie in wenigen Millisekunden vollständig durchläuft. Entsprechend hoch sind die Anforderungen an die einzusetzende Messtechnik: bei einer Bildrate von einigen hundert Aufnahmen pro Sekunde muss die lokale Ausdehnung eines Gefäßes mit Submikrometer-Genauigkeit bestimmt werden. Die Anforderungen an die Datenaufnahme sind damit ähnlich hoch wie bei der im vorigen Kapitel vorgestellten Bildgebung der retinalen Photokoagulation. Ein Unterschied besteht jedoch in den Anforderungen an das Bildfeld. Zur Bildgebung der thermischen Prozesse während der Photokoagulation muss lediglich der bestrahlte Bereich und seine unmittelbare Umgebung erfasst werden. Für die Beobachtung der Propagation von retinalen Pulswellen hingegen müssen ausgedehnte Abschnitte von einem oder sogar mehreren unterschiedlichen Gefäßen simultan erfasst werden.
Ein schnell scannendes OCT-System mit phasensensitiver Auswertung erfüllt die Anforderungen an die Messgeschwindigkeit und Sensitivität für die Detektion der Mikrobewegungen. In ersten Studien wurde bereits demonstriert, dass die Pulsation von Gefäßen mittels OCT prinzipiell detektiert werden kann [191–193]. Das Bildfeld kann bei scannenden Systemen relativ flexibel an die geforderte Größe angepasst werden. Bei der benötigten Bildrate ist es jedoch auf eine zweidimensionale Bildgebung limitiert. Dreidimensionale Volumen können bei der geforderten Bildrate nur mit Hilfe eines Full-Field-Swept-Source-OCT-Systems aufgezeichnet werden. Dies lässt bereits vermuten, dass die Full-Field-Technologie den scannenden Systemen auch hier überlegen sein wird. Wegen der deutlich einfacheren klinischen Umsetzbarkeit wird dennoch zunächst versucht, die retinale Hämodynamik mit Hilfe eines in der Klinik etablierten OCT Systems zu analysieren. Um die Pulsation retinaler Gefäße aufzuzeichnen, muss die Messdauer mindestens eine, idealerweise sogar mehrere Periodendauern des Herzschlages betragen. Damit wird die Korrektur von während der Messdauer stattfindenden Bewegungen entsprechend schwieriger. Da laterale Bewegungen, die nicht innerhalb der Scanebene stattfinden,

nachträglich nicht mehr korrigiert werden können, müssen sie in diesem Fall bereits während der Datenaufnahme kompensiert werden. Dazu muss der Fokus, der die Retina abrastert, den unwillkürlichen Bewegungen des Auges folgen. Dies ist beispielsweise im Spectralis OCT2 der Firma Heidelberg Engineering GmbH durch einen sogenannten *Eye-Tracker* realisiert. Daher wird dieses klinisch etablierte System für eine Untersuchung der retinalen Gefäßdynamik eingesetzt.

4.3.3 Material und Methoden

Für die Experimente wurde von Heidelberg Engineering ein Spectralis OCT2 zur Verfügung gestellt, dessen Scanprotokolle derart modifiziert wurden, dass kontinuierliche B-Scan-Serien über mehrere Sekunden entlang eines festen Pfades auf der Retina möglich waren. Eine zusätzliche Modifikation der Firmware ermöglichte den Zugriff auf prozessierte Rohdaten, d. h. komplexe B-Scans mit Betrag und Phase.

4.3.3.1 Das Spectralis OCT2

Das Spectralis OCT2 ist das aktuelle OCT-System der Firma Heidelberg Engineering GmbH, die zu den Marktführern für klinische OCT-Geräte gehört. Es handelt sich um ein spektrometerbasiertes FD-OCT-System, das insgesamt 85 000 A-Scans pro Sekunde aufzeichnet. Ein aktives Eye-Tracking-System korrigiert Augenbewegungen in Echtzeit während der Aufnahme der B-Scans. Dazu werden mit einer Bildrate von etwa 8 Hz aufgezeichnete Daten eines *Scanning Laser Ophthalmoscopes* (SLO) verwendet. Die axiale Auflösung des Systems beträgt 7 µm, die laterale Auflösung etwa 14 µm. Der maximale Scanwinkel beträgt 30°, der minimale aus Gründen der Lasersicherheit 15°. Die in das Patientenauge eingestrahlte Leistung der verwendeten SLD beträgt 1,2 mW bei einer Zentralwellenlänge von 870 nm. Dies entspricht auch bei dem minimalen Scanwinkel noch der Laserklasse 1.

4.3.3.2 Beschreibung der Messungen

Die durch Druckveränderungen induzierte Pulsation von retinalen Gefäßen wird über die Bewegung des sie umgebenden Gewebes detektiert.

Ein Druckanstieg innerhalb des Gefäßes vergrößert dessen Volumen und verschiebt das umliegende Gewebe radial. Diese radiale Bewegung hat auch neben den Gefäßen noch eine axiale Komponente, die mittels phasensensitiver OCT detektiert werden kann. Die durch das Eintreffen der Pulswelle induzierte lokale Ausdehnung der Gefäße wird bestimmt, indem der Gefäßquerschnitt und seine Umgebung in schnell aufeinanderfolgenden B-Scans abgebildet werden. Die axiale Komponente der durch die Ausdehnung des Gefäßes induzierten Bewegung des umliegenden Gewebes wird dann durch eine phasensensitive Auswertung detektiert. Dadurch wird indirekt der zeitliche Druckverlauf innerhalb der Gefäße bestimmt. Um die Pulsationscharakteristik der arteriellen und venösen Blutgefäße sowie die Zeitverzögerung zwischen beiden zu analysieren, wurden über mehrere Sekunden schnell aufeinanderfolgende B-Scans, die die Arterie und Vene des oberen Gefäßbogens senkrecht schneiden, aufgenommen. Die B-San-Rate betrug 200 Hz. In jeweils 5 ms wurden 256 A-Scans aufgezeichnet, die äquidistant über die in Abb. 4.20 dargestellte Scanlinie verteilt sind. Anschließend wurde evaluiert, ob die Geschwindigkeit der Pulsausbreitung entlang der großen retinalen Arterien bestimmt werden kann. Dazu wurden mit identischen Aufnahmeparametern B-Scans entlang der größten Arterie des oberen Gefäßbogens aufgenommen. Der abgerasterte Bereich ist in Abb. 4.21 gezeigt.

4.3.4 Arterielle und venöse Pulsation

Für eine einfache Bewegungskorrektur wurde zunächst in allen B-Scans das retinale Pigmentepithel detektiert. Dazu wurde in jedem A-Scan separat, beginnend in der Choroidea, das erste Überschreiten der 94er-Perzentile der Intensitätsverteilung innerhalb des jeweiligen A-Scans detektiert. Anschließend wurde an die in den A-Scans markierten Positionen ein Polynom dritter Ordnung angepasst. Der so angenäherte Verlauf $z_{\mathrm{RPE}}(x)$ des retinalen Pigmentepithels wurde mit Hilfe des Fourier-Shift-Theorems begradigt und auf die zentrale Tiefe z_0 des B-Scans

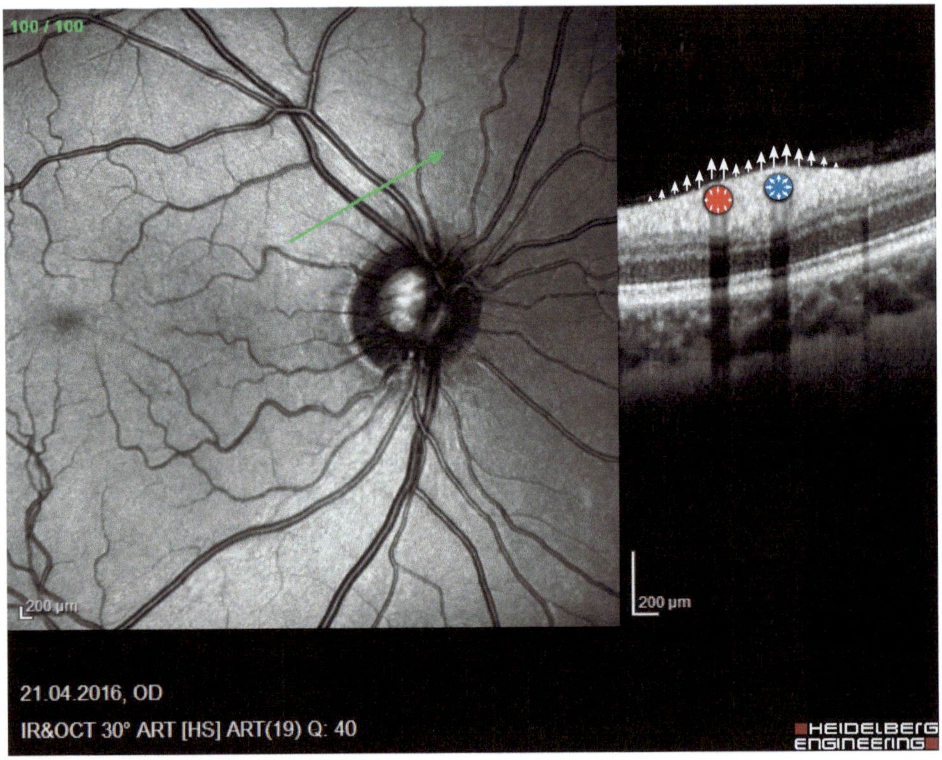

Abbildung 4.20: Aufnahme des Spectralis OCT2, das ein schnelles Scanning Laser Ophthalmoscope (SLO) zum Tracken der Augenbewegungen verwendet. Das SLO-Bild ist links dargestellt. Der OCT-Scan erfolgte entlang der grün eingezeichneten Linie. Anhand eines beispielhaften Schnittbildes aus der aufgenommenen Serie ist auf der rechten Seite das Messprinzip skizziert. Die beim Eintreffen der Pulswelle expandierenden Gefäße verschieben das umliegende Gewebe. Die axiale Komponente dieser Bewegung wird als Phasendifferenz in den OCT-Volumen beobachtet und quantifiziert. Um globale Bewegungen zu eliminieren, wird an jeder Stelle nur die Relativbewegung der Nervenfaserschicht gegen das retinale Pigmentepithel ausgewertet.

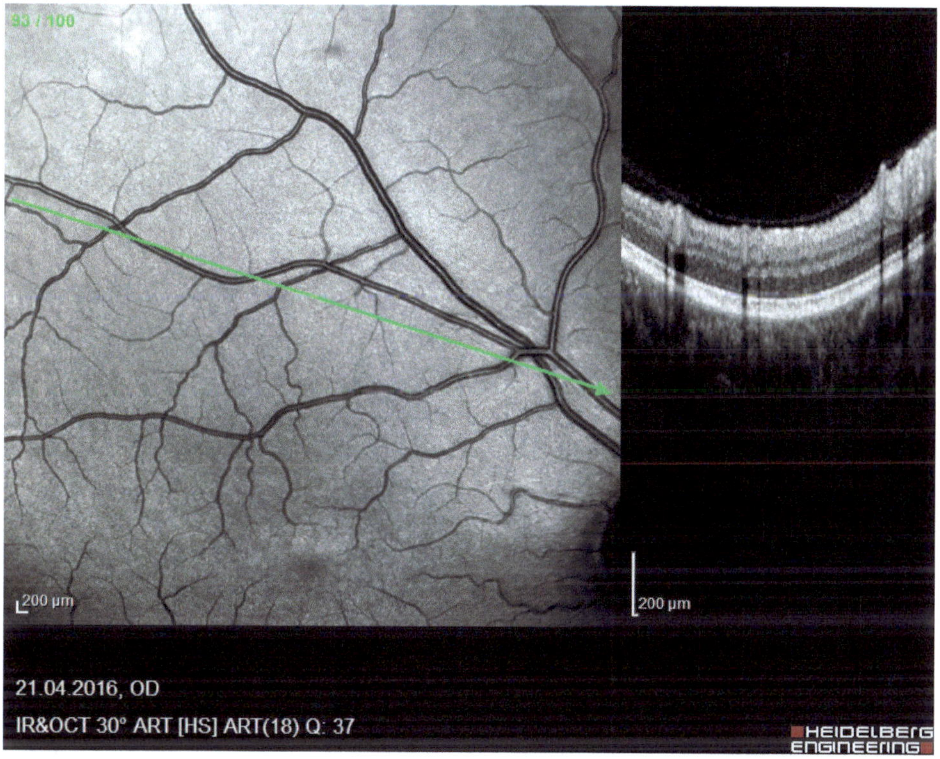

Abbildung 4.21: OCT-Aufnahme entlang einer großen Arterie des oberen Gefäßbogens. Auch hier sind Blutgefäße, die die Scan-Ebene schneiden, deutlich zu erkennen und sie lassen sich den Gefäßen in der SLO-Aufnahme zuordnen.

verschoben, indem jedes Spektrum $\widehat{I}(x,k)$ mit dem entsprechenden Phasengradienten multipliziert wird:

$$\widehat{I}^{\text{korr}}(x,k) = \widehat{I}(x,k) \cdot \exp\left[-ik(z_{\text{RPE}}(x) - z_0)\right] \tag{4.12}$$

$$\Leftrightarrow \quad I^{\text{korr}}(x,z) = I\left[x, z - (z_{\text{RPE}}(x) - z_0)\right] \tag{4.13}$$

Mittels Phasenkorrelation wurden anschließend laterale Bewegungen detektiert und analog durch Anwenden des Fourier-Shift-Theorems korrigiert. Zur Bestimmung der axialen Expansion wurde zunächst die Phasendifferenz $\Delta\phi_i(x,z)$ zwischen jedem korrigierten B-Scans $I_i(x,z)$ und dem vorhergehenden B-Scan $I_{i-1}(x,z)$ berechnet:

$$\Delta\phi_i(x,z) = \arg\left[I_{i-1}(x,z)^* I_i(x,z)\right] \tag{4.14}$$

Die Phasendifferenzen $\Delta\phi_0(x,z)$ des ersten B-Scans zum nicht-existierenden vorherigen B-Scan werden als $\Delta\phi_0(x,z) = 0$ definiert. Die Phasendifferenzen wurden anschließend über das retinale Pigmentepithel (RPE) beziehungsweise die Nervenfaserschicht (NFL) gemittelt, indem für jeden A-Scan die Summe der komplexen Zahlen aus Betrag und Phasendifferenz über die jeweiligen Schichten berechnet wurde:

$$\Delta\phi_i^{\text{RPE}}(x) = \sum_{\text{RPE}} \text{abs}\left[I_i(x,z)\right] \exp\left[i\Delta\phi_i(x,z)\right] \tag{4.15}$$

$$\Delta\phi_i^{\text{NFL}}(x) = \sum_{\text{NFL}} \text{abs}\left[I_i(x,z)\right] \exp\left[i\Delta\phi_i(x,z)\right] \tag{4.16}$$

Aus den Phasendifferenzen $\Delta\phi_i^{\text{RPE}}(x)$ beziehungsweise $\Delta\phi_i^{\text{NFL}}(x)$ erhält man die Globalbewegung der beiden Schichten, deren Differenz

$$\Delta\phi_i^{\text{NFL-RPE}}(x) = \arg\left[\exp\left(i\left(\Delta\phi_i^{\text{NFL}}(x) - \Delta\phi_i^{\text{RPE}}(x)\right)\right)\right] \tag{4.17}$$

proportional zur axialen Ausdehnung der Retina ist. Während die Phasendifferenzen $\Delta\phi_i^{\text{RPE}}(x)$ und $\Delta\phi_i^{\text{NFL}}(x)$ der Globalbewegungen von RPE und NFL im Allgemeinen mehrfach eingefaltet sind, ist deren Differenz bei der verwendeten Scangeschwindigkeit so klein, dass die Phasendifferenz eindeutig bestimmt ist und vor der zeitlichen Integration nicht entfaltet werden muss:

$$\Delta\Phi_i^{\text{NFL-RPE}}(x) = \sum_{i'=0}^{i} \arg\left[\exp(i(\Delta\phi_i^{\text{NFL}}(x) - \Delta\phi_i^{\text{RPE}}(x)\right] + \Delta\phi_0 \tag{4.18}$$

Dabei wurde die zeitliche Integration der Phasendifferenzen durch Berechnung ihrer kumulativen Summe über alle B-Scans von 0 bis i ausgeführt. Die Integrationskonstante $\Delta\phi_0$ ist unbekannt und kann im Prinzip beliebig gewählt werden. Die intuitivste Darstellung erhält man jedoch, wenn sie so gewählt wird, dass das zeitliche Minimum an jeder lateralen Position Null beträgt. Die Phasendifferenzen wurden dann gemäß

$$\Delta z_i^{\text{NFL-RPE}}(x,z) = \frac{\Delta\Phi_i^{\text{NFL-RPE}}(x,z)}{2k_0} \approx \frac{\lambda_0 \Delta\Phi_i^{\text{NFL-RPE}}(x,z)}{4\pi} \tag{4.19}$$

in die axiale Ausdehnung der Retina umgerechnet. Dabei bezeichnet $k_0 = 2\pi/870\,\text{nm}$ die Zentralwellenzahl des Spectralis OCT2. In Abb. 4.22 ist die Expansion entlang des B-Scans aus Abb. 4.20 für eine 5 Sekunden dauernde Messung dargestellt (Pfeilrichtung von unten nach oben). Die Pulsation der Arterie und Vene ist deutlich zu erkennen. Sie lässt sich genauer quantifizieren, indem die Expansionen in unmittelbarer Umgebung der beiden großen Gefäße als separate Kurvenverläufe dargestellt werden, wie es in Abb. 4.23 geschehen ist. Man erhält einen zeitlichen Versatz von $62 \pm 5\,\text{ms}$. Außerdem erkennt man die unterschiedlichen Kurvenformen mit dem für einen arteriellen Puls typischen Verlauf bestehend aus dem starken Anstieg zum ersten systolischen Gipfel, dem schwach ausgeprägten zweiten Gipfel der systolischen Nebenwelle, dem beginnenden postsystolischen Druckabfall, dem Gipfel der dikrotischen Welle und dem diastolischen Druckabfall [194].

Im Gegensatz dazu weist die Bewegung des die Vene umgebenden Gewebes einen deutlich glatteren zeitlichen Verlauf auf. Um diesen Unterschied genauer zu quantifizieren, werden beide Kurvenverläufe fouriertransformiert und ihre Frequenzspektren miteinander verglichen (siehe Abb. 4.32). Der erste Eindruck der "Glattheit" des venösen Pulses wird in den Frequenzspektren dadurch bestätigt, dass die hohen Frequenzanteile im venösen Puls deutlich schwächer ausgeprägt sind als im arteriellen Pulsverlauf. Bereits bei Frequenzen von etwa 5 Hz ist das Verhältnis der beiden Fourierspektren um mehr als eine ganze Größenordnung abgefallen.

Zusätzlich zu der unterschiedlichen Pulsform sind die arterielle und

venöse Pulsation zeitlich gegeneinander verschoben. Der venöse Puls folgt dem arteriellen mit einer Zeitverzögerung von etwa 60 ms.
Diese Messungen demonstrieren, dass die erreichte Bildrate von 200 Hz und die axiale Auflösung der phasensensitiven FD-OCT prinzipiell ausreichend sind, um die Pulsation retinaler Gefäße zu analysieren.

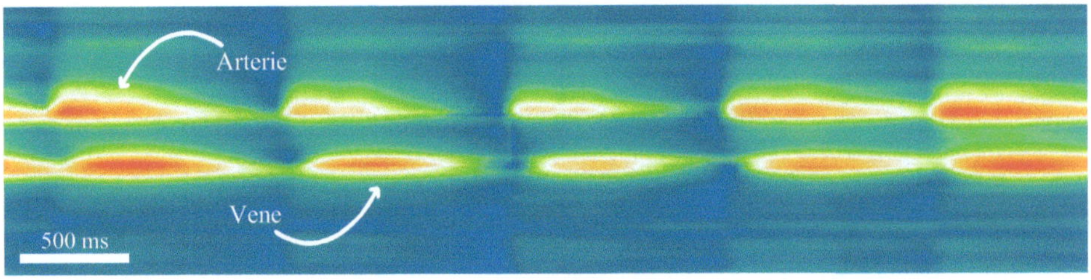

Abbildung 4.22: Zweidimensionale Darstellung der Pulsation der großen Arterie und Vene des oberen Gefäßbogens aus der in Abb. 4.20 gezeigten Aufnahme. Der Zeitversatz zwischen arteriellem Puls (oben) und venösem Puls (unten) ist deutlich zu erkennen.

4.3.5 Messung der Pulswellengeschwindigkeit

Nach dieser Demonstration der prinzipiellen Machbarkeit einer Messung der arteriellen und venösen Pulsation folgt nun der Versuch einer experimentellen Bestimmung der retinalen Pulswellengeschwindigkeit. Die Prozessierung und Darstellung der aufgenommenen OCT-Daten erfolgte zunächst wie im vorigen Abschnitt erläutert. Man erhält die in Abb. 4.25a gezeigte zweidimensionale Darstellung der Pulsation. Die ersten drei Sekunden dieser Messung sind frei von sichtbaren Bewegungsartefakten. Danach traten immer häufiger Sakkaden auf, die der Tracker des Spectralis OCT2 nicht schnell genug kompensieren konnte. Sie äußern sich durch zufällige Phasenänderungen entlang des B-Scans, die sich durch das zeitliche Integrieren auch auf sämtliche nachfolgende Scans auswirken. Durch Glätten der integrierten Phasendifferenzen lässt sich dieser Effekt etwas kompensieren (siehe Abb. 4.25b). Die Qualität der Daten leidet aber offensichtlich ganz erheblich unter Untergrundbewegungen, die weder der Eye-Tracker noch die anschließende

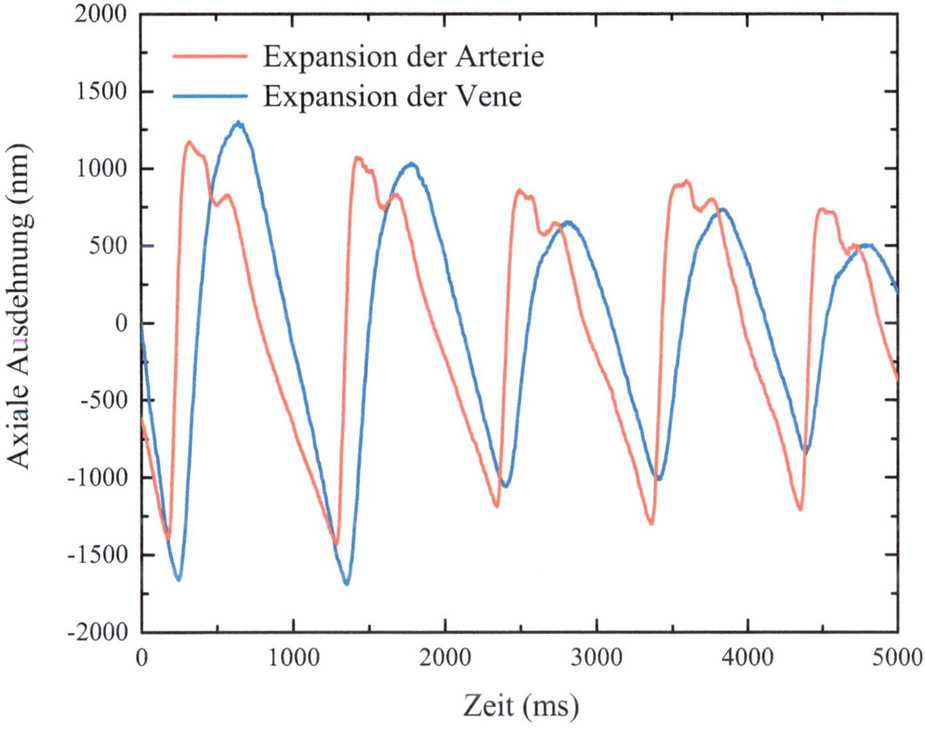

Abbildung 4.23: Pulsation der großen Arterie und Vene des oberen Gefäßbogens. Die Verzögerung zwischen dem arteriellen und venösen Puls ist deutlich erkennbar; sie beträgt $62 \pm 5\,\text{ms}$.

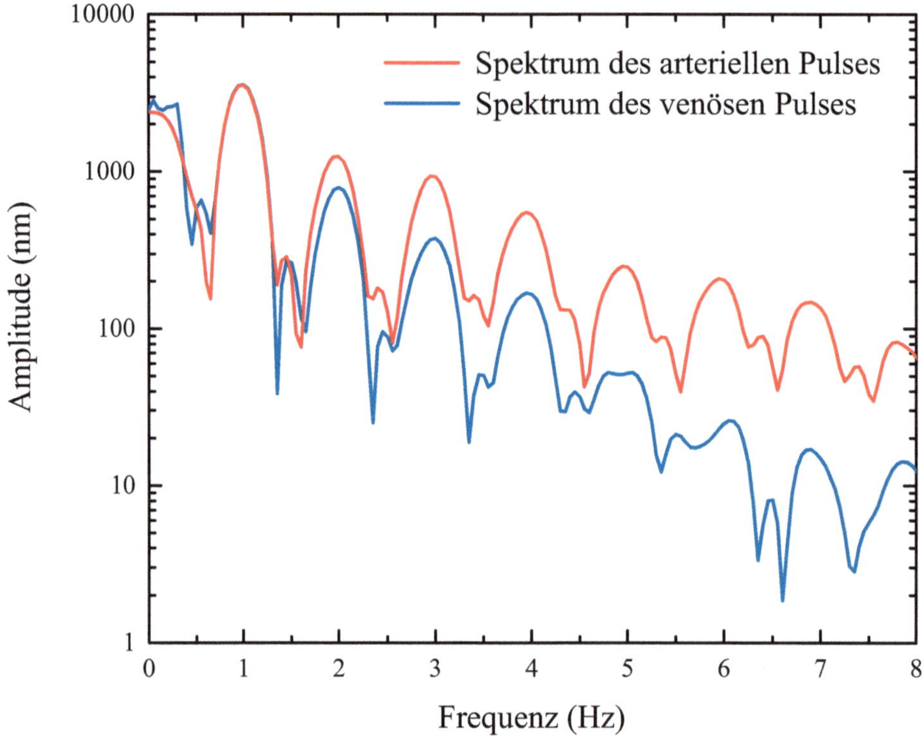

Abbildung 4.24: Frequenzspektren der arteriellen und venösen Pulsation. Die Unterdrückung der hohen Frequenzanteile in der Vene verifiziert die beobachtete Glattheit des venösen Pulses.

Datenverarbeitung korrigieren konnten. Man erhält dennoch für die Pulsation am oberen (proximalen) beziehungsweise unteren (distalen) Ende des B-Scans die in Abb. 4.26 gezeigten Pulsverläufe. Abgesehen von der verringerten Amplitude in den distalen Gefäßen sind die Kurvenverläufe sehr ähnlich. In den sakkadenfreien ersten drei Sekunden wurden drei Herzschläge aufgezeichnet, aus deren zeitlichem Versatz zwischen dem proximalen und distalen Ende des B-Scans sich bereits die Pulswellengeschwindigkeit im dazwischenliegenden Gefäß abschätzen lässt. Man erhält einen Versatz von 20 ± 5 ms an zwei etwa 12 mm entfernten Positionen der Arterie. Dies deutet möglicherweise auf eine Pulswellengeschwindigkeit im Bereich von 600 mm/s hin, wie es die Tierversuche, die theoretischen Abschätzungen und die Messungen der Pulswellengeschwindigkeit in menschlichen Arterien außerhalb des Auges bereits vermuten ließen. Dieses Ergebnis stünde aber in erheblichem Widerspruch zu bisher veröffentlichten Ergebnissen, die mit dem Retinal Vessel Analyzer produziert wurden. Dort wurden schließlich Geschwindigkeiten im Bereich von wenigen Millimetern oder sogar nur einigen hundert Mikrometern pro Sekunde beobachtet. Und tatsächlich kann eine derart geringe Ausbreitungsgeschwindigkeit nur anhand der hier vorgestellten Messungen noch nicht verworfen werden, da nicht zweifelsfrei ausgeschlossen werden kann, dass der Versatz zwischen der Pulsation im proximalen und distalen Segment der Arterie nicht mehr als eine vollständige Periode beträgt. In dem Fall wäre die gemessene Verzögerung allein bedeutungslos und könnte nicht zur Berechnung der Pulswellengeschwindigkeit herangezogen werden. Für eine valide Bestimmung wäre es daher notwendig, die Propagation der Pulswelle entlang des Gefäßes direkt zu beobachten.

4.3.6 Schlussfolgerungen

Die Pulsation von retinalen Gefäßen konnte mit phasensensitiver scannender FD-OCT detektiert werden. Die räumliche und zeitliche Auflösung ist prinzipiell ausreichend, um den Zeitverlauf von arterieller und venöser Pulsation sowie die Zeitverzögerung zwischen beiden zu bestimmen. Trotz der durch Bewegungsartefakte verminderten Datenqualität lassen die präsentierten Ergebnisse bisher veröffentlichte Werte

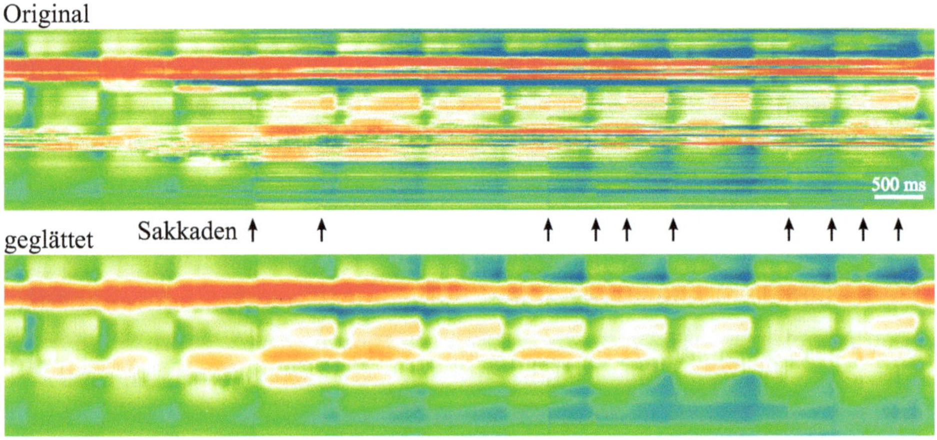

Abbildung 4.25: Zweidimensionale Darstellung der Pulsation entlang des in Abb. 4.21 gezeigten B-Scans. In den nicht geglätteten Originaldaten (oben) treten ab der dritten Sekunde vereinzelt Sakkaden auf, die zu zufälligen Phasenänderungen führen (Zeitpunkte markiert durch Pfeile). Durch Glätten lässt sich der Einfluss dieser Artefakte minimieren.

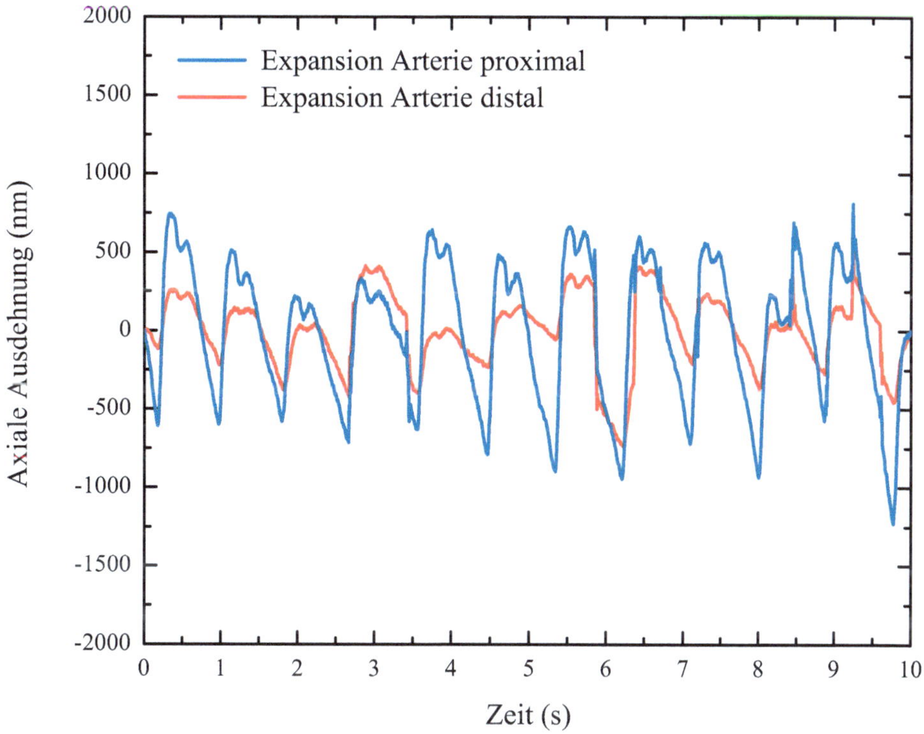

Abbildung 4.26: Aus Abb. 4.25 extrahierte Kurve für die Pulsation am proximalen und distalen Ende der Arterie. Die ersten drei Pulsschläge sind frei von Bewegungsartefakten, danach traten Sakkaden auf. Der Zeitversatz zwischen beiden Kurven wurde durch Kreuzkorrelation zu 21 ± 1 ms ermittelt (siehe Abb. 4.27).

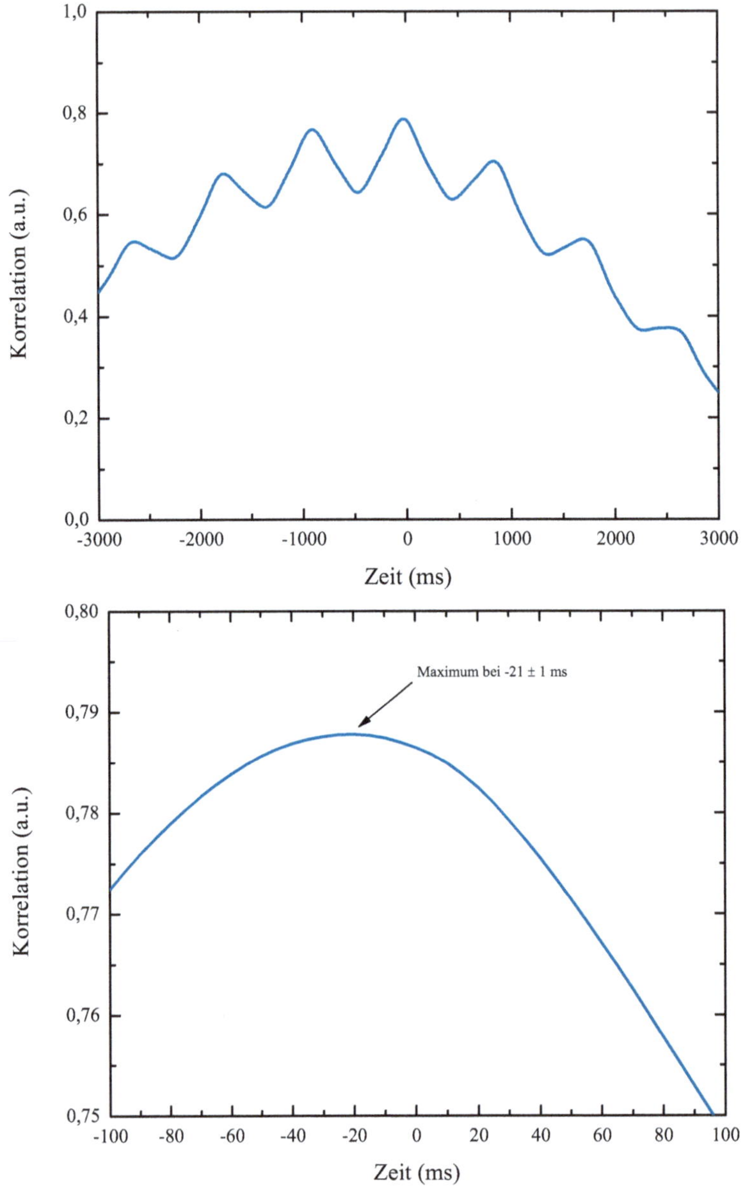

Abbildung 4.27: Kreuzkorrelation der beiden in Abb. 4.26 dargestellten Kurven. Wegen der Periodizität ergeben sich mehrere Maxima. Die Position des Hauptmaximums liegt bei $-21 \pm 1\,\text{ms}$.

für die retinale Pulswellengeschwindigkeit unwahrscheinlich erscheinen. Sie reichen allerdings nicht aus, um diese zweifelsfrei zu widerlegen und mit ausreichender Präzision zu korrigieren. Dafür wäre die direkte Beobachtung einer durch ein retinales Gefäß propagierenden Pulswelle notwendig, was mit scannenden OCT-Systemen nur mit erheblichem technischen Aufwand möglich wäre. Deshalb werden die Experimente im folgenden Kapitel mit Hilfe des Full-Field-Swept-Source-Systems wiederholt und auf eine zusätzliche Messung der Fließgeschwindigkeit ausgeweitet.

4.4 Bildgebung retinaler Hämodynamik mit FF-SS-OCT

Die Messungen zur retinalen Hämodynamik mittels scannender OCT waren durch technische Limitierungen eingeschränkt. Die Zeitverläufe der arteriellen und venösen Pulsation konnten zwar mit ausreichender räumlicher und zeitlicher Auflösung bestimmt werden. Die Frage, mit welcher Ausbreitungsgeschwindigkeit eine Pulswelle durch die retinalen Arterien propagiert, konnte aber nicht abschließend geklärt werden. In diesem Kapitel werden deshalb Messungen vorgestellt, mit denen die Expansion der Gefäße innerhalb eines dreidimensionalen Volumens beobachtet und zusätzlich die in den Gefäßen herrschende Fließgeschwindigkeit qualitativ bestimmt wurde.
Die Aufnahme von dreidimensionalen Volumen ermöglichte darüber hinaus die Korrektur von beliebig orientierten Untergrundbewegungen. Die Erkenntnisse aus den vorigen Kapiteln lassen vermuten, dass dies – insbesondere in Anbetracht der verhältnismäßig langen Messdauer von einigen Sekunden – einen entscheidenden Einfluss auf die erreichbare Qualität der phasensensitiven Auswertung haben wird.

4.4.1 Material und Methoden

Eine Messung von Pulswellen- und Strömungsgeschwindigkeit in den retinalen Gefäßen erfordert die Aufnahme von dreidimensionalen OCT-Volumen bei einer Bildrate von einigen hundert Hertz und eine anschließende phasensensitive Auswertung. Die technische Umsetzung mittels FF-SS-OCT und die angewendeten Algorithmen werden im folgenden Kapitel beschrieben.

4.4.1.1 Der FF-SS-OCT-Laboraufbau

Für diese Untersuchungen kam erneut das in Kapitel 3 beschriebene FF-SS-OCT-System zum Einsatz. Für die Visualisierung der retinalen Gefäßdynamik musste die Messzeit auf mehrere Sekunden ausgedehnt werden. Wegen des auf acht Gigabyte limitierten internen Speichers der Kamera war dies nur entweder auf Kosten der Zeitauflösung, der Messtiefe, der Bildfeldgröße oder der axialen Auflösung möglich. Die Bildfeldgröße sollte jedoch nicht weiter reduziert werden, da die gleichzeitige Messung einer Arterie und einer Vene ansonsten sehr schwierig zu realisieren gewesen wäre. Eine deutlich reduzierte Messtiefe hätte das Positionieren der Retina im Tiefenmessbereich unmöglich gemacht. Und auch die Zeitauflösung sollte für die Analyse von derart schnellen dynamischen Prozessen eher noch weiter erhöht und auf keinen Fall reduziert werden. Deshalb stellte die Tiefenauflösung den einzigen Parameter dar, auf dessen Kosten die Messzeit praktikabel erhöht werden konnte. Dazu wurde der Durchstimmbereich der Lichtquelle von 50 nm auf 5 nm reduziert. Wegen der dort höheren Sensitivität der Kamera wurde der kurzwellige Bereich von 816 bis 821 nm Wellenlänge gewählt. Der axiale Pixelabstand erhöhte sich dadurch auf 70 µm. Anstelle der 512 Aufnahmen pro Wellenzahl-Sweep wurden lediglich 30 Aufnahmen aufgezeichnet. Und anstelle von 0,1 nm spektralem Abstand wurde während des Durchstimmens der Lichtquelle nur noch alle 0,167 nm ein Interferogramm aufgezeichnet. Dies reduzierte die Messtiefe um 40% auf ein für die Retina-Bildgebung nötiges Minimum. Durch diese Maßnahmen erhöhte sich die Anzahl der möglichen Volumen für eine Messung von 50 auf 867. Dies ermöglichte eine gut viersekündige Messung mit der geforderten Volumenrate von 200 Hz. Mit diesen Bildgebungsparametern wurde im rechten Auge eines 30-jährigen gesunden Probanden ein etwa 8 Grad oberhalb der Makula liegendes Gebiet bei fünffacher Vergrößerung aufgenommen. Das 3,6 mm $\times$ 1,5 mm große Bildfeld ist in Abb. 4.29a gelb markiert. Es enthält zwei relativ große

Gefäße, von denen eines eine Arterie und das andere eine Vene darstellt. Beide sind in der phasenvarianzbasierten OCT-Angiografie in Abb. 4.29b entsprechend markiert.
Vor der eigentlichen Auswertung der aufgezeichneten Daten wurden die Untergrundbewegungen wie in Kapitel 3 beschrieben numerisch korrigiert. Über Berechnung der Phasendifferenzen wurde dann zunächst die Relativbewegung der Nervenfaserschicht (NFL) zum retinalen Pigmentepithel (RPE) ausgewertet. Dazu wurden analog zu den Gleichungen 4.14 bis 4.19 die Phasendifferenzen berechnet, anschließend über das retinale Pigmentepithel beziehungsweise die Nervenfaserschicht gemittelt und voneinander subtrahiert, um von der Globalbewegung der Retina nur die Relativbewegung zwischen beiden Schichten zu extrahieren. Nach der zeitlichen Integration der Phasendifferenzen durch Berechnung ihrer kumulativen Summe über alle Volumen von 0 bis i wurden sie gemäß Gleichung 4.19 in die axiale Ausdehnung der Retina umgerechnet. Dabei bezeichnet $k_0 = 2\pi/818\,\mathrm{nm}$ die Zentralwellenzahl des verwendeten Durchstimmbereichs der Lichtquelle.

4.4.1.2 Messung der Pulswellengeschwindigkeit

Die Visualisierung der retinalen Gefäßdynamik zeigte, dass sich die Pulswellen entlang der Arterien tatsächlich sehr viel schneller ausbreiten als bisher angenommen. Das 3,6 mm × 1,5 mm große Bildfeld der Full-Field-Swept-Source-OCT durchläuft die Pulswelle in so kurzer Zeit, dass ihre Propagation nicht direkt beobachtet werden kann und der beobachtbare Gefäßabschnitt stattdessen quasi-simultan expandiert. Da eine Vergrößerung des Bildfeldes aus technischen Gründen nicht möglich war, wurde es stattdessen auf zwei separate Teilbildfelder aufgeteilt, die zwei etwa 12 mm auseinanderliegende Bereiche der Retina nebeneinander auf den Kamerachip abbildeten. Die Optik wurde so justiert, dass zwei unterschiedliche Abschnitte derselben Arterie gleichzeitig beobachtet wurden. Auf die Art wurde die Laufzeit der Pulswelle entlang eines etwa 12 mm langen Gefäßabschnitts gemessen. Die Aufteilung des Bildfeldes erfolgte wie in Abb. 4.28 gezeigt über eine Zwischenabbildung, in dessen Ebene ein Spiegelprisma platziert wurde, das die beiden Hälften des Zwischenbildes aus entgegengesetzten Richtungen in das Auge abbildet. Das Bildfeld wurde dabei exakt horizontal aufgeteilt, eine gewünschte Positionierung der Bildfelder auf der Retina wurde über eine entsprechende Drehung des Kopfes um die optische Achse und Fixierung eines geeigneten Targets realisiert.

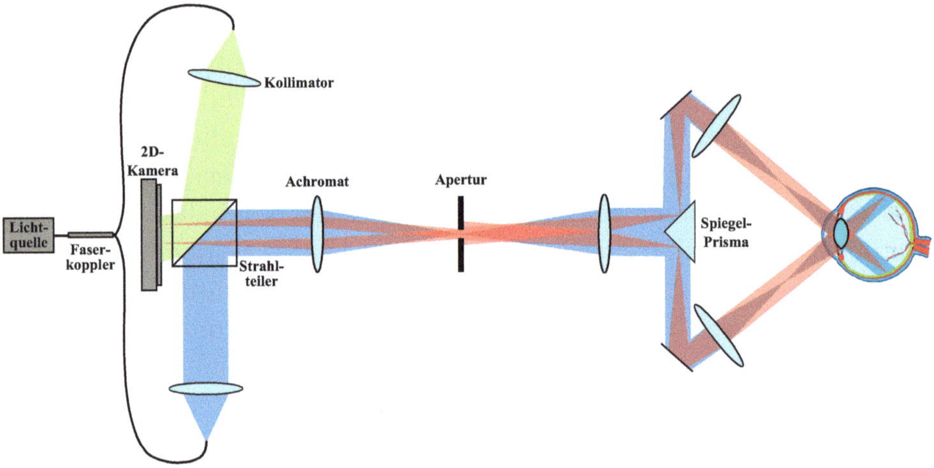

Abbildung 4.28: Aufbau zur Messung der Pulswellengeschwindigkeit in retinalen Gefäßen durch eine simultane Messung an zwei 12 mm entfernten Positionen der Retina.

4.4.1.3 Visualisierung der Fließgeschwindigkeit

Das bei der Full-Field-Swept-Source-OCT besonders stark ausgeprägte Doppler-Artefakt lässt die sich innerhalb eines Blutgefäßes bewegenden Streuer deutlich außerhalb des Gefäßes erscheinen. Je höher der Blutfluss während der Aufnahme in einem Gefäß war, desto ausgeprägter war das darüber und darunter befindliche schweifartige Dopplerartefakt. Es stellt damit nicht nur ein Artefakt in der Bildgebung dar, sondern trägt auch eine funktionelle Information über die Fließgeschwindigkeit innerhalb des Gefäßes. Sie lässt sich bei besonders großen Gefäßen, wie sie in der unmittelbaren Umgebung der Papille auftreten, am besten bestimmen. Dazu wurde in den Aufnahmen zwischen der Nervenfaserschicht und dem oberen Bildrand, also in eigentlich signalfreien Tiefen, die detektierte Intensität gemittelt. Diese auszuwertenden Tie-

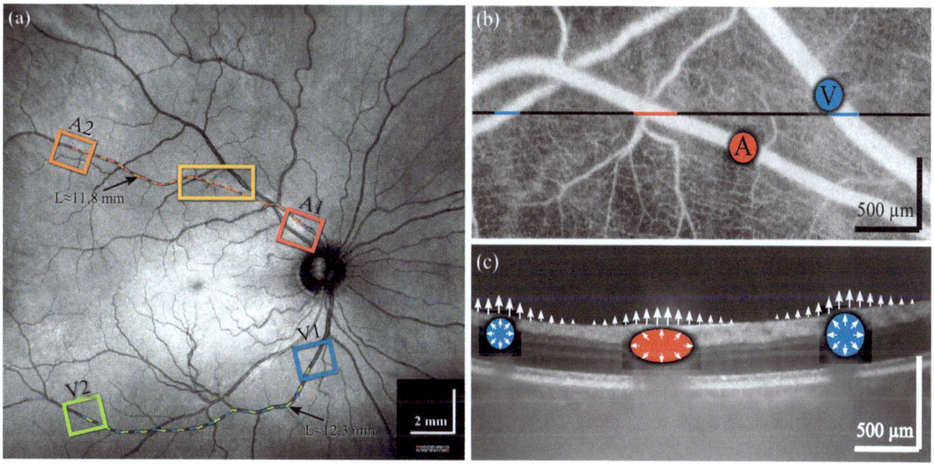

Abbildung 4.29: Bildfelder und Messprinzip zur Bestimmung der Pulsationsdynamik in der menschlichen Retina. Zunächst wurden eine Arterie und eine Vene in einem 3,6 mm × 1,5 mm großen Bereich beobachtet (gelber Rahmen) (a). In der Phasenvarianz-Angiografie des untersuchten Bereichs treten die untersuchte Arterie (A) und Vene (V) besonders hervor (b). Darstellung des Messprinzips: Die beim Eintreffen der Pulswelle expandierenden Gefäße verschieben das umliegende Gewebe (c). Die axiale Komponente dieser Bewegung wurde als Phasendifferenz in den OCT-Volumen beobachtet und quantifiziert. Um globale Bewegungen zu eliminieren, wurde an jeder Stelle nur die Relativbewegung der Nervenfaserschicht gegen das retinale Pigmentepithel ausgewertet.

fenschichten wurden so ausgewählt, dass sie ausreichenden Abstand zur Nervenfaserschicht und zum oberen Bildrand haben, um einen Signalbeitrag durch die neuronale Retina oder den DC-Anteil der Spektren auszuschließen. Diese Methode beruht auf der Annahme, dass das dort detektierte Signal nahezu vollständig auf das Dopplerartefakt von in den darunterliegenden Gefäßen strömendem Blut zurückzuführen ist. Der exakte Zusammenhang zwischen der Signalstärke und der Fließgeschwindigkeit ist nicht bekannt und nur schwierig zu modellieren, zumindest über einen großen Bereich hinweg steigt das Signal jedoch mit der Fließgeschwindigkeit an und lässt somit Rückschlüsse auf den qualitativen Verlauf zu. Auf eine quantitative Angabe von Fließgeschwindigkeiten wird in dieser Arbeit verzichtet. Stattdessen wird der Fluss rein qualitativ auf einer nicht notwendigerweise linearen Farbskala dargestellt.

4.4.2 Ergebnisse der Full-Field-Bildgebung

4.4.2.1 Pulsation von Arterie und Vene

Die phasenbasierte Auswertung der axialen Ausdehnung des die Gefäße umgebenden Gewebes ist in Abb. 4.30 dargestellt. Der aufgenommene Datensatz enthält 867 OCT-Volumen, die über einen Zeitraum von gut vier Sekunden beziehungsweise über vier vollständige Herzzyklen aufgezeichnet wurden. Für die Auswertung wurde der Datensatz auf die Länge von exakt vier vollständigen Herzzyklen gekürzt. Außerdem wurde vom Zeitverlauf eines jeden Bildpunktes eine Gerade durch den ersten und letzten Datenpunkt abgezogen, um die Ränder zu verstetigen. Von dem resultierenden Verlauf sind in Abb. 4.30 sechs repräsentative Zeitpunkte dargestellt, nämlich der Zustand vor dem Eintreffen der Pulswelle (15 ms), die initiale Ausdehnung der Arterie (60 ms) und die anschließende Ausdehnung der Vene (175 ms). Daraufhin ging zunächst die Arterie (680 ms) und anschließend auch die Vene (1005 ms) in den Anfangszustand zurück, bevor die Pulswelle des nächsten Herzzyklus eintraf (1090 ms).

Die Pulsation ist in der Nähe der großen Arterien und Venen am stärksten. Mit zunehmendem Abstand von diesen großen Gefäßen nimmt die Amplitude der Pulsation ab, sie ist aber überall innerhalb

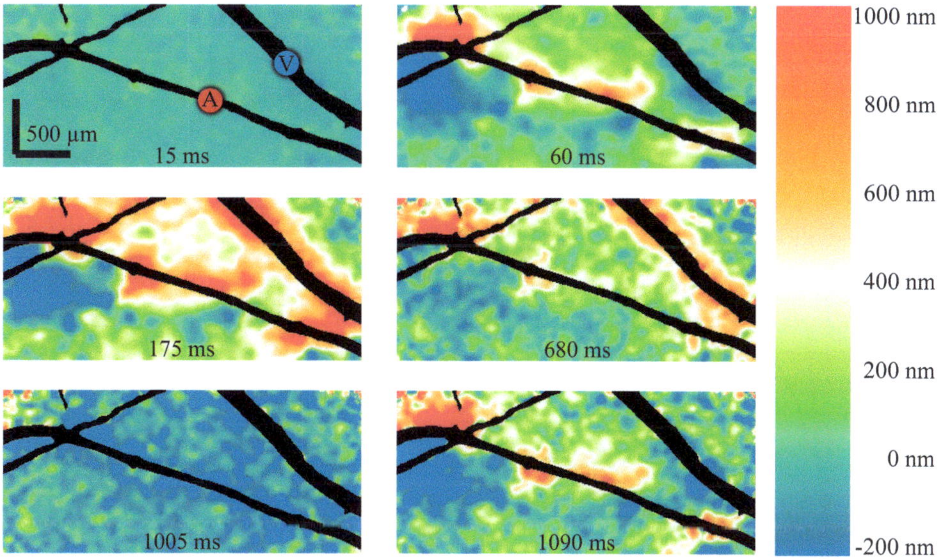

Abbildung 4.30: Änderung der Retina-Dicke während vier vollständigen Herzzyklen. Gezeigt sind sechs repräsentative Zeitpunkte des ersten Herzzyklus.

des gewählten Bildfelds messbar, selbst im Bereich der kleinsten Kapillaren. Entlang eines Gefäßes verläuft die Pulsation innerhalb des Bildfeldes quasi synchron. Um den Unterschied zwischen arterieller und venöser Pulsation deutlicher zu visualisieren, werden in Abb. 4.31 die Zeitverläufe für die zwei in Abb. 4.29b markierten Positionen an der Arterie (rot) und Vene (blau) verglichen. Man erhält zwei deutlich unterschiedliche Kurvenverläufe. In der Nähe der Arterie folgt die Bewegung des Gewebes der aus dem vorigen Kapitel bekannten Form des arteriellen Pulses. Im Gegensatz dazu weist die Bewegung des die Vene umgebenden Gewebes einen deutlich glatteren zeitlichen Verlauf ohne die charakteristischen Merkmale des arteriellen Pulses auf. Auch ihre Frequenzspektren (Abb. 4.32) zeigen diese Unterschiede. Im venösen Puls sind die hohen Frequenzanteile deutlich schwächer ausgeprägt als im arteriellen Pulsverlauf. Bereits bei Frequenzen von etwa 5 Hz unterscheidet sich das Verhältnis der beiden Fourierspektren um mehr als eine ganze Größenordnung von ihrem Wert bei der Herzfrequenz von etwa 1 Hz. Die Ergebnisse der Untersuchung mit scannender OCT

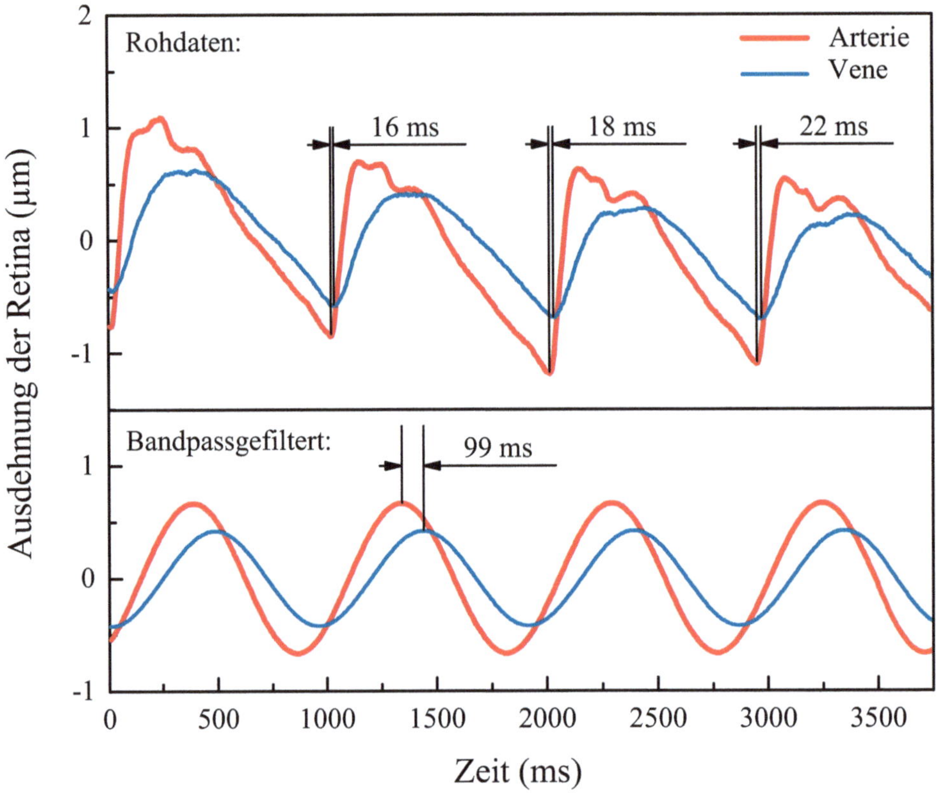

Abbildung 4.31: Pulsation der Arterie und Vene. Aufgetragen ist die axiale Ausdehnung an den in Abb. 4.29 und 4.30 markierten Positionen. Die Zeitverzögerung zwischen der arteriellen und venösen Pulsation wurde zunächst direkt aus den Rohdaten bestimmt. Anschließend wurde das Signal bandpassgefiltert und die Verzögerung bei der Herzfrequenz bestimmt.

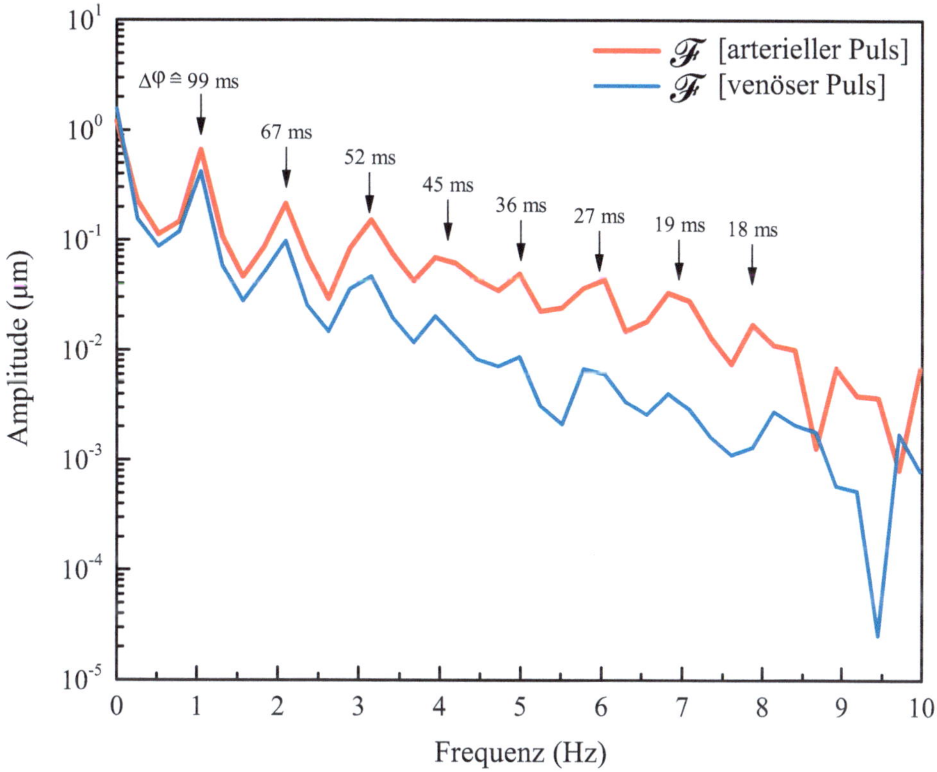

Abbildung 4.32: Fourierspektren der arteriellen und venösen Pulsation. In der Vene waren die höheren Frequenzkomponenten schwächer ausgeprägt als in der Arterie.

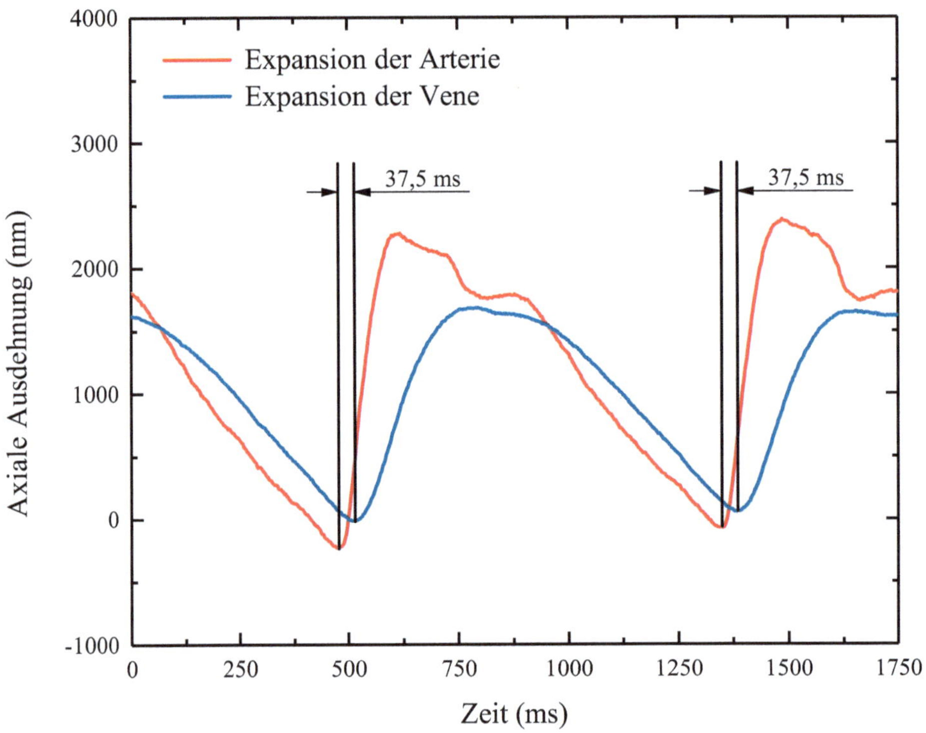

Abbildung 4.33: Pulsation der großen Gefäße in unmittelbarer Nähe der Papille.

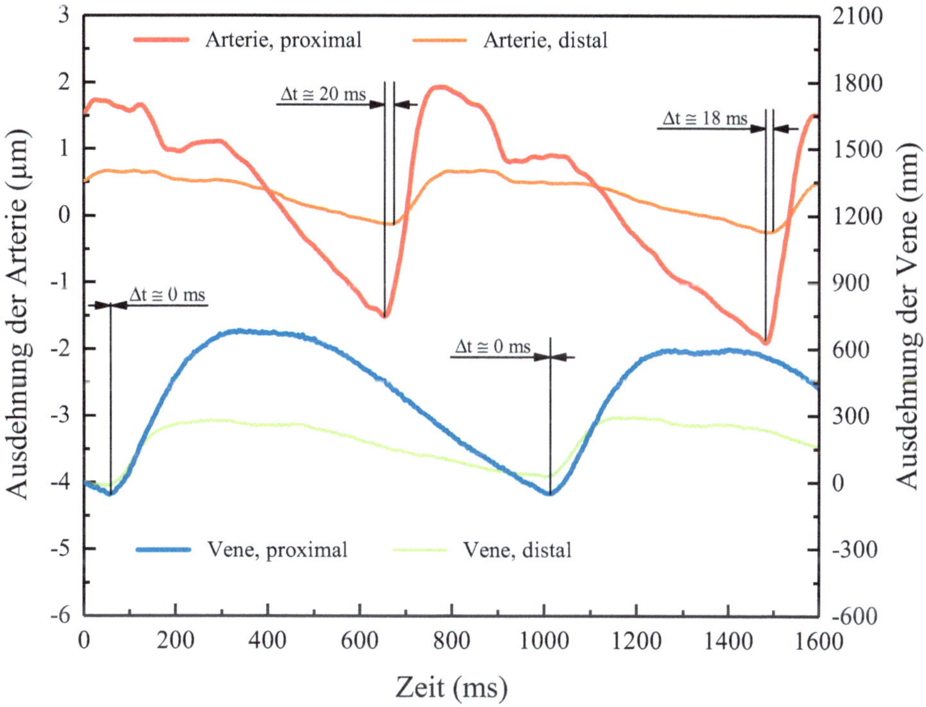

Abbildung 4.34: Pulsation von jeweils zwei etwa 12 mm entfernten Segmenten einer großen retinalen Arterie beziehungsweise Vene. Die Pulswelle traf mit einer Verzögerung von etwa 19 ms im distalen Segment der Arterie ein. Die Pulsation der Vene verlief im Rahmen der Messgenauigkeit synchron entlang des gesamten Gefäßes.

wurden damit reproduziert.
Zusätzlich zu der unterschiedlichen Pulsform lässt sich auch hier eine Zeitverzögerung zwischen der arteriellen und venösen Pulsation beobachten; sie beträgt etwa 20 ms. Die Pulsation der Gefäße in unmittelbarer Nähe des Sehnervs ist in Abb. 4.33 dargestellt. Der Zeitverlauf ist ähnlich, unterscheidet sich jedoch in der Verzögerung zwischen arteriellem und venösem Puls, die hier etwa 37,5 ms beträgt.

4.4.2.2 Pulsausbreitung entlang der Arterie

Während die Zeitverzögerung zwischen arterieller und venöser Pulsation deutlich sichtbar ist, geschieht die Propagation der Pulswelle entlang der großen Gefäße offensichtlich um einige Größenordnungen schneller als vom Retinal Vessel Analyzer vorhergesagt. Betrüge die Pulswellengeschwindigkeit tatsächlich nur 400 µm pro Sekunde, dann wäre die Länge einer Pulswelle lediglich 400 µm. Innerhalb des 3,6 mm großen Bildfelds wären dann zu jedem Zeitpunkt mehrere vollständige Pulswellen sichtbar. Stattdessen expandieren die Gefäße quasi synchron über die gesamte sichtbare Länge hinweg, wodurch im Rahmen der hier erreichten Zeitauflösung und Bildfeldgröße die Ausbreitungsgeschwindigkeit auf mindestens 100 mm/s nach unten abgeschätzt werden kann. Deshalb wurden weitere Messungen durchgeführt, bei denen der Bereich der messbaren Geschwindigkeiten durch eine Aufteilung des Bildfelds auf zwei etwa 12 mm auseinanderliegende Gebiete aufgeteilt wurde. Die Pulskurven des proximalen arteriellen Gefäßsegments (rot, A1) und des distalen arteriellen Segments (orange, A2) sind in Abb. 4.34 gezeigt. Abgesehen von einer verringerten Amplitude im distalen Gefäßabschnitt sind die zeitlichen Verläufe im Wesentlichen identisch. Die Pulswelle erreicht das distale Segment der Arterie mit einer Verzögerung von 19 ± 1 ms.

4.4.2.3 Venöse Pulsation

Die venöse Pulsation zeigt eine ähnlich starke Amplitude wie die arterielle. Um die Geschwindigkeit der Pulsausbreitung entlang einer Vene zu bestimmen, wurden die beiden Hälften des geteilten Bildfelds wie in Abb. 4.29 gezeigt entsprechend ausgerichtet, um ein proximales (blau, V1) und ein distales (grün, V2) Segment einer Vene simultan zu erfassen. Es wurde im Rahmen der Messgenauigkeit jedoch keine zeitliche Verzögerung zwischen den beiden etwa 12 mm auseinanderliegenden Abschnitten detektiert. Die beiden betrachteten Segmente der Vene pulsieren also synchron. Die Pulsausbreitung innerhalb der Vene unterscheidet sich deshalb von der innerhalb der Arterie.

4.4.2.4 Fließgeschwindigkeit

In Abb. 4.35a ist die Stärke des Dopplerartefakts oberhalb der neuronalen Retina farbkodiert für repräsentative Zeitpunkte dargestellt. Der Verlauf der Fließgeschwindigkeit erscheint sehr inhomogen entlang des Gefäßes. Abb. 4.35b zeigt die Expansion des Gewebes zu denselben Zeitpunkten. Um das Zeitverhalten der beiden pulsativen Vorgänge zu visualisieren, werden in Abb. 4.36 und 4.37 jeweils die Zeitverläufe der Expansion und des Blutflusses für die Arterie beziehungsweise für die Vene dargestellt. Die Expansionen ähneln qualitativ den bereits bekannten Zeitverläufen aus Abb. 4.31. Sie sind wegen des größeren Gefäßdurchmessers jedoch von höherer Amplitude und wegen der Nähe zur Papille mit einer Zeitverzögerung von 37,5 ms etwas weiter gegeneinander verschoben. Die Fließgeschwindigkeit des Blutes steigt in beiden Gefäßen kurz vor der Expansion an und fällt in der Arterie deutlich vor der Kontraktionsphase wieder ab. Druck und Fluss sind in der Arterie offensichtlich nicht proportional zueinander. In der Vene hingegen ist die Ähnlichkeit der Zeitverläufe von Fließgeschwindigkeit und Gefäßexpansion deutlich höher.

4.4.3 Diskussion und Schlussfolgerungen

4.4.3.1 Verzögerung zwischen arterieller und venöser Pulsation

Zur Bestimmung der Zeitverzögerung zwischen der arteriellen und venösen Pulsation lassen sich unterschiedliche Methoden verwenden. Sie basieren immer auf einer simultanen Bestimmung des Zeitverlaufs der arteriellen und venösen Pulsation und lassen sich anhand der darauf-

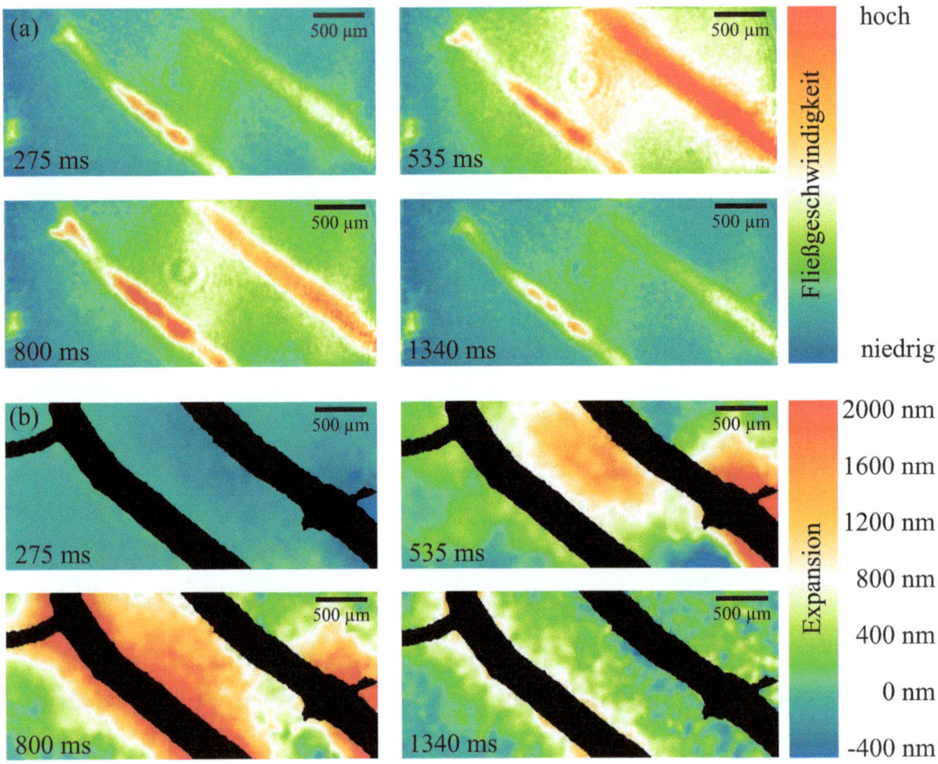

Abbildung 4.35: Bestimmung der Fließgeschwindigkeit und der Expansion von retinalen Gefäßen. (a) Fließgeschwindigkeit in einer retinalen Arterie (rechts) und Vene (links) in unmittelbarer Nähe zur Papille. (b) Aus derselben Messung ermittelte Expansion der Gefäße und des umliegenden Gewebes.

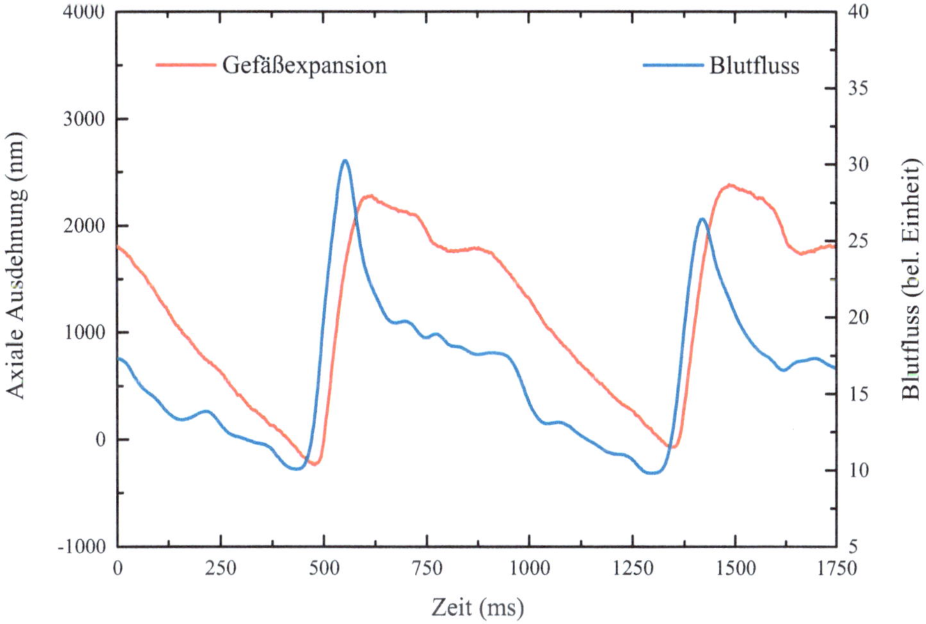

Abbildung 4.36: Expansion einer Arterie in unmittelbarer Nähe zur Papille und Fließgeschwindigkeit des enthaltenen Blutes. Der Blutfluss steigt direkt vor der Gefäßexpansion an und fällt beim Eintreffen der am Kapillarbett reflektierten dikrotischen Welle deutlich ab. Die dikrotische Welle breitet sich entgegen der Strömungsrichtung aus, weshalb sie zwar den Druck erhöht, den Fluss jedoch reduziert. Der Zeitverlauf der Fließgeschwindigkeit weicht deshalb von dem des Druckes ab.

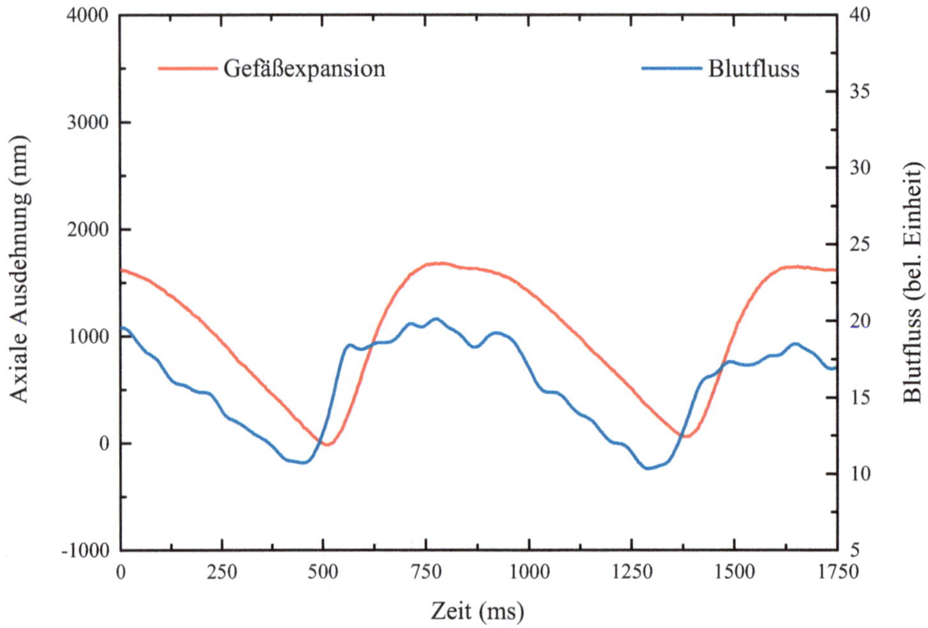

Abbildung 4.37: Expansion einer Vene in unmittelbarer Nähe zur Papille und Fließgeschwindigkeit des enthaltenen Blutes. Auch in der Vene scheint der Fluss unmittelbar vor dem Druck anzusteigen. Der Zeitverlauf des Druckes stimmt im Wesentlichen mit dem der Fließgeschwindigkeit überein. Dies ist ein Indiz für eine Druckausbreitung entlang der Strömungsrichtung.

folgenden Datenverarbeitung in zwei Gruppen klassifizieren: Die erste Gruppe bestimmt die sogenannte *foot-to-foot distance*, also die zeitliche Verzögerung des Eintreffens der Pulswelle an zwei unterschiedlichen Orten oder Gefäßen. Die erreichbare Genauigkeit ist sehr hoch, setzt aber voraus, dass der genaue Zeitverlauf der Pulsation mit einem ausreichend hohen SNR aufgelöst werden kann [195]. Ist dies nicht der Fall, dann werden meist Methoden angewandt, die sich unter dem Begriff *filtered cross-correlation* (dt. gefilterte Kreuzkorrelation) zusammenfassen lassen. Sie bestimmen die zeitliche Verzögerung anhand der Phasenverschiebung zwischen den Pulsationsverläufen, nachdem die verrauschten Rohdaten mit einem schmalen Bandpassfilter bei der Herzfrequenz gefiltert wurden [64, 67, 68]. Werden die beiden etablierten Methoden auf die gemessenen Pulsationsverläufe angewandt, dann erhält man zwei völlig verschiedene Ergebnisse von 19 ± 4 ms für die foot-to-foot distance beziehungsweise etwa 100 ms für die gefilterte Kreuzkorrelation (Abb. 4.31). Diese massive Überschätzung der Zeitverzögerung ist darauf zurückzuführen, dass das Eintreffen der Pulswelle in erster Linie durch die hohen Frequenzkomponenten bestimmt wird, die bei der Auswertung durch den Bandpassfilter eliminiert werden. Das hohe SNR der hier vorgestellten Messungen ermöglicht eine Bandpassfilterung auch bei höheren Harmonischen der Herzfrequenz – beziehungsweise direkt die Auswertung der einzelnen Phasenverschiebungen anhand der komplexen Fourierspektren. Man erhält für die Frequenzkomponente des Herzschlages die aus der gefilterten Kreuzkorrelation bekannten 100 ms, die mit ähnlichen Methoden auch schon in [175] gemessen wurden. Mit steigender Frequenz nimmt die aus der Phasenverschiebung berechnete Zeitverzögerung immer weiter ab und erreicht schließlich den Wert der foot-to-foot distance von etwa 20 ms.

Die Präzision der hier vorgestellten Messungen ist sogar ausreichend, um die Zeitverzögerung zwischen arteriellem und venösem Puls für jeden einzelnen Herzschlag separat zu ermitteln. Dabei wird ein Anstieg von 16 auf 22 ms beobachtet (siehe Abb. 4.31), was möglicherweise auf regulative Effekte der Gefäße als Reaktion auf einen veränderten Sauerstoffverbrauch zurückzuführen ist. Dieser könnte durch das Fixieren oder das beim Durchstimmen der Lichtquelle scheinbar flackernde Messlicht beeinflusst worden sein. Das Aufweiten von Gefäßen erhöht die Elastizität der Gefäßwand und reduziert das Verhältnis der Wanddicke zum Gefäßdurchmesser. Beides wird nach der Moens-Korteweg-Gleichung die Pulsausbreitung verlangsamen und damit die Verzögerung zwischen arteriellem und venösem Puls erhöhen.

4.4.3.2 Pulswellengeschwindigkeit

Die Ausbreitungsgeschwindigkeit der arteriellen Pulswelle wurde anhand der in Abb. 4.34 vorgestellten Messungen zu $620 \pm 50\,\mathrm{mm/s}$ bestimmt. Wie nach den Messungen mit dem scannenden OCT-System im vorigen Kapitel bereits vermutet wurde, war sie damit tatsächlich etwa 1500-fach höher als die bisherigen Messungen mit dem Retinal Vessel Analyzer vermuten ließen.
An dieser Stelle stellt sich die Frage, was genau mit Hilfe des Retinal Vessel Analyzers gemessen wurde und wodurch die starken Abweichungen von den hier bestimmten Pulswellengeschwindigkeiten entstehen konnten. Deshalb wurden dieselben Gefäße desselben 30-jährigen gesunden Probanden aus den vorherigen Untersuchungen mit dem Retinal Vessel Analyzer untersucht. Dieser bestimmt über einen Zeitraum von vier Minuten den Durchmesser eines 1 mm langen Gefäßabschnitts an 80 äquidistanten Positionen mit einer Zeitauflösung von 25 Hz. Aus dem 240-sekündigen Datensatz wird ein 10-sekündiges Segment mit möglichst geringem Rauschen und wenigen Ausreißern für die weitere Analyse selektiert (siehe Abb. 4.38). Eine zweidimensionale Fouriertransformation (Abb. 4.39) zeigt ein frequenzunabhängiges Rauschen in der zeitlichen Dimension, während das hochfrequente Rauschen der Raumfrequenzen anscheinend durch eine Vorverarbeitung der Daten durch den Retinal Vessel Analyzer selbst unterdrückt ist. Als einziges Merkmal, das sich offensichtlich vom Rauschen abhebt, ist eine stationäre, rein lokale Variation des Gefäßdurchmessers erkennbar. Diese ist auch in den Rohdaten erkennbar, breitet sich mit fortschreitender Zeit jedoch nicht entlang des Gefäßes aus. Die Pulswellengeschwindigkeit wurde in der folgenden Auswerteroutine anhand der Phasenverschiebung der zehnten harmonischen der Herzfrequenz zu 1,38 mm/s ermittelt. Um die Zuverlässigkeit dieses Wertes und eventuelle Einflüsse des Rauschens auf das Ergebnis zu verdeutlichen, werden den

Messungen in Abb. 4.40 rauschfrei simulierte Daten gegenübergestellt. Sie wurden generiert, indem aus den vom Retinal Vessel Analyzer ermittelten Parametern eine Pulsation erzeugt und dem zeitlichen Mittelwert des lokalen Gefäßdurchmessers aus Abb. 4.38 überlagert wurde. Die Amplitude der Pulsation wurde mit 2,6 µm den Messungen mit dem Full-Field-Swept-Source-OCT-Aufbau angepasst. Diese Amplitude wird auch durch zuvor publizierte Ergebnisse bestätigt [196]. Ein Vergleich der entsprechenden Fourier-Spektren zeigt, dass sich nicht einmal die Pulsation bei der Herzfrequenz selbst aus dem Rauschen abhebt. Insbesondere die Amplitude der zehnten Harmonischen des Herzschlags, die zur Auswertung verwendet worden ist, liegt ganze drei Größenordnungen unterhalb des Rauschens. Das heißt, dass die Pulswellengeschwindigkeit – selbst wenn sie so gering wäre – aus den Daten des Retinal Vessel Analyzers nicht bestimmt werden könnte. Die beobachteten Phasendifferenzen sind allein durch das Rauschen bestimmt und daher bedeutungslos und unvorhersagbar zwischen $-\pi$ und $+\pi$ verteilt. Für sehr kleine Abstände entlang des Gefäßes erhielte man zwar auch sehr kleine Phasendifferenzen, dies wäre aber kein Hinweis auf Konsistenz der Daten oder der Auswertemethodik, sondern lediglich ein Resultat der Unterdrückung von hohen Raumfrequenzen durch die Vorverarbeitung der Rohdaten innerhalb des Retinal Vessel Analyzers.

Unter der Annahme einer realistischen Pulswellengeschwindigkeit von etwa 1 m/s durchschreitet die Druckwelle das beobachtete Gefäßsegment in einer Zeit von weniger als einer Millisekunde. Die Zeitauflösung des Retinal Vessel Analyzers war mit 40 Millisekunden folglich viel zu gering für eine Detektion der Ausbreitung entlang des Gefäßes. Der Retinal Vessel Analyzer ist daher nicht für eine Bestimmung der retinalen Pulswellengeschwindigkeit geeignet.

4.4.3.3 Zusammenhang von Fluss und Druck

Die entlang eines Gefäßes lokal stark schwankende Intensität des Dopplerartefakts ist natürlich nicht auf eine lokal unterschiedliche Fließgeschwindigkeit zurückzuführen. Dies wäre nicht mit der Kontinuitätsgleichung für strömende Flüssigkeiten vereinbar. Stattdessen spiegelt dies

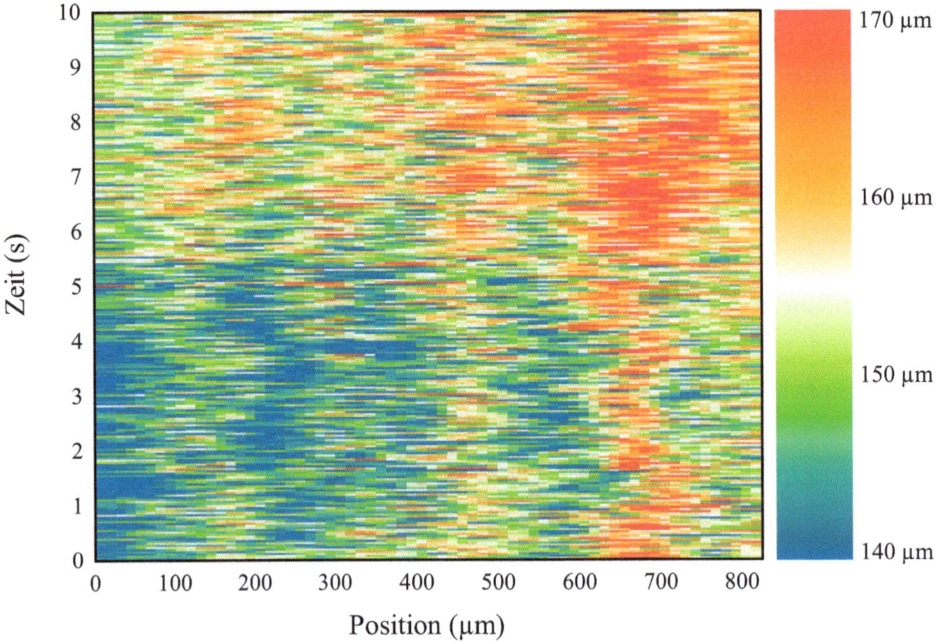

Abbildung 4.38: Vom Retinal Vessel Analyzer ausgegebene Daten. Der Gefäßdurchmesser wurde an 66 Positionen jeweils im Abstand von 12,5 µm bestimmt. Die zeitliche Auflösung war durch das auf VHS-Kassette aufgezeichnete Videomaterial auf 40 ms limitiert. Die Aufnahmedauer betrug vier Minuten. Die besten zehn Sekunden wurden manuell selektiert und hier farbkodiert dargestellt.

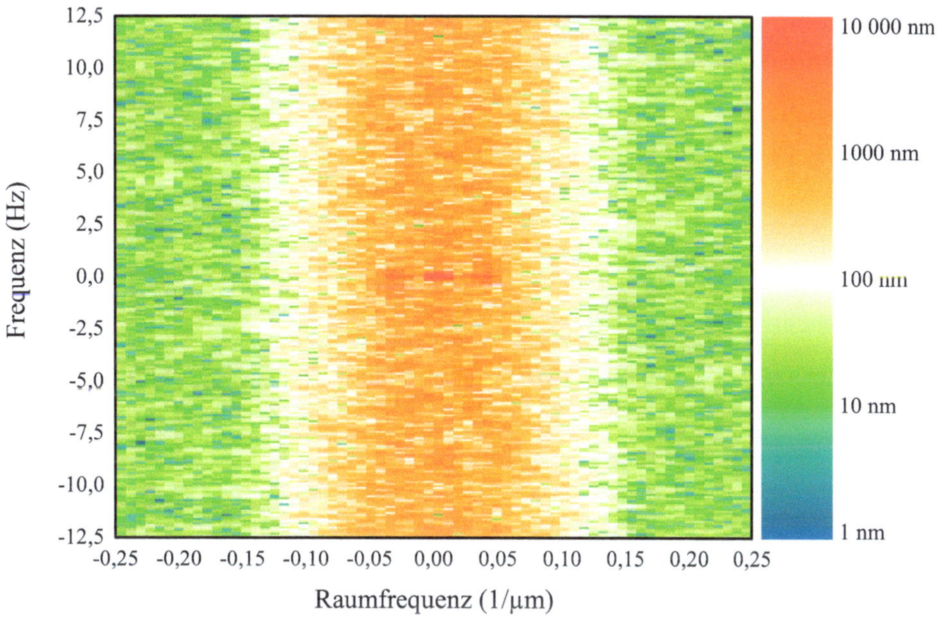

Abbildung 4.39: Zweidimensionales Fourierspektrum der vom Retinal Vessel Analyzer aufgezeichneten Daten. Das Rauschen ist frequenzunabhängig entlang der Zeitachse. In den Raumfrequenzen sind die höheren Frequenzanteile unterdrückt. Als einziges Merkmal, das sich vom Rauschuntergrund abhebt, erkennt man auf der Null-Hertz-Achse eine stationäre Schwankung des Gefäßdurchmessers, die auch in den Rohdaten bereits erkennbar ist.

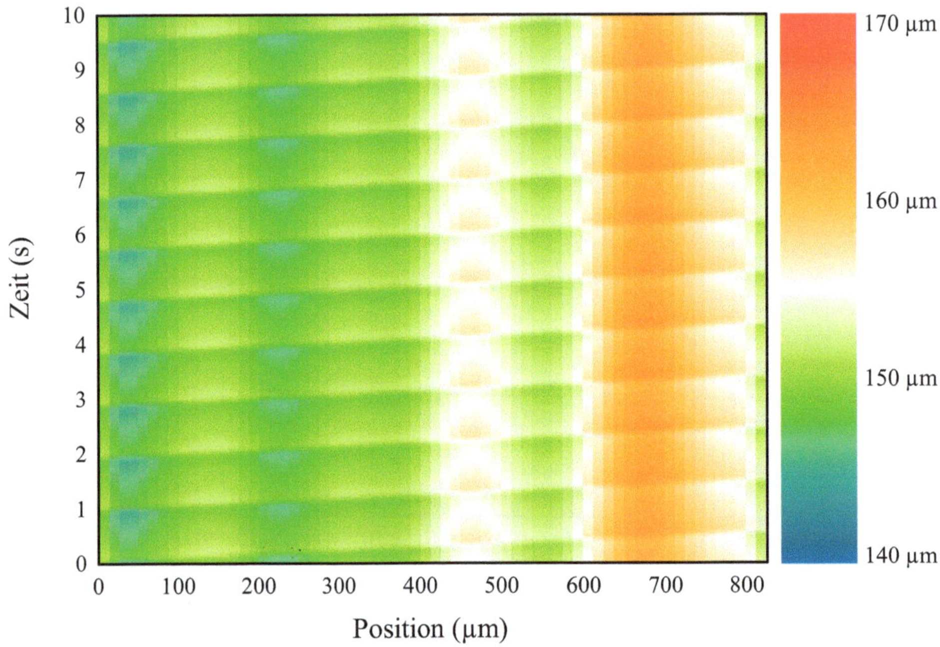

Abbildung 4.40: Rauschfrei simulierte Daten, die einer Pulswellengeschwindigkeit von 1,38 mm/s bei einer Amplitude von 2,6 µm und einer Herzfrequenz von 1,05 Hz entsprechen. Die stationäre Schwankung des Gefäßdurchmessers wurde aus den Daten des Retinal Vessel Analyzers übernommen.

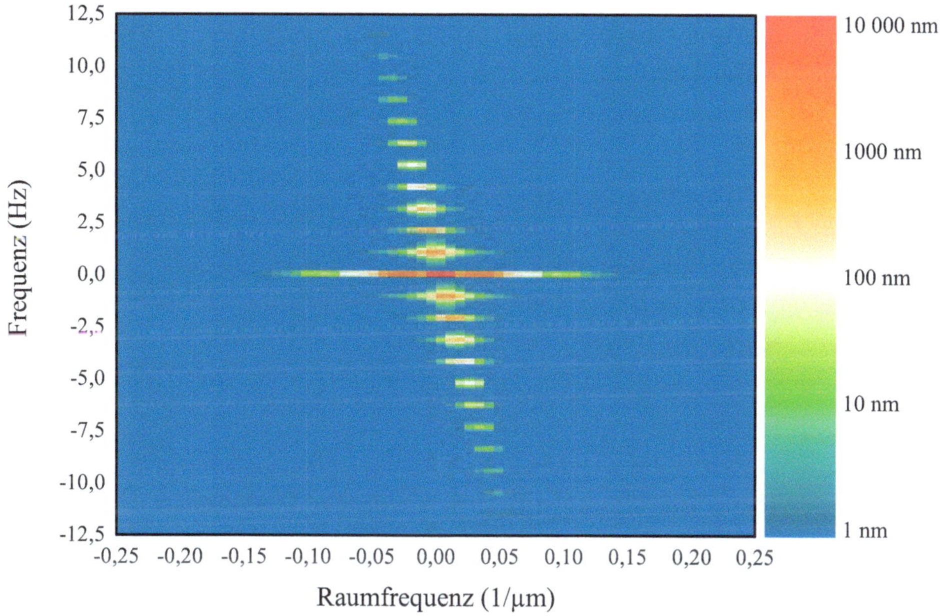

Abbildung 4.41: Zweidimensionales Fourierspektrum der rauschfrei simulierten Daten. Neben der stationären Schwankung des Gefäßdurchmessers sind nun auch die Pulswellen und ihre Harmonischen erkennbar.

die starke Abhängigkeit des Dopplerartefakts von der Strömungsrichtung des Blutes wider. Die Stärke des Dopplerartefakts wird schließlich nur durch die axiale Komponente des Blutflusses bestimmt, die je nach Orientierung des Gefäßes lokal sehr unterschiedlich ist.
Die plötzliche Abnahme der Fließgeschwindigkeit bei gleichzeitigem Druckanstieg in der Arterie ist auf das Eintreffen der sogenannten dikrotischen Welle zurückzuführen [194]. Dabei handelt es sich um den am Kapillarbett reflektierten Anteil der Pulswelle, der entgegen der Strömungsrichtung durch die Arterie zurück in Richtung des Herzens läuft. Dieser Beitrag führt zu einem Anstieg des Druckes, reduziert aber die Fließgeschwindigkeit, weil der Druckgradient dem Fluss entgegengerichtet ist.
In der Vene weist der Zeitverlauf der Fließgeschwindigkeit eine große Ähnlichkeit zu dem der Gefäßexpansion und damit des Druckes auf. Dies ist nach den bisherigen Überlegungen ein Indiz dafür, dass sich sämtliche Beiträge zum venösen Druck in Strömungsrichtung ausbreiten. Sie entstammen daher dem Kapillarbett und breiten sich entlang des Gefäßes aus, wobei die Druckgradienten stets in Richtung des Flusses gerichtet sind.

4.4.3.4 Mögliche Ursachen der venösen Pulsation

Tatsächlich ist die Ursache der venösen Pulsation nicht abschließend geklärt und Thema aktueller wissenschaftlicher Debatte. Allgemein wird angenommen, dass die Pulswellen das Kapillarbett nicht als Druckwelle durchschreiten können [197]. Dementsprechend wird außerhalb des Auges in den Gefäßen des menschlichen Körpers kaum eine venöse Pulsation beobachtet.
Es existieren die unterschiedlichsten Modelle zur Erklärung der Pulsation von retinalen Venen [198]:

- Der systolische Druckanstieg der retinalen Arterien erhöht kurzfristig den Augeninnendruck. Wird dabei der Innendruck der Venen überschritten, dann werden die venösen Gefäße komprimiert, bis sich ein neues Druckgleichgewicht einstellt [199]. Dieses Modell ist zwar einfach und zunächst einleuchtend, muss aber verworfen werden, weil die venösen Gefäße direkt nach dem Eintreffen der Druckwelle in den Arterien, also beim maximalen Augeninnendruck, den größten Durchmesser aufweisen anstatt maximal komprimiert zu sein. Außerdem wurde mittlerweile festgestellt, dass der intraluminale Druck der retinalen Venen den Augeninnendruck in jeder Phase des Herzzyklus überschreitet [200, 201].

- Die erhöhte Fließgeschwindigkeit des Blutes reduziert den Druck innerhalb des Gefäßes durch den Venturi-Effekt, wodurch der Gefäßdurchmesser reduziert wird [202]. Auch diese Theorie muss verworfen werden, weil die maximale Fließgeschwindigkeit mit der maximalen Ausdehnung zusammenfällt – und nicht mit dem komprimierten Zustand.

- Der venöse Fluss ist konstant, während die Differenz zwischen Augeninnendruck und Hirndruck pulsiert. Dies würde zu einer Pulsation des Gefäßdurchmessers in unmittelbarer Nähe des Sehnervs führen [203]. Im Rahmen dieser Arbeit wurde jedoch beobachtet, dass die Venen auch in großer Entfernung zur Papille noch pulsieren. Außerdem deutet das Doppler-Artefakt darauf hin, dass die Fließgeschwindigkeit in der Vene ähnlich starken Schwankungen unterlegen ist wie die in der Arterie.

- Ein Ansteigen des Intraokulardrucks gegenüber dem Hirndruck könnte den Ausgang der Venen durch die Papille komprimieren und so eine vorrübergehenden Anstieg des Venendurchmessers herbeiführen [178]. Doch auch in diesem Modell müsste die maximale Ausdehnung der Vene mit dem Minimum der Fließgeschwindigkeit übereinstimmen, was nach den bisherigen Erkenntnissen nicht zutrifft.

Keines dieser Modelle ist im Einklang mit den in dieser Arbeit gewonnen Erkenntnissen zum zeitlichen Verlauf des arteriellen und venösen Drucks und der Fließgeschwindigkeit.
Die hier gewonnenen Ergebnisse ermöglichen stattdessen das Aufstellen einer eigenen Hypothese: Mit dem Herzschlag und der Ankunft der arteriellen Druckwelle steigt zunächst der Druck in der Choroidea an. Dieser Druckanstieg erhöht – zwar weniger stark, aber simultan –

den Augeninnendruck. Dieser überträgt sich von außen auf die Gefäße und das Blut beginnt über die Venen aus dem retinalen Gefäßsystem zu fließen, ohne dass dieses dabei expandiert. Dabei nimmt auch der Druckgradient entlang der Arterien zu, wodurch der Fluss auch hier bereits vor der Expansion der Gefäße ansteigt. Einige zehn Millisekunden später durchläuft die Pulswelle zunächst die Arterien, wodurch diese expandieren und sich der Fluss stark erhöht. Ein Teil der durch die Arterie laufenden Pulswelle wird beim Auftreffen auf das Kapillarbett reflektiert, läuft als dikrotische Welle entgegen der Strömungsrichtung durch die Arterie zurück und erhöht den Druck, wobei der Fluss wegen des entgegengesetzten Druckgradienten reduziert wird. Der übrige Anteil der auf das Kapillarbett treffenden Pulswelle breitet sich durch das Kapillarbett hindurch bis in die Venen aus, die infolgedessen auch expandieren. Wie schnell die Druckzunahme das Kapillarbett durchschreitet, hängt von der Elastizität und dem Durchmesser der Kapillaren ab und verändert sich deshalb möglichweise durch regulative Effekte der Retina bei steigendem oder sinkendem Sauerstoffverbrauch der Photorezeptoren. Durch die unterschiedlichen Laufzeiten, mit denen die Druckzunahme nach der Propagation durch eine große Zahl an unterschiedlich langen Gefäßpfaden in der Vene eintrifft, werden die hohen Frequenzkomponenten unterdrückt. Da sämtliche Beiträge des venösen Druckes jedoch aus dem Kapillarbett eintreffen und sich entlang der Strömungsrichtung ausbreiten, ist die Ähnlichkeit der Druck- und Flusskurve in der Vene deutlich höher als in der Arterie.

Die unterschiedlichen Modelle zur Erklärung des venösen Pulses werden jeweils durch Messung des einen oder anderen Parameters betätigt, erlauben aber kein allgemein konsistentes Bild, das den zeitlichen Verlauf von venösem Fluss und Druck mit denen in der Arterie, sowie dem Intraokular- und Hirndruck in einen sinnvollen Zusammenhang stellen kann. Es ist daher unbedingt notwendig, alle relevanten Größen gleichzeitig und zuverlässig zu bestimmen, um überhaupt erst die Voraussetzungen für die Entwicklung eines validen Modells zu schaffen. Mit der in dieser Arbeit vorgestellten Technologie könnte solch eine Grundlage geschaffen werden. Durch die Bestimmung von Druckveränderungen über die Zu- und Abnahme des Gefäßdurchmessers und die simultane Visualisierung der Fließgeschwindigkeit über den Doppler-Effekt ermöglicht sie die bisher umfassendste Messung der relevanten dynamischen Prozesse des retinalen Gefäßnetzwerks. Systematische Untersuchungen dieser Dynamik werden in Zukunft ihre genauen Ursachen klären und eventuelle Veränderungen bei Pathologien aufzeigen.

Kapitel 5

Zusammenfassung und Ausblick

5.1 Zusammenfassung

Für viele kohärente Bildgebungsmodalitäten wie die digitale Holografie [134, 135] oder das synthetische Apertur-Radar [136, 137] wurden faszinierende Anwendungen realisiert, die die Möglichkeiten einer inkohärenten Bildgebung weit überschreiten. Sie basieren meist auf einer Auswertung der interferometrisch aufgezeichneten Phasen oder einer numerischen Manipulation des Bildgebungsprozesses [6]. Eine interferometrische Auswertung der Phasen wird beispielsweise zur hochgenauen Detektion von optischen oder strukturellen Veränderungen der aufgenommenen Probe eingesetzt [204–206]. Durch einen Vergleich der lokalen Phasen von nacheinander aufgezeichneten Interferogrammen werden Änderungen der optischen Weglänge sichtbar gemacht, auch wenn diese weit unterhalb der verwendeten Wellenlänge und des tatsächlichen Auflösungsvermögens liegen.
Manipulationen des Bildgebungsprozesses hingegen werden durch eine entsprechende Veränderung der Phasen oder Amplituden in der numerisch zugänglichen Aperturebene realisiert. Dies ermöglicht beispielsweise die verlustfreie Korrektur von Aberrationen, eine nachträgliche Einschränkung der Bildgebung auf beliebige Subaperturen oder die Einführung neuartiger Kontrastmechanismen [6].

Obwohl es sich bei der optischen Kohärenztomografie ebenfalls um eine kohärente Bildgebungsmodalität handelt, wurden dort bisher nur sehr wenige der faszinierenden, theoretisch möglichen Anwendungen experimentell realisiert. Verhindert wird die praktische Umsetzung meist durch Artefakte als Folge von Bewegungen, die während der sequenziellen Aufzeichnung der zur Rekonstruktion eines dreidimensionalen Volumens notwendigen Daten auftreten.
Im Rahmen dieser Arbeit wurden Methoden und Algorithmen zur experimentellen Unterdrückung und numerischen Korrektur von Untergrundbewegungen entwickelt und mit der Full-Field-Swept-Source-OCT eine Technologie eingesetzt, die den Einfluss von unvermeidbaren Bewegungen minimiert. Möglichkeiten und Limitierungen dieser Technologie wurden anschließend anhand von zwei klinischen Anwendungen evaluiert.

5.1.1 Weiterentwicklung der Methoden und Algorithmen für phasensensitive OCT

Mit der Entwicklung der Full-Field-Swept-Source-OCT (FF-SS-OCT) wurde vor wenigen Jahren erstmalig die technologische Grundlage für eine phasenstarre Aufnahme von ganzen OCT-Volumen der Retina geschaffen. Sie ersetzt das konfokale Abrastern der Probe durch eine flächige Beleuchtung und eine vollständig parallelisierte Aufnahme sämtlicher A-Scans. Die dadurch erreichbaren Bildgebungsgeschwindigkeiten reduzieren den Einfluss von unvermeidbaren Probenbewegungen während der Datenerfassung so weit, dass die Phasen nicht mehr von diesen Bewegungen dominiert werden, sondern tatsächlich durch die Mikrostruktur der Probe und den genauen Weg des Lichtes durch die Abbildungsoptik gegeben sind. Die Technologie wurde weiterentwickelt, so dass reproduzierbar und zuverlässig unter Einhaltung der entsprechenden Laserschutznormen Aufnahmen von Probanden angefertigt werden konnten. Die Signalqualität wurde dabei durch Implementierung einer aus der digitalen Holografie übernommenen Off-Axis-Geometrie erhöht.
Grundlage für eine interferometrische Auswertung von Bewegungen über die Phasendifferenzen, um kleinste strukturelle Veränderungen in

der Probe detektieren zu können, sind Algorithmen für eine Korrektur von unvermeidbaren Untergrundbewegungen. Sie basieren sowohl auf einer direkten Auswertung der Phasen als auch auf einer Phasenkorrelation der Intensitäten von komplexen OCT-Volumen.
Nur axiale Bewegungen haben einen verwertbaren Einfluss auf die Phasen der komplexen OCT-Volumen. Daher muss die Probe für eine vollständige Bestimmung von dreidimensionalen Bewegungen simultan aus mindestens drei unterschiedlichen Richtungen beobachtet werden. Die experimentelle Realisierung dieses Ansatzes gestaltet sich bei scannenden OCT-Systemen jedoch sehr schwierig [158], so dass bisher keine tatsächliche klinische Anwendung umgesetzt wurde.
Phasenstarre Bildgebung erlaubt eine rein numerische Einschränkung der Detektionsapertur. Dadurch lässt sich nach der Datenerfassung die Richtung, aus der die Probe beobachtet wird, innerhalb des durch die Detektionsapertur vorgegebenen Winkelbereichs beliebig verändern und so die Bewegung in allen drei Raumrichtungen mit hoher Genauigkeit bestimmen.
Diese Methode setzt eine fokussierte Abbildung voraus. Bereits eine nur leicht defokussierte Abbildung vermischt axiale und laterale Bewegungen und führt in der Regel zu falschen Ergebnissen. Dieser Effekt wurde in der OCT-Bildgebung bisher nicht beschrieben, erzeugt aber auch beim Speckle-Tracking Artefakte, die in einigen Studien bereits zu widersprüchlichen Ergebnissen führten [53, 54]. Die Ursachen und quantitativen Auswirkungen dieses Effektes wurden für beide Fälle mathematisch beschrieben und analysiert. Experimentell ist eine exakte Fokussierung auf die zu untersuchende Ebene in der Probe kaum zu erreichen; und selbst wenn dies gelänge, müsste für eine Volumenaufnahme der Fokus Ebene für Ebene verfahren werden. Die numerische Aberrationskorrektur ermöglicht bei phasenstarren OCT-Daten jedoch ein nachträgliches Refokussieren mit ausreichend hoher Genauigkeit und kann so in Volumen die Bewegung in allen drei Raumdimensionen messen. An einer rotierenden Scheibe konnten Bewegungen im Nanometerbereich in Richtung und Stärke präzise bestimmt werden.

5.1.2 Exploration klinischer Anwendungen

Die entwickelten Algorithmen und Methoden wurden anhand von zwei klinischen Anwendungen evaluiert. Dazu wurden die mit scannenden OCT-Geräten gewonnenen Ergebnisse jeweils denen eines FF-SS-OCT-Systems gegenübergestellt.

5.1.2.1 OCT-Bildgebung während retinaler Photokoagulation

Im Rahmen einer klinischen Studie in Kooperation mit der Klinik für Ophthalmologie des Universitätsklinikums Schleswig-Holstein (Campus Kiel) wurde eine Kombination aus einer Laserspaltlampe mit einem schnell scannenden OCT-System eingesetzt, um die morphologischen Veränderungen des retinalen Gewebes während der Photokoagulation abzubilden. Die thermischen Prozesse in der Retina laufen innerhalb von Millisekunden auf einer Skala im niedrigen Mikrometer- oder sogar Nanometer-Bereich ab. Dabei werden sie von Untergrundbewegungen überlagert, die in allen drei Dimensionen fast hundertfach stärker sind. Durch eine Korrektur dieser Untergrundbewegungen und eine Auswertung der Phasen der komplexen OCT-Daten konnten die thermischen Prozesse dennoch visualisiert werden, wenn das Signal-zu-Rausch-Verhältnis (SNR) der Messungen ausreichte und die Bewegungen nicht zu stark waren. Größen wie die axiale Bewegung der Nervenfaserschicht, die thermische Expansion des retinalen Pigmentepithels und Veränderungen der retinalen und choroidalen Perfusion ließen sich bestimmen und mit dem therapeutischen Ergebnis der Behandlung vergleichen.
OCT-basierte Detektion der thermisch induzierten morphologischen Veränderungen in der Retina konnte in-vivo zwar erfolgreich demonstriert werden; die Qualität und Auswertbarkeit der aufgezeichneten Daten litt jedoch ganz erheblich unter lateralen Untergrundbewegungen, die senkrecht zur Schnittbildebene der OCT-Aufnahmen stattfanden und deshalb nachträglich nicht korrigierbar waren. Außerdem konnten die beiden lateralen Komponenten der thermisch induzierten Mikrobewegungen anhand der aufgezeichneten Daten nicht bestimmt werden. Mit Hilfe eines FF-SS-OCT-Laborsystems mit integriertem Koagulationslaser konnten ex-vivo nicht nur die bereits mit scannender OCT

beobachteten Prozesse mit höherem SNR detektiert werden, sondern auch die lateralen Bewegungen durch die numerische Synthetisierung von Subaperturen bestimmt werden. Dadurch wurde erstmalig das dreidimensionale Translationsfeld der während der Photokoagulation thermisch induzierten Mikrobewegungen in einer Retina präzise vermessen.

5.1.2.2 Visualisierung retinaler Hämodynamik

Im Rahmen dieser Arbeit wurde die retinale Hämodynamik mittels phasensensitiver OCT untersucht. Dazu wurde zunächst ein klinisch etabliertes, scannendes OCT-System eingesetzt. Im Rahmen der eingeschränkten technischen Möglichkeiten konnten damit bereits neue Erkenntnisse über die Druckausbreitung im retinalen Gefäßnetzwerk gewonnen werden. Durch Einsatz des auf Full-Field-Swept-Source-OCT basierenden Laborsystems konnten anschließend der zeitliche Verlauf von Druck und Fließgeschwindigkeit in den retinalen Arterien und Venen beobachtet werden. Dazu wurde die Bildgebungsgeschwindigkeit auf Kosten der Tiefenauflösung so weit gesteigert, dass innerhalb einer halben Millisekunde ein vollständiges OCT-Volumen aufgezeichnet werden konnte.

Es stellte sich jedoch heraus, dass die retinale Pulswellengeschwindigkeit innerhalb des limitierten Bildfeldes nicht einmal mit einer derart hohen Bildrate gemessen werden konnte. Deshalb wurde das Bildfeld optisch in zwei etwa 12 mm voneinander entfernte Bereiche der Retina geteilt, was die simultane Messung eines proximalen und eines distalen Segments derselben Arterie beziehungsweise Vene ermöglichte. So wurde mit 620 mm/s erstmalig ein realistischer Wert für die retinale Pulswellengeschwindigkeit gemessen.

Die gleichzeitige Bestimmung von Fließgeschwindigkeit und Druckausbreitung in retinalen Gefäßen mittels Full-Field-Swept-Source-OCT ist bisherigen Methoden zur Analyse von retinaler Hämodynamik technisch überlegen und stellt viele der bisher auf diesem Gebiet publizierten Ergebnisse infrage.

5.2 Ausblick

Die Technologie für die auf Full-Field-Swept-Source-OCT basierende Retinabildgebung existiert erst seit sieben Jahren. In den bisher explorierten Einsatzbereichen hat sie jedoch schon zu einzigartigen Ergebnissen geführt [22, 69, 70, 207].

Eine Weiterführung der vorgestellten Anwendungsmöglichkeiten bietet sich insbesondere auf dem Gebiet der retinalen Hämodynamik an. Mit der FF-SS-OCT und den in dieser Arbeit entwickelten Algorithmen wurde zwar die technologische Grundlage für umfangreiche und präzise Messungen der retinalen Hämodynamik geschaffen; der Laboraufbau ist aber wegen der technisch komplexen und zeitaufwendigen Datenaufnahme und den hohen Anforderungen an die Kooperation des Probanden beziehungsweise Patienten unter realistischen Klinikbedingungen noch nicht einsetzbar. Für eine systematische Untersuchung und Modellierung des retinalen Blutflusses und der Druckausbreitung in den arteriellen und venösen Gefäßen wären jedoch Messungen an einer größeren Anzahl an Probanden notwendig. Sollen außerdem Zusammenhänge mit ophthalmologischen oder kardiovaskulären Pathologien aufgedeckt werden, dann müssen zusätzlich zu den gesunden Probanden auch welche mit entsprechenden Pathologien untersucht werden. Dazu ist zunächst die Entwicklung eines klinisch einsetzbaren FF-SS-OCT-Systems erforderlich. Alternativ wäre die Messung von bestimmten klinisch relevanten Parametern auch mit einem an diese speziellen Anforderungen angepassten scannenden OCT-System denkbar. Beispielsweise könnte durch kontinuierliche, kreisförmig die Papille umschließende B-Scans die Expansion und die Doppler-Verschiebung in allen großen Arterien und Venen gleichzeitig erfasst werden, um so den Zeitverlauf von Druck und Fluss zu bestimmen. Damit ließe sich insbesondere die Zeitverzögerung zwischen dem arteriellen und dem venösen Puls quantifizieren und eine eventuelle Veränderung durch Pathologien detektieren. Durch gleichzeitige Stimulation der Retina könnte ein Zusammenhang der Laufzeit des Pulses durch die Kapillaren mit einer physiologischen Reaktion der Gefäße auf den erhöhten Sauerstoffverbrauch der Photorezeptoren untersucht werden.

Eine weitere Möglichkeit, physiologische Prozesse innerhalb der menschlichen Retina durch Einsatz der in dieser Arbeit vorgestellten Technologien und Verfahren zu detektieren, wurde kürzlich demonstriert [207, 208]. Die Ausdehnung von einzelnen Photorezeptor-Außensegmenten bei deren Stimulation mit Licht konnte erstmalig in-vivo am Menschen beobachtet werden. Diese findet auf einer Skala im Nanometerbereich statt und wird wiederum mit unvermeidbaren Untergrundbewegungen überlagert, die etwa fünf Größenordnungen stärker sind. Die nach der Absorption von Photonen in den Außensegmenten der Photorezeptoren ablaufende Kaskade von elektrochemischen Prozessen hat eine Veränderung der optischen Weglänge der Photorezeptor-Endsegmente zur Folge, die gemeinsam mit Änderungen der Streuung [209, 210] oder des Brechungsindex [211] unter dem Begriff *intrinsische optische Signale* zusammengefasst werden [208, 212]. All diese Effekte sind – falls sie überhaupt existieren – so klein, dass ihr Nachweis in menschlicher Retina trotz jahrzehntelanger Forschung bisher nicht zuverlässig gelang [212–217]. Mit den in dieser Arbeit vorgestellten Technologien und Methoden konnte die optische Ausdehnung der Photorezeptor-Außensegmente jedoch zuverlässig quantifiziert und nach einer Korrektur der Aberrationen sogar einzelnen Photorezeptoren zugeordnet werden [207, 208]. In Abb. 5.1 ist beispielhaft die Änderung der optischen Weglänge der Photorezeptor-Außensegmente vor und während einer Stimulation mit einem schachbrettartigen Muster gezeigt.

Zurzeit wird versucht, die biochemische Ursache des Signals zu ermitteln und durch eine Modellrechnung und weitere Experimente zu verifizieren. Durch eine Stimulation in unterschiedlichen Wellenlängenbereichen wäre eventuell eine Unterscheidung zwischen den drei unterschiedlichen Arten von Zapfen möglich. Auch eine Veränderung der intrinsischen optischen Signale bei unterschiedlichen Pathologien der Retina könnte mit der vorgestellten Technologie nicht-invasiv an menschlicher Retina untersucht werden. Neben der hohen wissenschaftlichen Relevanz wird dies in Zukunft möglicherweise eine frühzeitige Diagnose von Erkrankungen wie der altersbedingten Makuladegeneration erlauben.

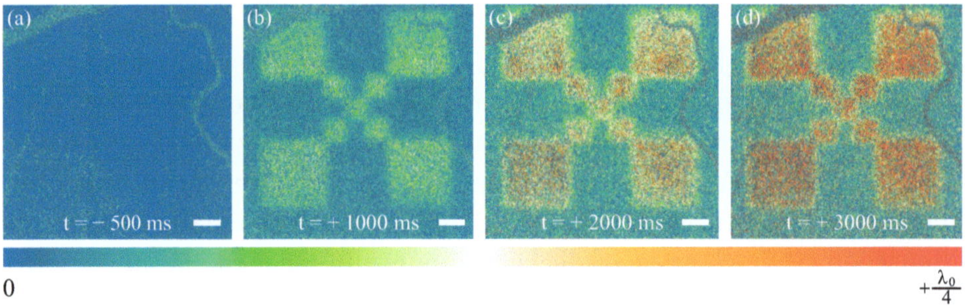

Abbildung 5.1: Änderung der optischen Weglänge Δl der Photorezeptor-Außensegmente vor und während einer dreisekündigen Stimulation mit einem schachbrettartigen Muster. Der weiß eingezeichnete Maßstab hat eine Länge von 200 µm.

Der numerische Zugang zu der Fourierebene der Abbildung ermöglicht theoretisch nicht nur die zur Darstellung der Photorezeptoren notwendige Aberrationskorrektur. Eine kohärente Filterung der Abbildung nach der Aufnahme der Daten ermöglicht prinzipiell eine numerische Realisierung von Kontrastmechanismen wie Dunkelfeld- oder Phasenkontrast-Bildgebung, ohne auf technisch aufwendige Modifikationen der Abbildungsoptik angewiesen zu sein. Mit Hilfe dieser Methoden könnten Phasenobjekte wie Ganglien- oder Bipolarzellen, die in konventionellen OCT-Aufnahmen nicht erkennbar sind, über ihren Einfluss auf die Phase des detektierten Lichtes dennoch abgebildet werden [6, 218].

Neben zusätzlichen *optischen* Kontrastmechanismen ist auch die Einführung von auf phasenstarrer Bildgebung basierenden *biomechanischen* Kontrastmechanismen denkbar. Die sehr schnelle, phasenstarre Volumenbildgebung ermöglicht nämlich nicht nur die Detektion von Pulswellen in den retinalen Gefäßen, sondern prinzipiell auch die Visualisierung der Propagation von Scherwellen in Gewebe. Dadurch wird eine kontaktfreie Elastografie von Gewebe in der menschlichen Retina oder anderen anatomischen Strukturen ermöglicht.

Durch ihre extrem hohe Messgeschwindigkeit und die damit einhergehende Phasenstabilität ist die Full-Field-Swept-Source-OCT den scannenden OCT-Technologien zwar im Hinblick auf die vorgestellten, phasenbasierten Anwendungen weit überlegen; sie hat aber auch erhebliche Schwächen, die die erreichbare Bildqualität deutlich reduzieren. Dazu gehört ihre verglichen mit einer konfokalen Bildgebung geringere laterale Auflösung. Auch die axiale Auflösung ist gegenüber der spektrometerbasierten OCT durch das Fehlen geeigneter, breitbandig durchstimmbarer Lichtquellen reduziert. Außerdem reagiert die Full-Field-Swept-Source-OCT wegen des fehlenden konfokalen Gatings sehr sensibel auf mehrfach gestreute Photonen, die eine Bildgebung von Strukturen unterhalb des stark streuenden retinalen Pigmentepithels fast unmöglich machen.
Die axiale Auflösung kann prinzipiell durch Kombination mehrerer Lichtquellen verbessert werden, indem die einzelnen spektralen Interferogramme numerisch zu einem einzigen Spektrum mit einem Vielfachen der spektralen Breite jeder einzelnen Lichtquelle zusammengefügt werden. Auch eine Erhöhung der lateralen Auflösung und Unterdrückung von mehrfach gestreuten Photonen erscheint prinzipiell möglich. Denkbare Ansätze basieren auf einer Variation der Beleuchtungsrichtung während der Aufnahme eines Volumens, einer strukturierten Beleuchtung und der Einführung eines konfokalen Gatings mit Hilfe eines sogenannten Mikrolinsen-Arrays. Möglicherweise ließe sich die Auflösung durch derartige Technologien so weit erhöhen, dass sogar die von scannender OCT oder anderen konfokalen Bildgebungsmodalitäten noch übertroffen wird – idealerweise bis zum physikalischen Limit der durch die Pupille beugungsbegrenzten Auflösung.

Viele dieser Ansätze erfordern das sequenzielle, phasenstarre Aufzeichnen von einer Vielzahl von OCT-Volumen, beispielsweise bei gleichzeitiger Variation der Beleuchtungsparameter. Grundlegende Untersuchungen müssen zeigen, wodurch die dabei erreichbaren Genauigkeiten letztendlich limitiert werden. Entscheidend ist, über welchen Zeitraum hinweg die unterschiedlichen Strukturen der Retina phasenstarr gemessen werden können, bevor Diffusion und Mikrobewegungen die Phasenstabilität des zurückgestreuten Lichtes zerstören.

Die Detektion von intrinsischen optischen Signalen, die erfolgreiche Messung der retinalen Pulswellengeschwindigkeit und die Detektion des dreidimensionalen Translationsfeldes von thermisch induzierten Mikrobewegungen durch Synthetisierung von Subaperturen, sowie die numerische Aberrationskorrektur demonstrieren das große Potential von kohärenten Bildgebungsmodalitäten und die faszinierenden Möglichkeiten, die sich durch das vollständige Aufzeichnen von Phase und Amplitude eines Lichtwellenfeldes ergeben.

Kapitel 6

Literaturverzeichnis

[1] Huang, D., Swanson, E. A., Lin, C. P., Schuman, J. S., Stinson, W. G., Chang, W., Hee, M. R., Flotte, T., Gregory, K., Puliafito, C. A. und Fujimoto, J. G. Optical coherence tomography. *Science*, 254(5035):1178–1181, 1991.

[2] Fujimoto, J. und Swanson, E. The development, commercialization, and impact of optical coherence tomography. *Investigative Ophthalmology & Visual Science*, 57(9):OCT1–OCT13, 2016.

[3] Drexler, W. und Fujimoto, J. G., Herausgeber. *Optical coherence tomography - technology and applications.* Springer, Berlin, 2008.

[4] Atchison, D. A. und Smith, G. Chapter 1 - The human eye: an overview. In Atchison, D. A. und Smith, G., Herausgeber, *Optics of the Human Eye*, pages 3–10. Butterworth-Heinemann, Edinburgh, 2000.

[5] Goodman, J. W. *Statistical optics.* Wiley Classic Library, 2000.

[6] Goodman, J. W. *Introduction to Fourier optics.* Roberts & Company Publishers, 3rd edition, 2005.

[7] Leitgeb, R. A., Werkmeister, R. M., Blatter, C. und Schmetterer, L. Doppler optical coherence tomography. *Progress in Retinal and Eye Research*, 41(1):26–43, 2014.

[8] Schmitt, J. M., Xiang, S. H. und Yung, K. M. Speckle in optical coherence tomography. *Journal of Biomedical Optics*, 4(1):95–105, 1999.

[9] Szkulmowski, M., Gorczynska, I., Szlag, D., Sylwestrzak, M., Kowalczyk, A. und Wojtkowski, M. Efficient reduction of speckle noise in optical coherence tomography. *Optics Express*, 20(2):1337, 2012.

[10] Klein, T., Wieser, W., Eigenwillig, C. M., Biedermann, B. R. und Huber, R. Megahertz OCT for ultrawide-field retinal imaging with a 1050 nm Fourier domain mode-locked laser. *Optics Express*, 19(4):3044–3062, 2011.

[11] Klein, T., Wieser, W., Reznicek, L., Neubauer, A., Kampik, A. und Huber, R. Multi-MHz retinal OCT. *Biomedical Optics Express*, 4(10):1890–1908, 2013.

[12] Leitgeb, R., Hitzenberger, C. und Fercher, A. Performance of fourier domain vs. time domain optical coherence tomography. *Optics Express*, 11(8):889–894, 2003.

[13] Wojtkowski, M. High-speed optical coherence tomography: basics and applications. *Applied Optics*, 49(16):D30–D61, 2010.

[14] de Boer, J. F., Cense, B., Park, B. H., Pierce, M. C., Tearney, G. J. und Bouma, B. E. Improved signal-to-noise ratio in spectral-domain compared with time-domain optical coherence tomography. *Optics Letters*, 28(21):2067–2069, 2003.

[15] Choma, M. A., Sarunic, M. V., Yang, C. und Izatt, J. A. Sensitivity advantage of swept source and Fourier domain optical coherence tomography. *Optics Express*, 11(18):2183–2189, 2003.

[16] DIN EN 60825-1:2015-07 Sicherheit von Lasereinrichtungen - Teil 1: Klassifizierung von Anlagen und Anforderungen (IEC 60825-1:2014); Deutsche Fassung, 2015.

[17] Povazay, B., Unterhuber, A., Hermann, B., Sattmann, H., Arthaber, H., Drexler, W., Považay, B., Unterhuber, A., Hermann, B., Sattmann, H., Arthaber, H. und Drexler, W. Full-field time-encoded frequency-domain optical coherence tomography. *Opt. Express*, 14(17):7661–7669, aug 2006.

[18] Bonin, T., Franke, G., Hagen-Eggert, M., Koch, P. und Hüttmann, G. In vivo Fourier-domain full-field OCT of the human retina with 1.5 million A-lines/s. *Optics Letters*, 35(20):3432–3434, 2010.

[19] Hillmann, D., Lührs, C., Bonin, T., Koch, P. und Hüttmann, G. Holoscopy–holographic optical coherence tomography. *Optics Letters*, 36(13):2390–2392, 2011.

[20] Hillmann, D. *Holoscopy*. Dissertation, Universität zu Lübeck, 2013.

[21] Hillmann, D., Spahr, H., Sudkamp, H., Hain, C., Hinkel, L., Franke, G. und Hüttmann, G. Off-axis reference beam for full-field swept-source OCT and holoscopy. *arXiv*, 1703.04352, 2017.

[22] Hillmann, D., Spahr, H., Hain, C., Sudkamp, H., Franke, G., Pfäffle, C., Winter, C. und Hüttmann, G. Aberration-free volumetric high-speed imaging of in vivo retina. *Scientific Reports*, 6:35209, 2016.

[23] Morgner, U., Drexler, W., Kärtner, F. X., Pitris C., X. D. L., Ippen, E. P., Fujimoto, J. G., Li, X. D. und Pitris, C. Spectroscopic optical coherence tomography. *Optics Letters*, 25(2):111, 2000.

[24] Bosschaart, N., van Leeuwen, T. G., Aalders, M. C. G. und Faber, D. J. Quantitative comparison of analysis methods for spectroscopic optical coherence tomography. *Biomedical Optics Express*, 4(11):2570, 2013.

[25] Faber, D. J., Mik, E. G., Aalders, M. C. G. und van Leeuwen, T. G. Light absorption of (oxy-)hemoglobin assessed by spectroscopic

optical coherence tomography. *Optics Letters*, 28(16):1436–1438, 2003.

[26] Xu, C., Carney, P. und Boppart, S. Wavelength-dependent scattering in spectroscopic optical coherence tomography. *Optics Express*, 13(14):5450–5462, 2005.

[27] Xu, C., Kamalabadi, F. und Boppart, S. a. Comparative performance analysis of time-frequency distributions for spectroscopic optical coherence tomography. *Applied Optics*, 44(10):1813–1822, 2005.

[28] Faber, D. J., Mik, E. G., Aalders, M. C. G., van Leeuwen, T. G. und van Lenthe, G. H. Toward assessment of blood oxygen saturation by spectroscopic optical coherence tomography. *Optics letters*, 30(9):1015–7, 2005.

[29] Hee, M. R., Huang, D., Swanson, E. a. und Fujimoto, J. G. Polarization-sensitive low-coherence reflectometer for birefringence characterization and ranging. *Journal of the Optical Society of America B*, 9(6):903, 1992.

[30] de Boer, J. F. und Milner, T. E. Review of polarization sensitive optical coherence tomography and Stokes vector determination. *Journal of Biomedical Optics*, 7(3):359–71, 2002.

[31] Davé, D. P., Akkin, T. und Milner, T. E. Polarization-maintaining fiber-based optical low-coherence reflectometer for characterization and ranging of birefringence. *Optics Letters*, 28(19):1775–1777, 2003.

[32] Pircher, M., Goetzinger, E., Leitgeb, R. und Hitzenberger, C. Three dimensional polarization sensitive OCT of human skin in vivo. *Optics Express*, 12(14):3236–3244, 2004.

[33] Pircher, M., Götzinger, E., Leitgeb, R., Sattmann, H., Findl, O. und Hitzenberger, C. Imaging of polarization properties of human retina in vivo with phase resolved transversal PS-OCT. *Optics Express*, 12(24):5940–5951, 2004.

[34] Pircher, M., Götzinger, E., Findl, O., Michels, S., Geitzenauer, W., Leydolt, C., Schmidt-Erfurth, U. und Hitzenberger, C. K. Human macula investigated in vivo with polarization-sensitive optical coherence tomography. *Investigative Ophthalmology & Visual Science*, 47(12):5487–5494, 2006.

[35] Zhang, J., Jung, W., Nelson, J. und Chen, Z. Full range polarization-sensitive Fourier domain optical coherence tomography. *Optics Express*, 12(24):6033–6039, 2004.

[36] Moneron, G., Boccara, A.-C. und Dubois, A. Polarization-sensitive full-field optical coherence tomography. *Optics Letters*, 32(14):2058–2060, 2007.

[37] Baumann, B., Gotzinger, E., Pircher, M., Sattmann, H., Schuutze, C., Schlanitz, F., Ahlers, C., Schmidt-Erfurth, U. und Hitzenberger, C. K. Segmentation and quantification of retinal lesions in age-related macular degeneration using polarization-sensitive optical coherence tomography. *Journal of Biomedical Optics*, 15(6):061704, 2010.

[38] Baumann, B., Baumann, S. O., Konegger, T., Pircher, M., Gotzinger, E., Schlanitz, F., Schutze, C., Sattmann, H., Litschauer, M., Schmidt-Erfurth, U., Hitzenberger, C. K., Götzinger, E., Schlanitz, F., Schütze, C., Sattmann, H., Litschauer, M., Schmidt-Erfurth, U. und Hitzenberger, C. K. Polarization sensitive optical coherence tomography of melanin provides intrinsic contrast based on depolarization. *Biomedical Optics Express*, 3(7):1670–1683, 2012.

[39] Zhao, Y., Chen, Z., Saxer, C., Xiang, S., de Boer, J. F. und Nelson, J. S. Phase-resolved optical coherence tomography and optical Doppler tomography for imaging blood flow in human skin with fast scanning speed and high velocity sensitivity. *Optics Letters*, 25(2):114–116, 2000.

[40] Chen, Z., Milner, T. E., Srinivas, S., Wang, X., Malekafzali, A., van Gemert, M. J. C. und Nelson, J. S. Noninvasive imaging of

in vivo blood flow velocity using optical Doppler tomography. *Optics Letters*, 22(14):1119–1121, 1997.

[41] Wang, Y., Lu, A., Gil-Flamer, J., Tan, O., Izatt, J. A. und Huang, D. Measurement of total blood flow in the normal human retina using Doppler Fourier-domain optical coherence tomography. *The British Journal of Ophthalmology*, 93(5):634–637, 2009.

[42] Izatt, J. A., Kulkarni, M. D., Yazdanfar, S., Barton, J. K. und Welch, A. J. In vivo bidirectional color Doppler flow imaging of picoliter blood volumes using optical coherence tomography. *Optics Letters*, 22(18):1439, 1997.

[43] Meyer-Schwickerath, G. R. E. The history of photocoagulation. *Australian and New Zealand Journal of Ophthalmology*, 17(4):1440–1606, 1989.

[44] Meyer-Schwickerath, G. R. und Schott, K. Diabetic Retinopathy and Photocoagulation. *American Journal of Ophthalmology*, 66(4):597–603, oct 1968.

[45] Lim, L. S., Mitchell, P., Seddon, J. M., Holz, F. G. und Wong, T. Y. Age-related macular degeneration. *The Lancet*, 379(9827):1728–1738, 2012.

[46] Ambati, J., Ambati, B. K., Yoo, S. H., Ianchulev, S. und Adamis, A. P. Age-related macular degeneration: etiology, pathogenesis, and therapeutic strategies. *Survey of Ophthalmology*, 48(3):257–293, 2003.

[47] Macular Photocoagulation Study Group: Visual outcome after laser photocoagulation for subfoveal coroidal neovascularization secondary to age related macular degeneration. *Archives of Opththalmology*, 112:480–488, 1994.

[48] Figueroa, M. S., Regueras, A. und Bertrand, J. Laser photocoagulation to treat macular soft drusen in age-related macular degeneration. *Retina*, 14(5), 1994.

[49] Sternberg, P., Han, D. P., Yeo, J. H., Barr, C. C., Lewis, H., Williams, G. A. und Mieler, W. F. Photocoagulation to prevent retinal detachment in acute retinal necrosis. *Ophthalmology*, 95(10):1389–1393, 1988.

[50] DP, H., Lewis, H., GA, W., WF, M., GW, A. und TM, A. Laser photocoagulation in the acute retinal necrosis syndrome. *Archives of Ophthalmology*, 105(8):1051–1054, 1987.

[51] Müller, H. H. *Hochgeschwindigkeits-OCT-Messungen von retinalen Gewebeveränderungen während der Photokoagulation.* Dissertation, Universität zu Lübeck, 2013.

[52] Müller, H. H., Ptaszynski, L., Schlott, K., Debbeler, C., Bever, M., Koinzer, S., Birngruber, R., Brinkmann, R. und Hüttmann, G. Imaging thermal expansion and retinal tissue changes during photocoagulation by high speed OCT. *Biomedical Optics Express*, 3(5):1025–1046, 2012.

[53] Kurokawa, K., Makita, S., Hong, Y.-J. und Yasuno, Y. Two-dimensional micro-displacement measurement for laser coagulation using optical coherence tomography. *Biomedical Optics Express*, 6(1):170–190, 2015.

[54] Kurokawa, K., Makita, S. und Yasuno, Y. Investigation of thermal effects of photocoagulation on retinal tissue using fine-motion-sensitive dynamic optical coherence tomography. *PLoS ONE*, 11(6):1–12, 2016.

[55] Hüttmann, G., Koinzer, S., Müller, H., Ellerkamp, I., Baade, A., Moltmann, M., Theisen-Kunde, D., Lange, B., Brinkmann, R. und Birngruber, R. Predicting ophthalmoscopic visibility of retinal photocoagulation lesions by high-speed OCT: an animal study in rabbits. *Investigative Ophthalmology & Visual Science*, 56(7):5980–5980, 2015.

[56] Hüttmann, G., Moltmann, M., Spahr, H., Tode, J., de Roeck, A., Theisen-Kunde, D., Birngruber, R., Koinzer, S. und Brinkmann,

R. Retinal lesion formation during photocoagulation investigated by high-speed 1060 nm Doppler-OCT: first clinical results. *Investigative Ophthalmology & Visual Science*, 57(12):5852, 2016.

[57] Laurent, S., Cockcroft, J., Van Bortel, L., Boutouyrie, P., Giannattasio, C., Hayoz, D., Pannier, B., Vlachopoulos, C., Wilkinson, I. und Struijker-Boudier, H. Expert consensus document on arterial stiffness: methodological issues and clinical applications. *European Heart Journal*, 27(21):2588–2605, 2006.

[58] Townsend, R. R., Black, H. R., Chirinos, J. A., Feig, P. U., Ferdinand, K. C., Germain, M., Rosendorff, C., Steigerwalt, S. P. und Stepanek, J. A. Clinical use of pulse wave analysis: proceedings from a symposium sponsored by north American artery. *Journal of Clinical Hypertension (Greenwich)*, 17(7):503–513, 2015.

[59] Quinn, U., Tomlinson, L. A. und Cockcroft, J. R. Arterial stiffness. *JRSM Cardiovascular Disease*, 1(6):18, 2012.

[60] Golzan, S. M., Butlin, M., Kouchaki, Z., Gupta, V., Avolio, A. und Graham, S. L. Characterizing dynamic properties of retinal vessels in the rat eye using high speed imaging. *Microvascular Research*, 92:56–61, 2014.

[61] Yeh, C., Hu, S., Maslov, K. und Wang, L. V. Photoacoustic microscopy of blood pulse wave. *Journal of Biomedical Optics*, 17(7):070504, 2012.

[62] Moens, A. I. *Over de voortplantingssnelheid van den pols (Über die Ausbreitungsgeschwindigkeit des Pulses)*. Dissertation, Universität Leiden, 1877.

[63] Korteweg, D. J. Über die Fortpflanzungsgeschwindigkeit des Schalles in elastischen Röhren. *Annalen der Physik*, 241(12):525–542, 1878.

[64] Kotliar, K., Hanssen, H., Eberhardt, K., Vilser, W., Schmaderer, C., Halle, M., Heemann, U. und Baumann, M. Retinal pulse wave

velocity in young male normotensive and mildly hypertensive subjects. *Microcirculation*, 20(5):405–415, 2013.

[65] Garhofer, G., Bek, T., Boehm, A. G., Gherghel, D., Grunwald, J., Jeppesen, P., Kergoat, H., Kotliar, K., Lanzl, I., Lovasik, J. V., Nagel, E., Vilser, W., Orgul, S. und Schmetterer, L. Use of the retinal vessel analyzer in ocular blood flow research. *Acta Ophthalmologica*, 88(7):717–722, 2010.

[66] Kotliar, K. E., Lanzl, I. M., Hanssen, H., Eberhardt, K., Vilser, W., Halle, M., Heemann, U., Schmidt-Trucksäss, A. und Baumann, M. Does increased blood pressure rather than aging influence retinal pulse wave velocity? *Investigative Ophthalmology & Visual Science*, 53(4):2119–2126, 2012.

[67] Kotliar, K. E., Baumann, M., Vilser, W. und Lanzl, I. M. Pulse wave velocity in retinal arteries of healthy volunteers. *The British Journal of Ophthalmology*, 95(5):675–9, 2011.

[68] Otto, T. P. *Modellierung des retinalen Blutflusses durch Auswertung bewegungskorrigierter Angiographie-Bildfolgen.* Dissertation, Ruprecht-Karls-Universität Heidelberg, 2000.

[69] Spahr, H., Hillmann, D., Hain, C., Pfäffle, C., Sudkamp, H., Franke, G. und Hüttmann, G. Imaging pulse wave propagation in human retinal vessels using full-field swept-source optical coherence tomography. *Optics Letters*, 40(20):4771–4774, 2015.

[70] Spahr, H., Hillmann, D., Hain, C., Pfäffle, C., Sudkamp, H., Franke, G., Koch, P. und Hüttmann, G. Imaging blood flow and pulsation of retinal vessels with full-field swept-source OCT. *Klinische Monatsblätter für Augenheilkunde*, 233(12):1324–1330, 2016.

[71] Oyster, C. W. *The human eye: structure and function.* Sinauer Associates, 1999.

[72] Whitnall, S. E. *Anatomy of the human orbit and accessory organs of vision.* Krieger Publishing Company, 1932.

[73] Atchison, D. A., Smith, G. und Smith, G. *Optics of the human eye*. Butterworth-Heinemann Oxford, 2000.

[74] Kaschke, M., Donnerhacke, K. H. und Rill, M. S. *Optical Devices in Ophthalmology and Optometry: Technology, Design Principles and Clinical Applications*. John Wiley & Sons, 2013.

[75] Chen, C. K. The vertebrate phototransduction cascade: amplification and termination mechanisms. In *Reviews of Physiology, Biochemistry and Pharmacology*, pages 101–121. Springer, Berlin, Heidelberg, 2005.

[76] Sensory reception: human vision: structure and function of the human eye. *Encyclopedia Brittanica*, 27:179, 1987.

[77] London, A., Benhar, I. und Schwartz, M. The retina as a window to the brain - from eye research to CNS disorders. *Nature Reviews Neurology*, 9(1):44–53, 2013.

[78] Saidha, S., Syc, S. B., Ibrahim, M. A., Eckstein, C., Warner, C. V., Farrell, S. K., Oakley, J. D., Durbin, M. K., Meyer, S. A., Balcer, L. J., Frohman, E. M., Rosenzweig, J. M., Newsome, S. D., Ratchford, J. N., Nguyen, Q. D. und Calabresi, P. A. Primary retinal pathology in multiple sclerosis as detected by optical coherence tomography. *Brain*, 134(2):518–533, 2011.

[79] Iseri, P. K., Altinas, Ö., Tokay, T. und Yüksel, N. Relationship between cognitive impairment and retinal morphological and visual functional abnormalities in Alzheimer disease. *Journal of Neuro-Ophthalmology*, 26(1):18–24, 2006.

[80] Paquet, C., Boissonnot, M., Roger, F., Dighiero, P., Gil, R. und Hugon, J. Abnormal retinal thickness in patients with mild cognitive impairment and Alzheimer's disease. *Neuroscience Letters*, 420(2):97–99, 2007.

[81] Langham, M. E., Farrell, R. A., O'Brien, V., Silver, D. M. und Schilder, P. Blood flow in the human eye. *Acta Ophthalmologica*, 67(S191):9–13, 1989.

[82] Yu, D.-Y., Paula, K. Y., Cringle, S. J., Kang, M. H. und Su, E.-N. Functional and morphological characteristics of the retinal and choroidal vasculature. *Progress in Retinal and Eye Research*, 40:53–93, 2014.

[83] Lumbroso, B., Huang, D., Jia, Y., Fujimoto, J. G. und Rispoli, M. *Clinical guide to angio-OCT: non invasive, dyless OCT angiography*. Jaypee Brothers, New Delhi, London, Philadelphia, Panama, 2015.

[84] Liew, G., Wang, J. J., Mitchell, P. und Wong, T. Y. Retinal vascular imaging. *Circulation: Cardiovascular Imaging*, 1(2):156–161, 2008.

[85] Reif, R. und Wang, R. K. Label-free imaging of blood vessel morphology with capillary resolution using optical microangiography. *Quantitative Imaging in Medicine and Surgery*, 2(3):207–212, 2012.

[86] Chalam, K. V. und Sambhav, K. Optical coherence tomography angiography in retinal diseases. *Journal of Ophthalmic Vision Research*, 11(1):84–92, 2016.

[87] Besch, D., Kampik, A. und Grehn, F. *Augenärztliche Therapie*. Georg Thieme Verlag, 2002.

[88] Schuele, G., Elsner, H., Framme, C., Roider, J., Birngruber, R. und Brinkmann, R. Optoacoustic real-time dosimetry for selective retina treatment. *Journal of Biomedical Optics*, 10(6):64022, 2005.

[89] Framme, C., Walter, A., Prahs, P., Theisen-Kunde, D. und Brinkmann, R. Comparison of threshold irradiances and online dosimetry for selective retina treatment (SRT) in patients treated with 200 nanoseconds and 1.7 microseconds laser pulses. *Lasers in Surgery and Medicine*, 40(9):616–624, 2008.

[90] Schlott, K., Stalljohann, J., Weber, B., Kandulla, J., Herrmann, K., Birngruber, R. und Brinkmann, R. Optoacoustic online

temperature determination during retinal laser photocoagulation. *European Conference on Biomedical Optics*, 6632:67, 2007.

[91] Langejürgen, J., Schlott, K., Bever, M., Hausmann, K., Koinzer, S., Ptaszynski, L., Roider, J., Birngruber, R. und Brinkmann, R. Dependence of optoacoustic transients on exciting laser parameters for real-time monitoring of retinal photocoagulation. *European Conference on Biomedical Optics*, 7373:0K, 2009.

[92] Brinkmann, R., Roider, J. und Birngruber, R. Selective retina therapy (SRT): a review on methods, techniques, preclinical and first clinical results. *Bulletin De La Societe Belge D'Ophtalmologie*, 302:51–69, 2006.

[93] Baade, A., Schwarzer, W., Koinzer, S., Schlott, K., Birngruber, R. und Brinkmann, R. Power-controlled temperature guided retinal photocoagulation. *Proceedings of the International Society for Optics and Photonics*, 15:93070B – 93070B, 2015.

[94] Koinzer, S. O., Bever, M., Schlott, K., Ptaszynski, L., Baade, A., Luft, S., Miura, Y., Birngruber, R., Brinkmann, R. und Roider, J. B. Real time temperature measurement during laser photocoagulation of human retina. *Investigative Ophthalmology & Visual Science*, 52(14):551, 2011.

[95] Spahr, H., Rudolph, L., Müller, H., Birngruber, R. und Hüttmann, G. Imaging of photothermal tissue expansion via phase sensitive optical coherence tomography. *Proceedings of the International Society for Optics and Photonics*, 8213(2), 2012.

[96] Kim, J., Miller, D. T., Kim, E., Oh, S., Oh, J. und Milner, T. E. Optical coherence tomography speckle reduction by a partially spatially coherent source. *Journal of Biomedical Optics*, 10(6):064034, 2005.

[97] Jian, Z., Yu, L., Rao, B., Tromberg, B. J. und Chen, Z. Three-dimensional speckle suppression in optical coherence tomography based on the curvelet transform. *Optics Express*, 18(2):1024, 2010.

[98] Ramrath, L., Moreno, G., Mueller, H., Bonin, T., Huettmann, G. und Schweikard, A. Towards multi-directional OCT for speckle noise reduction. *Lecture Notes in Computer Science (including subseries Lecture Notes in Artificial Intelligence and Lecture Notes in Bioinformatics)*, 5241 LNCS:815–823, 2008.

[99] Gong, G., Zhang, H. und Yao, M. Speckle noise reduction algorithm with total variation regularization in optical coherence tomography. *Optics Express*, 23(19):24699–24712, 2015.

[100] Drexler, W. und Fujimoto, J. G. State-of-the-art retinal optical coherence tomography. *Progress in Retinal and Eye Research*, 27(1):45–88, 2008.

[101] Tearney, G. J., Brezinski, M. E., Bouma, B. E., Boppart, S. A., Pitris, C., Southern, J. F. und Fujimoto, J. G. In vivo endoscopic optical biopsy with optical coherence tomography. *Science*, 276(5321):2037–2039, 1997.

[102] Drexler, W., Morgner, U., Kärtner, F. X., Pitris, C., Boppart, S. A., Li, X. D., Ippen, E. P. und Fujimoto, J. G. In vivo ultrahigh-resolution optical coherence tomography. *Optics Letters*, 24(17):1221–1223, 1999.

[103] Yabushita, H., Bouma, B. E., Houser, S. L., Aretz, H. T., Jang, I.-K., Schlendorf, K. H., Kauffman, C. R., Shishkov, M., Kang, D.-H. und Halpern, E. F. Characterization of human atherosclerosis by optical coherence tomography. *Circulation*, 106(13):1640–1645, 2002.

[104] Kubo, T., Imanishi, T., Takarada, S., Kuroi, A., Ueno, S., Yamano, T., Tanimoto, T., Matsuo, Y., Masho, T. und Kitabata, H. Assessment of culprit lesion morphology in acute myocardial infarction: ability of optical coherence tomography compared with intravascular ultrasound and coronary angioscopy. *Journal of the American College of Cardiology*, 50(10):933–939, 2007.

[105] Wojtkowski, M., Leitgeb, R., Kowalczyk, A., Bajraszewski, T. und Fercher, A. F. In vivo human retinal imaging by Fourier

domain optical coherence tomography. *Journal of Biomedical Optics*, 7(3):457–463, 2002.

[106] Yun, S. H., Tearney, G. J., de Boer, J. F., Iftimia, N. und Bouma, B. E. High-speed optical frequency-domain imaging. *Opt. Express*, 11:2953–2963, 2003.

[107] Hain, C. *Optimierung des Signal-Rausch-Verhältnisses der Full-Field Swept-Source Optischen Kohärenztomographie.* Masterarbeit, Universität zu Lübeck, 2014.

[108] Hillmann, D., Lührs, C., Bonin, T., Koch, P. und Hüttmann, G. Holoscopy - holographic optical coherence tomography. *Optics Letters*, 36(13):2390–2392, 2011.

[109] Heidelberg Engineering GmbH, Spectralis OCT hardware operating instructions, 2007.

[110] Ghiglia, D. C. und Pritt, M. D. *Two-dimensional phase unwrapping: theory, algorithms, and software.* Wiley New York, 1998.

[111] Goldstein, R. M., Zebker, H. A. und Werner, C. L. Satellite radar interferometry: Two-dimensional phase unwrapping. *Radio Science*, 23(4):713–720, 1988.

[112] Goldstein, R. M. und Werner, C. L. Radar interferogram filtering for geophysical applications. *Geophysical Research Letters*, 25(21):4035–4038, 1998.

[113] Clermont, A. C. und Bursell, S.-E. Retinal blood flow in diabetes. *Microcirculation*, 14:49–61, 2007.

[114] Durham, J. T. und Herman, I. M. Microvascular modifications in diabetic retinopathy. *Current Diabetes Reports*, 11(4):253–264, 2011.

[115] Ehrlich, R., Kheradiya, N. S., Winston, D. M., Moore, D. B., Wirostko, B. und Harris, A. Age-related ocular vascular changes.

Graefe's Archive for Clinical and Experimental Ophthalmology, 247(5):583–591, 2009.

[116] Leitgeb, R. A., Schmetterer, L., Drexler, W., Fercher, A. F., Zawadzki, R. J. und Bajraszewski, T. Real-time assessment of retinal blood flow with ultrafast acquisition by color Doppler Fourier domain optical coherence tomography. *Optics Express*, 11(23):3116–3121, 2003.

[117] White, B. R., Pierce, M. C., Nassif, N., Cense, B., Park, B. H., Tearney, G. J., Bouma, B. E., Chen, T. C. und de Boer, J. F. In vivo dynamic human retinal blood flow imaging using ultra-high-speed spectral domain optical Doppler tomography. *Optics Express*, 11(25):3490–3497, 2003.

[118] Yazdanfar, S., Rollins, A. M. und Izatt, J. A. Imaging and velocimetry of the human retinal circulation with color Doppler optical coherence tomography. *Optics Letters*, 25(19):1448–1450, 2000.

[119] Jia, Y., Tan, O., Tokayer, J., Potsaid, B., Wang, Y., Liu, J. J., Kraus, M. F., Subhash, H., Fujimoto, J. G. und Hornegger, J. Split-spectrum amplitude-decorrelation angiography with optical coherence tomography. *Optics Express*, 20(4):4710–4725, 2012.

[120] Spaide R F, Fujimoto J G, W. N. K. Image artifacts in optical coherence tomography angiography. *Retina*, 35:2163–2180, 2015.

[121] Makita, S., Hong, Y., Yamanari, M., Yatagai, T. und Yasuno, Y. Optical coherence angiography. *Optics Express*, 14(17):7821–7840, 2006.

[122] Zhang, A., Zhang, Q., Chen, C.-L. und Wang, R. K. Methods and algorithms for optical coherence tomography-based angiography: a review and comparison. *Journal of Biomedical Optics*, 20(10):100901, 2015.

[123] Wang, R. K., Jacques, S. L., Ma, Z., Hurst, S., Hanson, S. R. und Gruber, A. Three dimensional optical angiography. *Optics Express*, 15(7):4083, 2007.

[124] Wang, R. K. und An, L. Doppler optical micro-angiography for volumetric imaging of vascular perfusion in vivo. *Optics Express*, 17(11):8926, 2009.

[125] Blatter, C., Klein, T., Grajciar, B., Schmoll, T., Wieser, W., Andre, R., Huber, R. und Leitgeb, R. Ultrahigh-speed non-invasive widefield angiography. *Journal of Biomedical Optics*, 17(7):070505, 2012.

[126] Ginner, L., Blatter, C., Fechtig, D. J., Schmoll, T., Gröschl, M. und Leitgeb, R. Wide-field OCT angiography at 400 KHz utilizing spectral splitting. *Photonics*, 1(4):369–379, 2014.

[127] Miller, D. T., Kocaoglu, O. P., Wang, Q. und Lee, S. Adaptive optics and the eye (super resolution OCT). *Eye (London, England)*, 25(3):321–30, 2011.

[128] Liang, J. und Williams, D. R. Aberrations and retinal image quality of the normal human eye. *Journal of the Optical Society of America A*, 14(11):2873–2883, 1997.

[129] Tyson, R. K. *Principles of adaptive optics.* CRC press, 2015.

[130] Angel, J. R. P. Ground-based imaging of extrasolar planets using adaptive optics. *Nature*, 368(6468):203–207, 1994.

[131] Hardy, J. W. *Adaptive optics for astronomical telescopes.* Oxford University Press on Demand, 1998.

[132] Liang, J., Williams, D. R. und Miller, D. T. Supernormal vision and high-resolution retinal imaging through adaptive optics. *Journal of the Optical Society of America A*, 14(11):2884–2892, 1997.

[133] Shemonski, N. D., South, F. a., Liu, Y.-Z., Adie, S. G., Scott Carney, P. und Boppart, S. Computational high-resolution optical imaging of the living human retina. *Nature Photonics*, 9(7):440–443, 2015.

[134] Kim, M. K. Principles and techniques of digital holographic microscopy. *SPIE Reviews*, 1(1):18005, 2010.

[135] Nehmetallah, G. und Banerjee, P. P. Applications of digital and analog holography in three-dimensional imaging. *Advances in Optics & Photonics*, 4(4):472–553, 2012.

[136] Fitch, J. P. und Burrus, C. S. *Synthetic aperture radar*. Springer-Verlag, New York, 1988.

[137] Chan, H. L. und Yeo, T. S. Noniterative quality phase-gradient autofocus (QPGA) algorithm for spotlight SAR imagery. *IEEE Transactions on Geoscience and Remote Sensing*, 36(5):1531–1539, 1998.

[138] Muller, R. A. und Buffington, A. Real-time correction of atmospherically degraded telescope images through image sharpening. *Journal of the Optical Society of America*, 64(9):1200–1210, sep 1974.

[139] Paxman, R. G. und Marron, J. C. Aberration Correction Of Speckled Imagery With An Image-Sharpness Criterion. *Proc. SPIE*, 0976:37–47, 1988.

[140] Flores, B. C. Robust method for the motion compensation of ISAR imagery. *Proceedings of the International Optical Society*, 1607:512–517, 1992.

[141] Fienup, J. R. Synthetic-aperture radar autofocus by maximizing sharpness. *Optics Letters*, 25(4):221–223, 2000.

[142] Fienup, J. R. und Miller, J. J. Aberration correction by maximizing generalized sharpness metrics. *Journal of the Optical Society of America A*, 20(4):609–620, 2003.

[143] de Kinkelder, R., Kalkman, J., Faber, D. J., Schraa, O., Kok, P. H. B., Verbraak, F. D. und van Leeuwen, T. G. Heartbeat-induced axial motion artifacts in optical coherence tomography measurements of the retina. *Investigative Ophthalmology & Visual Science*, 52(6):3908–3913, 2011.

[144] Yun, S. H., Tearney, G. J., De Boer, J. F. und Bouma, B. E. Motion artifacts in optical coherence tomography with frequency-domain ranging. *Optics Express*, 12(13):2977–2998, 2004.

[145] Hillmann, D., Bonin, T., Uhrs, C., Franke, G., Hagen-Eggert, M., Koch, P., Uttmann, G., Lührs, C., Franke, G., Hagen-Eggert, M., Koch, P., Hüttmann, G., Uhrs, C., Franke, G., Hagen-Eggert, M., Koch, P. und Uttmann, G. Common approach for compensation of axial motion artifacts in swept-source OCT and dispersion in Fourier-domain OCT. *Optics Express*, 20(8091):2479–2481, 2012.

[146] Eichel, P. H., Ghiglia, D. C. und Jakowatz, C. V. Speckle processing method for synthetic-aperture-radar phase correction. *Optics Letters*, 14(1):1–3, 1989.

[147] Eichel, P. H., Ghiglia, D. C., Jakowatz C.V., J. und Wahl, D. E. Phase Gradient Autofocus for SAR Phase Correction: Explanation and Demonstration of Algorithmic Steps. *The Digital Signal Processing workshop*, pages 6.6.1–6.6.2, 1992.

[148] Wahl, D. E., Eichel, P. H., Ghiglia, D. C. und Jakowatz C.V., J. Phase gradient autofocus-a robust tool for high resolution SAR phase correction. *IEEE Transactions on Aerospace and Electronic Systems*, 30(3):827–835, 1994.

[149] Pfäffle, C., Spahr, H., Hillmann, D., Sudkamp, H., Franke, G., Koch, P. und Hüttmann, G. Reduction of frame rate in full-field swept-source optical coherence tomography by numerical motion correction [Invited]. *Biomedical Optics Express*, 8(3):1499–1511, 2017.

[150] Jacobs, A. M. 10. Spezielle Verfahren I: Bewegungen des menschlichen Auges: Fakten, Methoden und innovative Anwendungen. *Psycholinguistics*, 24:142, 2003.

[151] Berke, A. Augenmuskel und Augenbewegungen. *Optometrie 1/2000*, 2000.

[152] Martinez-Conde, S., Macknik, S. L., Troncoso, X. G. und Hubel, D. H. Microsaccades: a neurophysiological analysis. *Trends in Neurosciences*, 32(9):463–475, 2009.

[153] Engbert, R. und Mergenthaler, K. Microsaccades are triggered by low retinal image slip. *Proceedings of the National Academy of Sciences*, 103(18):7192–7197, 2006.

[154] Foroosh, H., Zerubia, J. B. und Berthod, M. Extension of phase correlation to subpixel registration. *IEEE Transactions on Image Processing*, 11(3):188–200, 2002.

[155] Sjödahl, M. und Benckert, L. R. Electronic speckle photography: analysis of an algorithm giving the displacement with subpixel accuracy. *Applied Optics*, 32(13):2278–2284, 1993.

[156] Reddy, B. S. und Chatterji, B. N. An FFT-based technique for translation, rotation, and scale-invariant image registration. *IEEE Transactions on Image Processing*, 5(8):1266–1271, 1996.

[157] De Castro, E. und Morandi, C. Registration of translated and rotated images using finite Fourier transforms. *IEEE Transactions on Pattern Analysis and Machine Intelligence*, PAMI-9(5):700–703, 1987.

[158] Haindl, R., Trasischker, W., Wartak, A., Baumann, B., Pircher, M. und Hitzenberger, C. K. Total retinal blood flow measurement by three beam Doppler optical coherence tomography. *Biomedical Optics Express*, 7(2):287–301, 2016.

[159] Wang, S. und Larin, K. V. Optical coherence elastography for tissue characterization: a review. *Journal of Biophotonics*, 8(4):279–302, 2015.

[160] Sun, C., Standish, B. und Yang, V. X. D. Optical coherence elastography: current status and future applications. *Journal of Biomedical Optics*, 16(4):43001, 2011.

[161] Rogowska, J., Patel, N. a., Fujimoto, J. G. und Brezinski, M. E. Optical coherence tomographic elastography technique for measuring deformation and strain of atherosclerotic tissues. *Heart (British Cardiac Society)*, 90(5):556–562, 2004.

[162] Rogowska, J., Patel, N., Plummer, S. und Brezinski, M. E. Quantitative optical coherence tomographic elastography: Method for assessing arterial mechanical properties. *British Journal of Radiology*, 79(945):707–711, 2006.

[163] Kirkpatrick, S. J., Wang, R. K. und Duncan, D. D. OCT-based elastography for large and small deformations. *Optics Express*, 14(24):11585–11597, 2006.

[164] Schmitt, J. OCT elastography: imaging microscopic deformation and strain of tissue. *Optics Express*, 3(6):199–211, 1998.

[165] Shemonski, N. D., Ahn, S. S., Liu, Y.-Z., South, F. A., Carney, P. S. und Boppart, S. A. Three-dimensional motion correction using speckle and phase for in vivo computed optical interferometric tomography. *Biomedical Optics Express*, 5(12):4131–4143, 2014.

[166] Bliedtner, K., Seifert, E., Stockmann, L., Effe, L. und Brinkmann, R. Towards real time speckle controlled retinal photocoagulation. *Proc. SPIE 9693, Ophthalmic Technologies XXVI*, 96931A, 2016.

[167] Barton, J. K., Rollins, A., Yazdanfar, S., Pfefer, T. J., Westphal, V. und Izatt, J. A. Photothermal coagulation of blood vessels: a comparison of high-speed optical coherence tomography and numerical modelling. *Physics in Medicine and Biology*, 46(6):1665, 2001.

[168] Black, J. F., Wade, N. und Barton, J. K. Mechanistic comparison of blood undergoing laser photocoagulation at 532 and 1,064 nm. *Lasers in Surgery and Medicine*, 36(2):155–165, 2005.

[169] Framme, C., Walter, A., Prahs, P., Regler, R., Theisen-Kunde, D., Alt, C. und Brinkmann, R. Structural changes of the retina

after conventional laser photocoagulation and selective retina treatment (SRT) in spectral domain OCT. *Current Eye Research*, 34(7):568–579, 2009.

[170] Welch, A. J. und Van Gemert, M. J. C. *Optical-thermal response of laser-irradiated tissue*. Springer, 2011.

[171] Duck, F. A. *Physical properties of tissue: A comprehensive reference book*. Academic, London, 1990.

[172] Koinzer, S., Hesse, C., Caliebe, A., Saeger, M., Baade, A., Schlott, K., Brinkmann, R. und Roider, J. Photocoagulation in rabbits: optical coherence tomographic lesion classification, wound healing reaction, and retinal temperatures. *Lasers in Surgery and Medicine*, 45(7):427–436, 2013.

[173] Carola Hain. *Bestimmung der thermischen Expansion von Geweben mittels phasensensitiver Optischer Kohärenztomographie*. Bachelorarbeit, Universität zu Lübeck, 2012.

[174] Spahr, H., Pfäffle, C., Koch, P., Sudkamp, H., Hüttmann, G. und Hillmann, D. Interferometric detection of 3D motion using computational subapertures in optical coherence tomography. *Optics Express*, 26(15):18803, 2018.

[175] Gugleta, K., Kochkorov, A., Katamay, R., Zawinka, C., Flammer, J. und Orgul, S. On pulse-wave propagation in the ocular circulation. *Investigative Ophthalmology and Visual Science*, 47(9):4019–4025, 2006.

[176] Kumar, D. K., Aliahmad, B., Hao, H., Che Azemin, M. Z. und Kawasaki, R. A method for visualization of fine retinal vascular pulsation using nonmydriatic fundus camera synchronized with electrocardiogram. *ISRN Ophthalmology*, 2013:865834, 2013.

[177] Morgan, W. H., Hazelton, M. L., Betz-Stablein, B. D., Yu, D. Y., Lind, C. R. P., Ravichandran, V. und House, P. H. Photoplethysmographic measurement of various retinal vascular pulsation

parameters and measurement of the venous phase delay. *Investigative Ophthalmology and Visual Science*, 55(9):5998–6006, 2014.

[178] Morgan, W. H., Hazelton, M. L. und Yu, D. Y. Retinal venous pulsation: Expanding our understanding and use of this enigmatic phenomenon. *Progress in Retinal and Eye Research*, 55:82 – 107, 2016.

[179] Vilser, W. Device and method for examining biological vessels, Patent, Veröffentlichungsnummer US 6621917 B1. 2003.

[180] Vilser, W. Method and device for analyzing the retinal vessels by means of digital images, Patent, Veröffentlichungsnummer WO 2006032261 A1. 2004.

[181] Vilser, W. und Hammer, M. Verfahren zur Messsung des Gefässdurchmessers optisch zugänglicher Blutgefäße, Patent, Veröffentlichungsnummer WO 2005094668 A1. 2005.

[182] Polak, K., Dorner, G., Kiss, B., Polska, E., Findl, O., Rainer, G., Eichler, H.-G. und Schmetterer, L. Evaluation of the Zeiss retinal vessel analyser. *British Journal of Ophthalmology*, 84(11):1285–1290, 2000.

[183] Seifert, B.-U. und Vilser, W. Retinal Vessel Analyzer (RVA)-design and function. *Biomedizinische Technik/Biomedical Engineering*, 47(s1b):678–681, 2002.

[184] Seki, J. Flow pulsation and network structure in mesenteric microvasculature of rats. *The American Journal of Physiology*, 266(2 Pt 2):H811–21, 1994.

[185] Cutnell, J. und Johnson, K. *Physics*. Wiley, New York, 4th edition, 1998.

[186] Wang, S. H., Lee, L. P. und Lee, J. S. A linear relation between the compressibility and density of blood. *The Journal of the Acoustical Society of America*, 109(1):390–396, 2001.

[187] Vappou, J., Luo, J. und Konofagou, E. E. Pulse wave imaging for noninvasive and quantitative measurement of arterial stiffness in vivo. *American Journal of Hypertension*, 23(4):393–8, 2010.

[188] Hayashi, K., Handa, H., Nagasawa, S., Okumura, A. und Moritake, K. Stiffness and elastic behavior of human intracranial and extracranial arteries. *Journal of Biomechanics*, 13(2), 1980.

[189] Muraoka, Y., Tsujikawa, A., Kumagai, K., Akiba, M., Ogino, K., Murakami, T., Akagi-Kurashige, Y., Miyamoto, K. und Yoshimura, N. Age-and hypertension-dependent changes in retinal vessel diameter and wall thickness: an optical coherence tomography study. *American Journal of Ophthalmology*, 156(4):706–714, 2013.

[190] Alastruey, A. *Numerical modelling of pulse wave propagation in the cardiovascular system: development, validation and clinical applications.* Dissertation, Imperial College London, 2006.

[191] An, L., Chao, J., Johnstone, M. und Wang, R. K. Noninvasive imaging of pulsatile movements of the optic nerve head in normal human subjects using phase-sensitive spectral domain optical coherence tomography. *Optics Letters*, 38(9):1512–1514, 2013.

[192] Dragostinoff, N., Werkmeister, R. M., Gröschl, M. und Schmetterer, L. Depth-resolved measurement of ocular fundus pulsations by low-coherence tissue interferometry. *Journal of Biomedical Optics*, 14(5):054047, 2009.

[193] Dragostinoff, N., Werkmeister, R. M., Klaizer, J., Gröschl, M. und Schmetterer, L. Time course and topographic distribution of ocular fundus pulsation measured by low-coherence tissue interferometry. *Journal of Biomedical Optics*, 18(12):121502, 2013.

[194] Mark, J. B. Technical requirements for direct blood pressure measurement. In *Atlas of cardiovascular monitoring. New York: Churchill Livingstone*, pages 99–126. 1998.

[195] Vardoulis, O., Papaioannou, T. G. und Stergiopulos, N. Validation of a novel and existing algorithms for the estimation of pulse transit time: advancing the accuracy in pulse wave velocity measurement. *American Journal of Physiology - Heart and Circulatory Physiology*, 304(11):H1558 – H1567, 2013.

[196] Chen, H., Patel, V., Wiek, J., Rassam, S. und Kohner, E. Vessel diameter changes during the cardiac cycle. *Nature Eye*, 8(1):97–103, 1994.

[197] Amano, K., Funasaka, T., Higuchi, K., Miyazaki, H., Takahashi, O. und Yoshino, M. Pulse wave measuring device, Patent, Veröffentlichungsnummer EP 0922432 B1. 1997.

[198] Moret, F., Reiff, C. M., Lagreze, W. A. und Bach, M. Quantitative Analysis of Fundus-Image Sequences Reveals Phase of Spontaneous Venous Pulsations. *Translational Vision Science & Technology*, 4(5):3, 2015.

[199] Van Trigt, A. C. The ophthalmoscope. *Lancet*, 2:417, 1853.

[200] Duke-Elder, W. S. The venous pressure of the eye and its relation to the intra-ocular pressure. *The Journal of Physiology*, 61(3):409–418, 1926.

[201] Attariwala, R., Giebs, C. P. und Glucksberg, M. R. The influence of elevated intraocular pressure on vascular pressures in the cat retina. *Investigative Ophthalmology & Visual Science*, 35(3):1019–1025, 1994.

[202] Williamson-Noble, F. A. Venous pulsation. *Transactions of the Ophthalmological Societies of the United Kingdom*, 72:317–326, 1952.

[203] Levine, D. N. Spontaneous pulsation of the retinal veins. *Microvascular research*, 56(3):154–165, 1998.

[204] Caulfield, H. J. *Handbook of optical holography*. Elsevier, 2012.

[205] Heflinger, L. O., Wuerker, R. F. und Brooks, R. E. Holographic interferometry. *Journal of Applied Physics*, 37(2):642–649, 1966.

[206] Jones, R. und Wykes, C. *Holographic and speckle interferometry*. Cambridge University Press, 6th edition, 1989.

[207] Hillmann, D., Spahr, H., Pfäffle, C., Sudkamp, H., Franke, G. und Hüttmann, G. In vivo optical imaging of physiological responses to photostimulation in human photoreceptors. *Proceedings of the National Academy of Sciences*, 113(46):13138–13143, 2016.

[208] Srinivasan, V. J. und Dubra, A. Noninvasive imaging of the photoreceptor mosaic response to light stimulation. *Proceedings of the National Academy of Sciences*, 113(46):12902–12903, 2016.

[209] Graf, B. W., Ralston, T. S., Ko, H.-J. J. und Boppart, S. A. Detecting intrinsic scattering changes correlated to neuron action potentials using optical coherence imaging. *Optics Express*, 17(16):13447–13457, 2009.

[210] Cohen, L. B., Keynes, R. D. und Hille, B. Light scattering and birefringence changes during nerve activity. *Nature*, 218(5140):438–441, 1968.

[211] Stepnoski, R. A., LaPorta, A., Raccuia-Behling, F., Blonder, G. E., Slusher, R. E. und Kleinfeld, D. Noninvasive detection of changes in membrane potential in cultured neurons by light scattering. *Proceedings of the National Academy of Science*, 88(21):9382–9386, 1991.

[212] Yao, X. und Wang, B. Intrinsic optical signal imaging of retinal physiology: a review. *Journal of Biomedical Optics*, 20(9):90901, 2015.

[213] Jonnal, R. S., Rha, J., Zhang, Y., Cense, B., Gao, W. und Miller, D. T. In vivo functional imaging of human cone photoreceptors. *Optics Express*, 15(24):16141–16160, 2007.

[214] Grieve, K. und Roorda, A. Intrinsic Signals from Human Cone Photoreceptors. *Investigative Ophthalmology & Visual Science*, 49(2):713, 2008.

[215] Srinivasan, V. J., Chen, Y., Duker, J. S. und Fujimoto, J. G. In vivo functional imaging of intrinsic scattering changes in the human retina with high-speed ultrahigh resolution OCT. *Optics Express*, 17(5):3861–3877, 2009.

[216] Schmoll, T., Kolbitsch, C. und Leitgeb, R. A. In vivo functional retinal optical coherence tomography. *Journal of Biomedical Optics*, 15(4):41513–41518, 2010.

[217] Teussink, M. M., Cense, B., van Grinsven, M. J. J. P., Klevering, B. J., Hoyng, C. B. und Theelen, T. Impact of motion-associated noise on intrinsic optical signal imaging in humans with optical coherence tomography. *Biomedical Optics Express*, 6(5):1632–1647, 2015.

[218] Rossi, E. A., Granger, C. E., Sharma, R., Yang, Q., Saito, K., Schwarz, C., Walters, S., Nozato, K., Zhang, J., Kawakami, T., Fischer, W., Latchney, L. R., Hunter, J. J., Chung, M. M. und Williams, D. R. Imaging individual neurons in the retinal ganglion cell layer of the living eye. *Proceedings of the National Academy of Science*, 114(3):586–591, 2017.

Danksagung

Zuerst möchte ich mich aufrichtig bei Gereon Hüttmann bedanken. Sein persönliches Engagement hat wesentlich zum Erfolg dieser Arbeit beigetragen. Mit seinem enormen Fach- und Allgemeinwissen, seiner ansteckenden Begeisterung für die Physik, seiner Zuverlässigkeit und Fairness ist er nicht nur ein Doktorvater, der diesem Namen wirklich gerecht wird, sondern auch menschlich und fachlich ein großes Vorbild für mich.

Alfred Vogel und Reginald Birngruber danke ich für die Möglichkeit, diese Arbeit am Institut für Biomedizinische Optik durchzuführen. Sowohl ihr Lob als auch ihre Anregungen und Kritik waren mir stets eine wichtige Hilfe und Motivation. Außerdem möchte ich mich bei dem Vorsitzenden des Prüfungsausschusses Thorsten Buzug und dem zweiten Berichterstatter Christian Hübner bedanken, die sich bereit erklärt haben, diese Arbeit zu begutachten.

Andreas Fritz und Matthias Jacobi haben mich im Jahr 2010 dazu animiert, mich in der Arbeitsgruppe von Gereon Hüttmann zu bewerben. Ohne sie wäre ich vermutlich nie in Lübeck, geschweige denn am BMO gelandet; entsprechend großer Dank gebührt den beiden.

Als ich dann am BMO angefangen habe, hat mir Heike Müller während unserer gemeinsamen Arbeit die Grundlagen der OCT beigebracht, wofür ich ihr ebenfalls sehr dankbar bin. Auch bei Linda Rudolph, Carola Hain, Iris Ellerkamp und Clara Pfäffle bedanke ich mich für die produktive und spannende, aber auch sehr angenehme und unterhaltsame Zusammenarbeit.

Neben Gereon Hüttmann hat niemand so sehr zum Erfolg dieser Arbeit beigetragen wie Dierck Hillmann. Auf seiner Genialität und Kreativität basieren viele der in dieser Arbeit eingesetzten Technologien und Algorithmen. In zahlreichen Diskussionen habe ich von ihm vieles über die OCT und Fourieroptik lernen können.

Neben Dierck Hillmann haben Tim Bonin, Peter Koch, Christian Lührs, Martin Hagen-Eggert, Gesa Franke, Thorsten Claussen, Laura Hinkel, Peer Fink, Sabrina Lohmann, Helge Sudkamp, Carola Hain und Clara Pfäffle durch ihre Arbeiten auf dem Gebiet der Full-Field-OCT und Holoskopie dazu beigetragen, dass aus einem ersten grundlegenden Aufbau, der mit übers Wochenende ausgeliehenen Hochgeschwindigkeitskameras in der hintersten Ecke des OCT-Kellers realisiert wurde, das in dieser Arbeit eingesetzte System entstanden ist. Ich bedanke mich bei allen für ihre wertvollen Beiträge zu dieser spannenden Technologie und freue mich darauf, gemeinsam mit meinen derzeitigen Kollegen und sehr guten Freunden, Dierck Hillmann und Clara Pfäffle, weiterhin auf dem Gebiet der FF-SS-OCT zu arbeiten.

Ich bedanke mich ganz herzlich bei der Heidelberg Engineering GmbH für die Möglichkeit, Messungen mit dem Spectralis OCT-System durchführen zu können. Besonders Ingrid Böttcher, Gerit Dröge, Ralf Engelhardt, Andreas Fritz, Hajo Graemer, Carola Hain, Björn Martensen, Tilman Otto, Roland Rocholz und allen anderen Mitarbeitern von Heidelberg Engineering danke ich für die technische Unterstützung und die große Hilfsbereitschaft bei der Durchführung der Messungen.

Den beteiligten Augenärzten der Klinik für Ophthalmologie des Universitätsklinikums Schleswig-Holstein Campus Kiel, allen voran Stefan Koinzer, danke ich für die Durchführung der klinischen Studie zur OCT-überwachten Photokoagulation. Außerdem bedanke ich mich ganz herzlich bei den Patienten für ihre Bereitschaft zur Teilnahme an dieser Studie und bei Helge Sudkamp für die Programmierung der dabei eingesetzten Software. Besonderer Dank gebührt an dieser Stelle Moritz Moltmann für seinen engagierten und zuverlässigen Einsatz.

Er hat zu dieser Studie nicht nur durch die Konstruktion und Bedienung des OCT-Adapters sowie durch die sorgsame Dokumentation und Zusammenstellung der Messdaten beigetragen. Für mich war er auch immer eine der zentralen Personen, die das Team der Mitarbeiter vom BMO und MLL und die Augenärzte vom Campus Kiel bei der Durchführung der Studie zusammengehalten haben.

Bei Konstantin Kotliar bedanke ich mich für die Diskussionen und die Messungen mit dem Retinal Vessel Analyzer.

Bei allen Kollegen, Mitstreitern und Freunden vom BMO und MLL bedanke ich mich für die produktive aber auch sehr spannende und oft lustige gemeinsame Zeit in den Laboren und besonders bei Sommerfesten, Weihnachtsfeiern, Boßeltouren, Glühweinproben, Wasserski Aktionen, Paddeltouren, Drachenbootrennen und den vielen anderen kleinen und großen Dingen, die im Laufe der Jahre um die Arbeit herum geschehen sind.

Ich bedanke mich bei meinen Eltern, die mir mehr und wichtigeres beigebracht haben als alle anderen zusammen. Sie haben mich bei allem unterstützt, was ich je getan habe, und werden immer meine größten Vorbilder bleiben.

Zum Schluss bedanke ich mich bei meiner Frau, Nadine, über alles für ihre unbeschreiblich wertvolle Unterstützung, die mir insbesondere in den letzten Wochen die nötige Kraft und Motivation zur Fertigstellung dieser Arbeit verliehen hat.

Infinite Science | Publishing